文成天縱

# 中醫古籍稀見稿抄本輯刊

ZHONGYI GUJI XIJIAN GAO-CHAOBEN JIKAN

李鴻濤 主編

36

廣西師范大學出版社
GUANGXI NORMAL UNIVERSITY PRESS
·桂林·

# 第三十六册目録



## 七、臨證各科

### （三）女科

# 陳氏外科醫案一卷

〔清〕陳屺亭撰
清抄本

## 陳氏外科醫案一卷

本書爲中醫外科醫案著作。陳屺亭，又作陳憩亭，清末江蘇常熟人，家居虞山墩頭丘，世代精善外科。太平天國定都天京後，曾出告示召請醫生，許多醫家應召爲太平軍治病，陳氏即爲其中之一。中國中醫科學院圖書館藏《墩頭丘陳憩亭子如山先生醫案》，是陳氏父子合診之記録。經比對，兩書醫案記述有所差异，此略而彼詳，蓋傳抄者有所删節之故。但其中用藥風格大致相同，故可以判斷兩書同出一人。全書分爲上、中、下三部，上部包括喉痹門、疳蝕門、疔門、頭面癰瘡門、耳目門、痰毒瘰癧門、頭面肝火游風門、鋭毒對口腦疽門、牙齦疔癰門、舌癰門、咽喉風癰疳蛾門等，中部包括諸癰門、諸疽門、疔毒門、搭手發背流注流痰門、兩乳諸瘡門、諸風受傷門等，下部包括諸疔門、諸傷門、諸癰門、諸疽門、諸痛諸風諸瘡門、流注流痰流火門、肛痔痔漏横痃門、濕毒臁瘡門等。每門下附有醫案若干，簡要介紹病狀與處方。

外科醫案

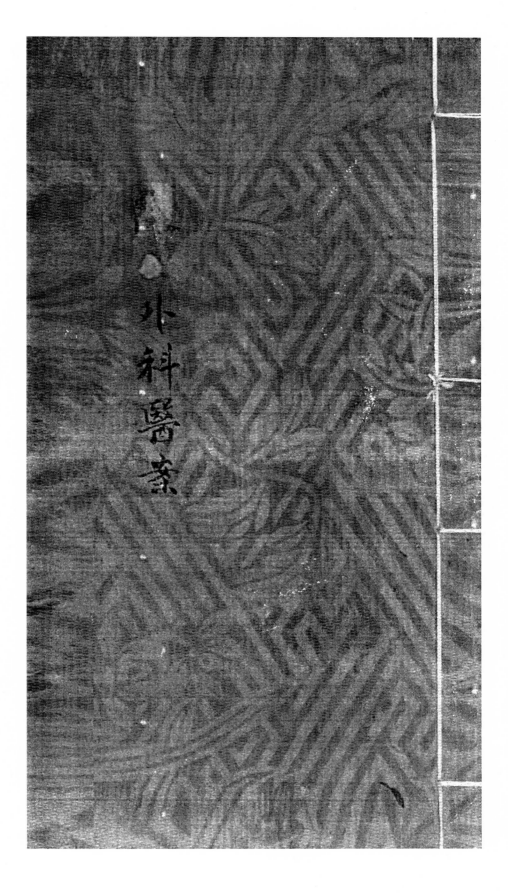

上部　喉痺門

喉痺一月。引痛兩脇。素有痳塊。陰虧內熱。防成怯疾。梁屺亭診

蒡　先地　丹　澤　半　苡　桔　陳　川貝　赤苓

喉痺漸鬆。欬嗆身熱口渴。

先地　元參　象貝　丹　桔　忍花　半　苓　橘紅　冬瓜仁　白花百合

喉痺哽痛。營虧內熱

鋸　麥冬　元參　苓　花粉　丹　澤　象苓　射干　滑　銀花

娘娘　喉痺失音。

羚　羗　枇　蒡　防　蠶　杏　喬　元參　荊　苡

娘娘　喉痺時發。音悶不揚。

廣　芩　防　杏　喬　川貝　前胡　元參　枇　冬瓜子　苡

娘〻　喉痒時發。失音咽燥。腫痛頭疼。寒熱無汗。

川蓮　前　荊　蒡　翹　梔　羌　秦　杏　桔　苓　燈心

喉痒欬嗽。

麻黃　秦　沙參　杏　防　香　贊　前　黃　芩　燈心

素有喉痛。今已成痹。咽痛咳嗽。症屬淹纏。不可輕視。

羚　沙參　元參　甦　前　喬　梔　川柏　黃　防　蘆根

喉痹時發。咽痛氣逆。

桑葉　薄　荊　先地　丹　黎　元參　射干　桔　燈心

喉痹稍退。脘中作痛。

緦　秦　丹　貝　苓　澤　柏　陳　款冬　百合

喉痹失音。

一

溫毒咳痹兩月。紅暈延燗。

麻黄 杏 羌 防 桔 元參 梔 苓 兜鈴 牛蒡子 灯心

風熱、瘡痹作痛。

沙參 麥冬 梔 翹 蚕 貝 生地 杏仁 中黄 大麻

疳蝕門

牙疳

風熱上升。牙疳滿佈寒熱。

羚 生地 苓 荆 防、翹 梔 薄 蒡 中黄 竹心

又

牙疳漸退。寒熱不楚。

羚 蒡 生地 麥 丹 澤 滑 茵 射 鑿 蚕 竹心

咬牙疳

咬牙疳出血延燗。寒熱數日。

疳蝕門

羚 蒡 荆 防 滑 馬勃 苓 薄 射 竹叶

先地 黛 羚 柏 丹 青 澤 薄 犀 参 元参 蘆 芯

瘄後牙疳 三瘄交蒸。上發牙疳。潰爛出血句日。

羚 先地 胡連 澤 滑 柏 鳖 元参 射干 蘆根

牙疳 官人風邪与胃火上升。滿口牙疳。出血延爛。寒熱。防其傳入咽喉。

羚 蒡 先地 鳖 丹 黛 薄 参 中黃 茵 元参 芯

瘄後牙疳 間瘄數番。上發咬牙疳。腐爛出血。

羚 蒡 先地 鳖 丹 蓮 犀 澤 茵 萬 菁 蘆

口疳 寒熱經旬。上發口疳。滿佈延爛流血。

羚 萬 先地 丹 茵 滑 犀 元参 黃 薄 芯

咬牙疳 咬牙疳。大爛出血。

川連 先地 黛 苓 犀 参 澤 茵 柏 梔 中黃 節

鵞口疳

嬢嬢鵞口咬牙疳大爛滿佈。

雅川連 先地 梔 芩 射干 柏 犀 澤 茵 黄 茹

牙疳喉癰

娘娘咬牙疳久爛。又喉癰腫痛。

羚 川連 梔 翹 先地 澤 犀 中黄 柏 防 荆 蘆

妊娠牙疳

娘娘懷麟之體。牙疳潰爛。痛癢並甚。寒熱。不納。宜乎清滌。

真川連 洋參 梔 黄 鮮地打 川柏 豉 澤 射干 茵 蘆根煎湯代水

痘後鵞口疳

官人痘後鵞口疳延爛。

川連 先地 梔 射干 翹 防 芩 川柏 中黄 茹

走馬疳

官人走馬牙疳唇腫。寒熱不解。防其穿潰之劇。

川連 射干 川柏 黑梔 先地 澤瀉 茵 人中黄 薰打 犀 茹

走馬疳

官人病後走馬疳。穿潰不治。勉擬清泄。

疳蝕門

走馬疳面腫

牙疳唇穿

牙疳出血

牙疳大爛

走馬疳齒落

走馬疳唇穿

連 先地 射干 梔 柏 澤 猪 茵 黃 蘆薈

宮人走馬疳臭爛。出血面腫。

連 先地 射 青黛 澤 猪 柏 梔 黃 茵 茅

宮人走馬疳。大爛唇穿。

連 射 先地 梔 柏 澤 猪 茵 中黃 蘆

娘娘咬牙疳。出血大痛。

連 熏 地 黃 梔 芩 柏 麯 澤 猪 茵 蘆薈

咬牙疳。大爛毒戕。

連 歸 先地 熏 梔 柏 射干 澤 茵 黃 猪 蘆薈

走馬疳。齒落齦穿。

川胡連 射干 澤 猪 歸 黃 柏 茵 勒 茆

走馬疳。下唇穿潰。

走馬疳唇穿

走馬疳。下唇穿潰。

連 先地 梔 芩 柏 澤 豬 茵 犀 黄 蘆

喉疳深爛

喉疳半年。大爛臭穢潭深。

連 柏 地 梔 茯 豬 澤 犀 茵 茆 中黄

鵝口疳

鵝口疳大爛。寒熱不解。

膏 連 柏 先地 射 勃 梔 澤 黄 蘆

額疔

疔門

左額慢疔。目痛頭脹身熱。防其走毒。

荆 防 羌 丹 杏 橘紅 貝 昆 菊 蔥

眦腫

額疔雖愈。餘毒上攻眼稍結腫。

羚 先地 丹 翹 梔 菊 銀 甘 滑 防 元參 地丁

反唇疔

反唇疔。腫且作癢。寒熱口渴。

疔门

抱頭疔

唇疔

虎鬚疔

斷樑疔

反唇疔

大蒡 荊 防 蚕 丹 羌 昰 樸 橘紅 升 蔥白
胎毒抱頭疔。大腫寒熱不解。

鬱金 葛 芩 丹 翹 梔 橘紅 地骨皮 鈎 滑 茆 蘆
風熱上乘。上唇發疔。堅腫膿少。

生地 丹 貢 翹 杏 滑 菊 花粉 蚕 防 鬱金
虎鬚慢疔。刺破膿少。毒未化也。

大力 羚 梔 芩 翹 防 秦 艽 芯 銀花
斷樑疔。大腫走黃。

羚 連 生地 梔 勃 蟬 菊 甲 芩 羌 防 升
反唇疔。刺血惡而色紫。

羚 地 梔 喬 甲 針 紫 黨 芩 防 芯

唇腫

唇腫防發疔毒。

羚 蒡 梔 菊 薄 防 芩 喬 蚕 蟬衣 夏枯

鬢疔

左鬢疔。自潰紅腫。毒肉未落。

羚 防 桑 地丁 芩 喬 梔 菊 銀花 蟬衣 芯

左耳疔

左耳疔腫痛。自潰膿少。寒熱。

羚 蒡 防 荊 桑 芩 柏 喬 梔 桑葉 菊花

唇疔

唇疔走毒。鍼刺。

羚 川連 芩 防 菊 梔 喬 地丁 蟬衣 蚕 芯

鎖口疔

風火上乘。左鎖口疔。勢將走黄。寒熱不解。舌白而膩。防其增重。

連 荊 防 山甲 角針 熏 翹 梔 元明 勃 蟬 芯

鼻柱疔遊風

鼻柱疔。潰愈後餘毒未淨。頭面遊風腫痛。疾癢。舌絳而紅。

疔門

耳內疔

連 防 荊 芎 角針 芷 羌 梔 前 蟬 蠶 草

左耳內疔○脹步腫痛○寒熱舌苔淡絳而光○

眼胞疔

羚 蒡 荊 防 桑 菊 蚕 蟬 芩 侯 梔 喬

右眼胞疔○大腫寒熱○

虎鬚疔

連 羚 芷 羌 赤 藿 蒿 菊 薊 防 荊 梔 桑

虎鬚疔○起經四日○腫硬寒熱○勢欲走黃○先擬清洩○

羚 芷 羌 蚕 芎 角針 防 荊 紫 梔 芩 草

虎鬚疔○走黃大腫○

虎鬚疔

連 羚 羌 芷 梔 防 芩 蚕 芎 角針 喬 草

下反唇疔○

反唇疔

羚 芷 連 梔 喬 防 荊 天虫 決明 蟬 菊 芩 草

鼻門疔

風熱上乘，左鼻門疔，三日，勢欲走黃，宜散清洩。

羚　蒡　梔　杏　桑　芩　荊　翹　斛　黑　竹芯

反唇疔

風火上乘，反唇疔大腫，勢已走黃，寒熱，舌白。

連　犀　中　斛　梔　芫　乳香　紫　蔘　膏　黛　竹芯

頭面癰瘡門

火瘍

左額火瘍潰，內熱口渴。

蘖　萬　丹　背皮　翹　喬　橘紅　竹　包　蘆根

眼丹石瘍

風熱眼丹，面上火瘍數枚。

地　羚　荊　萬　喬　丹　梔　滑　菊花　膽草　蘆

纏頸癰成管

風毒纏頸癰作腫潰，久成管，寒熱。

羚　蒡　丹　地　翹　喬　貝　桑　貴　海藻　昆

疔　頭面癰瘡門

纏頭癰初成

風毒纏頭癰。紅腫作痛。寒熱口渴。

羚　蒡　薄　防　羌　芷　蚕　金銀　赤苓、滑　薏苡

目昏腮唇腫

右目昏蒙。腮唇浮腫。

荆　防　蚕　決明　芎　羌　蟬衣　歸身　浮萍　蔓荆　藁本

偏頭風

婦、偏頭風大痛。

荆　防　天虫　決明　歸　芎　鐸　蔓　蝉　菊　薏苡

纏頭癰欲成

纏頭癰。堅腫欲成。寒熱。

羚　芷　蚕　蒡　岜　昆　嚻　金銀　丹　夏枯

瘄後頸腫

三瘄經久。右頸結腫。寒熱咽痛。

紫　苓　葛　丹　半　陳　梔　翹　苓

石癤

滿頭熱癤流膿。

唇風四年

唇風瘡時發。延經四年。

羚 蒡 梔 芩 防 天虫 角針 丹 膏 歸 芍

羚 梔 蒺 柏 芩 蟬 菊 防 喬 夏枯

灯落癰

灯落癰堅腫。

羚 杏 蒡 荊 竺黃 蚕 防 橘紅 喬 梔 夏枯

外喉癰

外喉癰潰爛紅腫作痛寒熱。

蒡 生地 薄 羚 蚕 元參 射 犀 消 銀花

外喉癰

外喉癰紅腫。潰爛。寒熱牙疳。

羚 生地 蒡 蚕 滑 元參 犀 防 犁 慈 貝

結喉癰

結喉癰開潰。

羚 蒡 蚕 喬 芩 梔 丹 膏 銀花 艸 夏枯

軟攻頭四年　軟攻頭。自潰時、舉發。正經四年。
歸 鰓 梔 艸 苓 蚕 羌 防 喬 、銀 夏枯
多骨疽
右顴多骨疽疼痛。
羚 蒡 杏 羌 苓 芎 翹 防 梔 参 蚕 菊
頸硬
右頸頰熱毒。腫硬自潰。
羚 蒡 防 蚕 荊 鼈 麴 梔 苓 乳 夏枯
石癧頸腫
腦後熱癧。復蘊風毒。頸項腫脹。
肝火瘡
羚、蒡 荊 防 蟬 蚕 杏 喬 歸 丹 慈
抱頭肝火瘡久燗。今又頸項堅腫。
托腮癰
羚 蒡 杏 羌 防 荊 喬 苓 蚕 忍花 翹 夏枯
右托腮癰。堅腫欲成寒熱。

猴子疳

缺盆癰

巔頂金瘡痛

胎癩月餘

耳癰時發

羚 防 杏 苓 蒡 羌 荆 梔 山甲 角針 貝 慈

猴子疳。正經一肋

羚 翹 梔 蒺 防 蟬 菊 柏 丹 草 桔

左缺盆癰。紅腫漸散。

羚 地 蒡 歸 苓 梔 貝 防 荆 膏 桔

巔頂金瘡作潰。大腫大痛。寒熱苔白膩。

犀 連 翹 黃 貝 叅 羌 蒡 蟬 膏 荆 慈

滿頭胎癩月餘。

羚 蒺 柏 草 芎 丹 防 翹 梔 鼈 桔

耳目門 附傷

左耳癰潰膿。時發成漏。

耳目門

眼傷腫

蒡 蔚 貢 丹 菊 銀 蠶 杏 草 桑

左眼戳傷，受風而腫痛無光。

兩目赤痛

蒡 喬 丹 菊 地 葦 枇 蔚 防 蘆

風熱上升，兩目赤痛，寒熱，口渴便實。

聤耳頸癰

荊 防 葦 翹 薄 桑 芩 菊 喬 藕

右耳流脂出膿，頸癰欲成，寒熱。

右耳內外潰膿

羚 蒡 斂 薄 滑 菀 甲 翹 蠶 桑

右耳漏內外潰膿。

耳血

羚 蒡 桑 柏 防 枇 苓 菊 蔚 喬 桑

右耳漏出血。

羚 菀 枇 蔚 柏 翹 丹 菊 蟬 防 桑

耳痛寒熱

右耳內作痛，牙形。暮作寒熱。

羚 蒡 杏 苓 羌 防 翹 菊 決明 桃 荊 桑叶

耳门癰

左耳门癰已成

羚 蒡 桃 赤芍 蚕 斛 甲 苓 蔞 歸 夏枯

痰毒瘰癧門

右頦痰核

右頦風痰結核，作痛，寒熱，口渴。

羚 蒡 荊 蚕 杏 橘紅 元參 蔞 澤 夏枯

耳後痰核 偏体乾瘰

右耳後風痰結核，偏体乾瘰，流臍便實。

羚 花 蚕 羌 貝 澤 夏 鼈 翹 蘆

耳前核腫石癤

右耳前風痰結核，作腫寒熱，滿頭石癤。

羚 蒡 蚕 前 防 荊 蔞 澤 杏 橘紅 蔥 夏枯

痰毒瘰癧門

耳内外痛
眼角痰癧
頸内痰核
痰癧一月
耳根痰塊
托腮毒硬

耳後風痰，内痛數日。
羚 蒡 荊 防 蘗 杏 陳 蔞 苓 蓖 佛手

眼角痰癧已成未熟。
蒡 翹 蚕 鉤 歸 芷 夏 橘 澤 鱉 甲 夏枯

左頸風痰數枚，寒熱。
羚 蒡 蚕 貝 杏 橘 蘇 防 羌 夏枯

頸間痰癧三枚，一月未痛，痰鬱氣滯，消之不易。
柴 芩 蚕 澤 翹 半 蒔 貝 杏 陳 夏枯 陳海蛰

左耳根痰毒結塊，又肝火痛沸騰。
羚 地丁 象 翹 喬 蚕 杏 薄 菊 丹 蘆

右托腮痰毒，結塊堅硬。

頸耳痰癧十年

右頸左耳後。痰癧二枚。症經十載餘矣。

浮石 薑黃 芩 防 海藻 昆布 蔞 杏 蚕 屑 夏枯

頸核三枚

左頸痰癧三枚。症經一年。消而復發。

荆 防 半 陳 蔞 蚕 昆 藻 浮石 海藻 夏枯

荆 蚕 牛蒡 川芎 半 陵 杏 貝 昆布 浮石 海藻

復診

復診痰癧漸消。而有內熱。

紫 芩 蚕 滿 昆 藻 半 橘紅 杏 樊 浮石 雪羹湯

耳後風痰結腫

兩耳後風痰。結腫數日。寒熱口渴。

羚 芬 翹 蚕 蒡 杏 昆布 藻 浮石 陳 夏枯

馬刀痰癧

右頸馬刀瘰癧。年半堅腫內痠。

前 蘇 杏 陳 貝 澤 昆 藻 蚕 蟹

痰毒瘰癧門

痰毒五塊

右托腮痰毒五塊。

羚 蒡 苓 防 藻 昆 杏 喬 蚕 潛 桑

兩頸痰癧

陰虧之體，痰氣結阻，兩頸瘰癧六七枚，潰兩孔，延及半載有餘，寒熱納減，此屬損怯之候也。

西錦耆 當歸 海藻 昆布 苓 蒡 芪 貝 潛 川芎 桑

左頸痰毒

風熱與痰氣交阻，左頸痰毒潰膿，延及一月。舌白尖光，脈數而細，治以清解法。

耆 歸 銀 梔 杏 陳 芪 貝 丹 芎 潛 枯艸

痰癧堅痛

太太 頦下痰癧堅硬作痛。

羚 蒡 防 苓 梔 喬 杏 貝 蚕 金蟬 蓄

痰癧已潰

左痰癧角潰。

羚 芪 苓 銀 潛 梔 杏 紫 丹 秀 桑

頸面肝火游風門

肝火瘡

腦後風毒。肝火瘡洪癢刖兮。

羚 蒡 翹 丹 梔 滑 犀 菊 芩 夏枯

胎毒肝火瘡

胎毒肝火瘡。兼石癤發於內熱。

羚 地 羔 丹 翹 菊 鼈 滑 梔 地骨 蘆

胎毒肝火

滿頭肝火胎毒沸癢。寒熱口渴。

羚 蒡 葛 地骨 丹 鉤 翹 蠶 滑 梔 蘆

胎毒肝火

胎毒肝火。滿頭沸癢。延綿不止。

羚 地 紫草 赤 滑 梔 元參 請 歸 菊 夏枯

肝火瘡瘰

腦後肝火。沸癢流脂。頸項玩瘰。

羚 地 犀 丹 滑 翹 參 請 蠶 蒺 夏枯 薄

肝火玩瘰目腫

風毒挾肝火上升。兩目浮腫。滿頭沸瘰。延及胸項的月。

頭面肝火遊風門

羚 地丁 蒡 蚕 滿 薄 羌 防 滑 菊 桑

流蛀時耳

腦後胎毒流蛀閉潰。並挾肝火。肉耳流滋。

羚 蒡 地 丹 渚 翹 銀 苓 草 蘆

面發遊風

右面部結腫作痛。寒熱發作遊風。

羚 蒡 荊 防 蚕 參 杏 羌 菊 丹 葱

癖後耳爛

癖後肉火未楚。耳上皮爛。流脂滿痒。

羚 蒡 地 丹 翁 滑 桃 半 樓 桑

腮肥瘰

風毒上升。左腮起瘰。流脂滿癢不止。

羚 地丁 丹 杷 鞏 腥 翁 苓 滑 羌 棗 桑

黃水瘡

右顏黃水瘡。

羚 蒡 地 桑 防 荊 苓 菊 蠑 杷 蘆

耳後肝火瘡

右耳後肝火瘡。沸爛脂多。

羚 地 槐 蒺 丹 菊 石决 防 蟬衣 荆 夏枯

臍瘡後黃水瘡

臍瘡之後。毒蘊未楚。面部黃水瘡。大爛沸痒滿佈。

犀 羚 地 芩 槐 防 荆 蟬衣 蒡 桑叶 菊

面游風

面部遊風腫脹。

羚 蒡 防 翹 荆 菊 蟬衣 杏 蠶 槐 芩 桑叶

天泡瘡

面部天泡瘡。沸痒毒盛。

羚 先地 菊 蒡 翹 芩 防 銀花 蟬衣 艸 薹

百鳥朝王

百鳥朝王。佈身數十枚。

羚羊生軍為君

銳毒對口腦疽门

銳毒對口腦疽门

銳毒大腫無膿

芎 歸 乳 芷 芪 蔥

蒸 枳 甲 針 苍

銳毒大爛臭穢

党參 歸 赤貝 丹 銀花 蕉散

書地 芍 梔 粉苍

鋭毒爛半月

偏對口腫

對口大爛

對口大爛

對口堅腫

偏腦疽

銳毒半月。毒爛不化，寒熱不解。

羚 地 滑 蚕 貴 角針 丹 半 陳 川芎 聶

偏對口旬日。大腫寒熱。

羚 蒡 甲 角針 芎 芷 歸 乳 毛 丹 先地 聶

對口瘍。大爛平塌無膿。

芪 喬 甲 針 芎 歸 朳 皂 乳 苓 鹿角 葱

對口瘍。大爛毒盛。

耆 歸 丹 芎 湾 鬈 乳 皂 苓 參 葱

風毒對口。堅腫作痛，延及月餘。內已成膿，法宜攻托。

羚 蒡 蚕 鼎帶 半 陳 角針 浮石 甲 苓 毛 全蠍

偏腦疽五日。腫痛流膿，勢恐潰大。

偏右腦疽

羚 蒡 羌 丹 甲 刺 芷 芎 貝 慈

偏腦疽。大痛，蒸膿漸化。

羚 蒡 丹 甲 乳 芷 歸 半 橘 桑

牙齩疔癰門

牙疔頭脹

牙疔結腫。滿頭脹痛。

蒡 荊 羌 防 薄 菊 元參 蚕 翹 澤 葱

齩癰

齩癰初起。脹痛寒熱。

蒡 荊 荷 防 羌 芎 蚕 桑 貝 壳 桔

齩腫

風熱上升。左牙齩紅腫作痛。延及喉嚨。寒熱口渴便實。

羚 蒡 薄 荊 蚕 翹 橘 杏 芷 滑 蘆 竹

牙癰

喉風熱上升。牙癰脹痛便實。

牙齩疔癰門

牙皷癰

羚 蒡 地 薢 蚕 丹 荆 薄 羌 苓 夏枯

牙皷癰旬日。腐爛寒熱。

羚 蒡 荆 薄 地 薢 丹 蚕 澤 滑 夏枯

牙癰

風熱牙癰。初起寒熱咬痛。

羚 蒡 桑 薄 羌 防 芩 蚕 蔓荆 豨 慈

牙漏

牙齦出血作腫。勢生牙漏口渴。

羚 蒡 花 喬 薄 芩 蚕 柏 參 慈

牙疔

上牙疔走黃，前日寒熱便燥。

羚 蒡 花 喬 滑 茵 薢 蒴 蚕 蘆 慈

黑疔

上齦黑疔。走黃大爛出血。防內陷難很。

羚 連 芩 柏 地 薢 茵 苓 丹 中黃 竹葉 薑

齒痛

上齶受傷，感風作痛，且腫寒熱。

蒡　薄　生地　蚕　杏　防　喬　菊　陳紅　蔥白

牙齩癰

牙齩癰。腫痛數日。嗌物不舒。風熱結阻陽明所致。

羚　蒡　蚕　羌　生地　丹　薄　葦　滑　元參　射　蔥

牙漏

牙漏時發。腫脹出血。形寒口渴。

生地　熏　薄　喬　元參　澤　葦　丹　苓　芯

牙疔

牙疔。初見針泄。

羚　蒡　苓　地　滑　杏　荊　防　梔　喬　蚕　蘆

牙齩癰

風火上乘。右牙齩癰。紅腫作痛。

羌　防　荊　喬　蒡　杏　梔　元參　羚　熏　芯

牙癰引鼻

牙癰刺潰膿泄。痛引於鼻。

牙齦疔癰門

牙疔

羚 地 芩 薄 青 丹 梔 喬 荊 防 芯

右牙疔大腫。刺潰膿泄寒热。

羚 黑 元明 芩 杏 荊 防 蚕 梔 喬 芯

骨槽癰

右骨槽癰半月。

芎 歸 羌 防 荊 梔 蚕 蠍 杏 枳 芩 蔥

牙疔

右牙疔大腫。

蒡 防 羚 地 參 梔 荊 喬 芩 清明 芯

骨槽風

冬

右骨槽風。堅腫久延。深恐內穿外潰。

蒡 羌 防 荊 梔 杏 歸 陳 蚕 秦 歛 蔥

齩癰

右齩癰。刺洩。兼患咽痛口瘡。

川連 羚 地 蚕 防 杏 荊 元明 蒡 黑 梔 芯

骨槽癰

左骨槽癰已成大膿。

羚 蒡 梔 皂 杏 芩 防 蚕 喬 山甲 芯

齩癰

右齩癰大腫。五日刺洩。寒熱。語言蹇澁

羚 蒡 杏 梔 天麻 羌 防 熏 荊 蚕 芩 蘆

舌癰

舌癰門

時毒舌癰。上下大腫刺洩。

蓮 羚 蒡 荊 薄 防 蕘 熏 梔 芩 杏 蚕 芯

舌根癰

舌根癰。大腫寒熱。

蓮 熏 芩 梔 羚 蕘 蒡 防 杏 喬 荊 蚕 蘆

兩頰起紫塊

舌上兩頰起紫塊。

羚 連 熏 蒡 地 梔 芩 元明 馬勃 貫 芯

舌癰門

舌癰

風火上乘。舌癰腫痛。刺法。先撤清泄。

羚 蒡 薄 杏 元參 明粉 蚕 喬 花粉 薰 岑 橘 蘆

咽喉風癰瘄蛾門

左喉腫痛

左喉間紅腫作痛。二日寒熱口渴。

荊 羚 蒡 丹 浮石 滑 元參 桔 貴 蘆 筎

喉癰

喉癰三日。紅腫作痛。寒熱溲赤。

荊 防 薄 丹 地 羚 蒡 桔 杏 滑 筎 芯

喉風

喉風旬日。腫痛寒熱神屢。

荊 防 蒡 蚕 桔 貴母 蔞 杏 元參 羚羊

喉癰

左喉癰紅腫作痛。嚥物不錯。寒熱交蒸。防其壅塞之險。

金 鈎 貝 紫 元參 桔 蔞仁 杏 丹 荊 薄 芯

上腭瘰痛

上腭起瘰作痛寒熱防延入喉

羚 蒡 喬 兜鈴 貝 滑 黃 冬 薄 蚕 芯

乳蛾

爛頭乳蛾紅腫。寒熱溲赤便實。

羚 連 柏 地 葦 蒡 滑 桃 喬 參 蚕 黃 芯

喉癰

喉癰腫痛。寒熱口渴溲赤。

羚 蒡 薄 蟬 參 蚕 兜鈴 犁 冬 滑 防 竹

喉腫硬痛

風邪襲肺。喉間紅腫。硬痛。延已一月。防成痄。

羚 地 蒡 薄 丹 桔 貝 參 黃 犁 芯

乳蛾

乳蛾大爛三日。根ゝ

羚 蒡 杏 芩 防 桔 荆 喬 桃 參 芯

纏喉風

冬 纏喉風初起。

咽喉風癰痄蛾門

烔疹嗽

纏喉癰

喉管腫痛

鎖喉風

喉管癰

蒡 杏 羌 薄 蘭 翹 芩 黃 梔 勃 蘚

烔疹嗽○紅腫延烔○寒熱○防重○

川連 羚 艳 梔 羔 芩 防 荊 勃 杏 蒡 蘆

喉間纏喉癰腫痛○

羚 蒡 杏 翹 荊 防 芩 蚕 山甲 梔 葱

冬溫与時邪互阻○喉管腫痛○痰聲如鋸○寒熱不解○苔白而膩○勢將塞閉○

桔 蒡 杏仁 蚕 荊 防 黃 葛 勃 翹 竹瀝 袜

鎖喉風○痰声如鋸○

葛 杏 地 蒡 荊 鮮蘆 蓮 梔 明粉 黃 翹 傳

喉管癰○痰声如鋸○

羌 防 荊 杏 葛 葉子 蘇子 前胡 決明 茯 芩 竹瀝

妊娠喉癰

懷孕三月，君喉癰初潰。

羚 連 地 蠶 薰 芩 蒡 梔 防 荊 薄 杏 芯

喉風痰多

喉風三日，痰聲漉漉，防其閉塞。

蠶 薰 杏 黎 勃 蒡 荊 防 薄 梔 貫 笛

喉疳

風火襲于太陰，喉間紅腫沿爛，喉疳疼也，防其增劇。

羚 蒡 梔(炒) 蒡 翹 芩 射 貫 荊 防 葦根

咽喉風癰疳城門

中吾 諸癰門

肺癰 肺癰欬嗽痰臭
羚 蒡 梔 荊 防 橘 喬 滲 兜 芩 蘆

肺癰 肺癰已成欬吐膿痰
羚 苑 杏 滲 兜 前 防 貝 百合 枳 梔 蘆

肝癰 夾肝癰內已成膿延及百日寒熱舌黑二便不通防其厥脫
葦 元胡 蓮 菁 木通 黃芩 梔 苑 豨 丹 荷梗

肺癰 肺癰欬吐臭膿
羚 蒡 杏 冬子 滲 荊 防 前胡 兜 芩 蘆

肚癰 脘痛數日咳嗽口渴勞生肚癰
柴 芩 杏 砂 莫 查炭 櫻 柰 當歸 葦 元胡

肚癰

肚癰潰爛

生地 丹 桃 覆 防 歸 柏 銀 烏 乳 夏枯

肚癰

脘腸內痛防發肚癰

紫 苓 薏苡 寬 英 桑 蔞 楝 樸 橘 梨 豐 蔻

肚癰

外肚癰紅腫欲成

紫 苓 半 陳 甾 角針 歸 芎 枳 蚕 蔞

肚癰

太太 病後結毒外肚癰已成寒熱舌白

木香 梹 半 青 蘇梗 樸 苓 查

腋癰

左腋癰開潰

歸 繩 苓 桃 乳 丹 貴 蘄 銀 艸 地丁

腕癰

右腕癰可消

芎 歸 半 陈 枳 蒄 蚕 斂 苓 鼻 夏枯

臂癰

右臂癰閒潰膿出不爽先以清托

歸 地 丹 腸 杏 陳 柴 苓 艸 夏枯

臂癰

左臂癰閒潰

羚 桅 苓 翹 歸 芍 丹 乳 没 艸 夏枯

臂癰

右臂癰已成紅腫作痛

羚 蒡 蚕 蓀 芷 歸 杏 芍 丹 半 陳 蔥

臂癰

左臂癰大腫已成

柴 芩 歸 蚕 枳 蒡 防 桅 甲 射 斂 蔥

諸癰門

臂癰
臂癰潰後毒走胸背紅暈執絕
羚 蒡 荊 蠶 蟬 貝 杏 喬 芩 丹 桑 艸

腸癰
臍旁作痛防發腸癰寒濕熱互阻也
柴 芩 桑 萸 薑 樗 麯 查 樸 砂

腸癰
腸癰兩月寒熱不解
連 萸 桑 枳 梹 青 陳 查 贊 泉 蔞 寬 蘇

腸癰
繞臍腹痛匝月防發蟠腸癰
連 萸 桑 梹 枳 砂 查 烏 蔞 蓁 筎

腸癰
濕濁內阻縮脚腸癰久潰膿多神虛舌白防其成管難許速愈
黨參 耆 苓 甘 地 芍 歸 鱉 丹 桃 枳 夜交

腸癰　少腹内痛防發腸癰寒熱舌白宜乎疏通
茱　英　苓　蔞　半　青　陈　枳　桔　芫　蘇梗

腸癰　縮脚腸癰初起無形
荊　苓　半　陈　茱　蔞　枳　桔　查　元胡　芩

腸癰　繞臍腸癰腹痛防成
苓　連　茱　葛　黄　柴　青　陈　桔　枳　蘆　查

腸癰　縮脚腸癰寒熱口渴向餘
砂　茱　枳　桔　蓮　元胡　柴　苓　黄　栀　查　蔞

腸癰　縮脚腸癰散而複成
地　苓　芫　歸　栀　萎　暑　丹　枳　蚕　蚣

諸癰門

少腹癰

右少腹癰膿洩畏開用攻托疏通法

半 陈 甲、射 歸 蒡 楞 蚕 芩 苓 銀

諸疽門

肚疽

肚疽自潰毒肉未盡

芪 桃 歸 芍 乳 銀 丹 艸 苓 柏 苧

肚疽

肚疽針刺

苓 柏 地 桃 歸 芍 乳 銀 丹 艸 茱赦

肋下疽

濕火化毒左肋下結疽堅腫大痛半月形寒

萆 薢 羚 地 陳 皮 鼈 澤 苓 芩 銀

肋下疽

左肋下疽毒腐漸化腫痛不退

**腰疽**

鼈 虵 輝 脣 𨔝 腳 參 滑 丹 喬 苧

腰疽自潰淺少

耆 歸 銀 艸 乳 芎 皮 膌 岬 虵 蘚

**石榴疽**

婦人左肋石榴疽潰爛數日大腫木痛

地 參 荆 防 羌 獨 芎 歸 杏 陳 貢 葱

**指甲疽**

右手指甲疽大痛出血

地 棉 丹 芎 苓 柏 喬 銀 乳 艸 萬

**肩疽**

人人右肩疽大爛膿少

左頸腋前石疽大痛叢所痛

蛤殼 昆布 皂刺 防 石羔

夢 清 海藻 細辛 杏 葱

地 蒡 丹 防 歸 芎 蚕 乳 岬 鬚 蘚

**玉枕疽**

人人 玉枕疽堅痛無膿

夭疽

芎 丁 歛 齋 昰 卷 防 芩 甲 射 乳 蔥

夭疽大腫自潰

芪 归 銀 艸 梔 防 黃 乳 丹 陳 蠶

疔毒門

蛀節疔

蒡 地 歸 蚕 苓 滑 駢 丹 薄 杏 地丁

右中指蛀節疔開潰腫痛寒熱、口渴

蛇頭疔

右無名指蛇頭疔腫痛蒸膿寒熱

羚 蒡 地 歸 駢 苓 澤 喬 苓 地丁

虎口疔

右虎口疔開潰

羚 地 梔 歸 苓 乳 銀 丹 喬 艸 地丁

食指疔
娘々右食指蛀節疔自潰毒盛
羚 梔 芩 貢 赤 銀 乳 丹 蚕 归 草

大指疔
右手大指疔大腫作痛々引臂疼已潰無膿
羚 地 芩 防 梔 蚕 尚 鮮 赤 丹 草

托盤疔
右托盤疔已潰大腫寒熱々勢欲走毒
地 歸 膝 芎 旱蓮 蚕 丹 喬 草

托盤疔
右托盤疔潰後毒走手背亦潰
地 歸 貢 丹 喬 膝 芩 瀉 黑 銀 芩 草

手丫疔
左手丫疔自潰大爛毒盛
地 羚 梔 防 芩 參 銀 丹 乳 艸 草

中指疔

左手中指疔大爛

地 蒡 羚 丹 芩 梔 防 菊 翹 蟬衣 忍冬

托盤疔

托盤疔並膿寒熱

羚 蒡 歸 芍 甲 射 皂 乳 半 陳 蔥

食指疔

盧氏左食指疔自潰膿多

羚 蒡 荊 防 喬 梔 銀 丹 歸 芩 藤

大指疔

大指疔已成大痛無膿

地 梔 歸 乳 甲 角針 芩 芍 銀 蚕 地丁

手根疔

右手根疔針刺破

羚 地 翹 貝 梔 銀 丹 川柏 乳 艸 地丁

中指疔

兩手中指疔左潰右已成

羚　蒡　地　歸　芩　蚕　甲　射　防　荆　梔　草

小指疔

右手小指丫紫血疔腫潰寒熱

地　歸　銀　貝　柏　梔　翹　乳　芩　丹　草

大指疔

大指疔惡肉頑硬高突毒腫大痛

連　羚　地　歸　蚕　貝　乳　甲　柏　丹

脈门疔

左手脈门疔大燗肉空

連　地　黨　羚　芩　丹　翹　梔　荆　防　銀　茯

手背疔

手背水疔大燗毒盛

羚　蒡　梔　乳　歸　翹　柏　防　丹　銀花　草

疔毒門

托盤疔

右托盤疔上下大腫

歸　蒡　防　芎　山甲　蚕　苓　桃　翁　乳　蔥

蛇肚疔

無名指蛇肚疔潰後毒未淨

地　歸　芎　參　丹　柏　銀　蚕　桃　乳　草　地丁

手丫疔

左手丫疔自潰尚有疔瘡

地　桃　苓　芎　歸　乳　柏　銀　丹　草　地丁

無名指節疔

無名指蛀節疔爛潰

歸　山甲　蚕　防　丹　苓　芎　乳　柏　梔　銀　地丁

中指蛇頭疔

中指蛇頭疔無膿

地　桃　歸　參　苓　防　芎　山甲　蚕　銀　地丁

合角疔

左手合角疔旬日已成

羚 地 銀 梔 蚤 甾 斛 防 芩 丹 草

大指羅疔

左手大指羅疔已成

地 歸 甾 貴 梔 乳 柏 芩 丹 芎 草

托盤疔

左托盤疔自潰

羚 蛸 梔 艸 苓 乳 芎 蚤 銀 丹

蛇頭疔

中指蛇頭疔大腫已成

羚 地 梔 苓 蒲 膏 甾 角 丹 乳 歸 蘇

蛇肚疔

無名指蛇肚疔潰後毒未化也攻与羅中

羚 梔 苓 歸 芎 乳 銀 柏 丹 艸 草

疔毒門

碰碎疔　左手背碰碎变疔大腫

羚　梔　芩　歸　芎　丹　乳　貝　蚕　防　荊　地丁

爛皮疔　左手背爛皮疔大爛毒盛

羚　地　梔　防　芩　柏　丹　菊　乳　銀　貝　地丁

手丫疔　右手丫起而紅暈

羚　蒡　荊　防　芩　梔　蚕　喬　乳　歸　枳　薏

合谷疔　右手合谷疔初起大腫寒熱

羚　地　防　梔　蚕　蒡　荊　芩　乳　喬　丹　桑

脈門疔　左手脈門疔腫痛欲膿

羚　地　梔　柏　乳　丹　喬　歸　銀　芩　地丁

胸中焮皮疔

胸旁焮皮疔毒未定

羚 連 芎 蒡 茵 澤 柏 槲 苓 元參 蟲

臍中焮皮疔

右腰焮皮疔

羚 桃 銀 乳 柏 芎 丹 歸 地 草 蟲

腋焮皮疔

左腋焮皮疔一月毒盛内虫

地 羚 丹 滑 苓 喬 桃 紫 尾 杏 節

臂攢骨疔

左臂攢骨疔浸腫

地 桃 苓 防 甲 斛 蚕 乳 丹 芎 蚣

又

右臂攢骨疔大腫作痛

蒡 苓 防 獨 羌 甲 歸 陳 半 砂 蟬 蛻

疔毒門

手腕水疔

風濕熱結右手腕水疔沸爛作瘰通身作痒

羚 地 丹 蒺 膠 滑 芩 枳 翹 歸 芯 浮萍

疔毒結毒

手背疔毒結毒之枚

丹 蔞 芩 膠 歸 蔘 翹 芩 滑 芯

瘰

右臂彎經火札瘰沸痒流脂延及腮項

羚 地 蘩 歸 丹 芩 枳 膠 柏 蒺 桑葉

火節

兩手火癤恐其成疔

羚 地 蒡 貢 枳 芩 乳 防 銀 歸 蘇

紫血疔

右手臂紫血疔潰膿走黃

羚 連 地 翹 枳 芩 防 蟬 決明 菊 丹

火丹　遍體火丹大沸痛痒
犛 茆 地 羚 梟 丹 芩 蟬 蔔 骨皮 蒺

火丹　滿身火病痛痒
羚 蒡 荊 甘 防 丹 柏 梔 菊 蟬 夏枯

黃水瘡　右手黃水瘡大沸
羚 地 蒡 梔 防 荊 菊 蟬 芩 柏 夏枯

天泡瘡　滿身天泡毒瘡
羚 芑 菊 防 銀 丹 柏 梔 青 蟬 蘇

紫血疔　右手背紫血疔大腫走黃延洩
犛 茆 連 羚 防 荊 芩 蚕 丹 魚 蒺 茹 犀角

搭手發背流注癧痰門

搭手發背流注流痰門

搭手　左上搭疽大爛如盆

耆　歸　緦　芎　梔　銀　貴　乳　柏　丹　参　草

又　上搭疽大爛无膿

耆　歸　角針　甾　乳　鹿角　蚕　蒡　銀　麥　佛　葉

又　上搭手大爛主患牙痛臭爛

地　梔　歸　防　参　銀　柏　荊　丹　芎　草　犛

又　冬左上搭手膿少

鹿角　黨参　耆　歸　芎　参　乳　芎　甾　芷　銀

又　中搭疽毒肉未尽

羚 地 請 蠍 菊 防 荊 夏枯 羌 梔 香 薏

又 中搭疽毒內未落又患頭風大痛

羚 蔓 桑 苓 菊 蟬 防 羌 梔 薰 夏枯

又 中搭手潰爛無膿

耆 歸 芎 朮 鹿角 針 沒 蚕 乳 甲 昆 蔥

又 溼熱與肝火內熾右中搭手初起平塌無膿寒熱舌白兩膩

鹿角 芎 歸 耆 朮 苓 甲 角針 乳 苓 防 銀

又 下搭手大爛尺許

黨參 耆 苓 艸 地 芍赤 歸 芎 銀 丹 苓 夏枯

又 下搭疽大腫毒腐未化寒熱溲赤便實

羌 前 地 歸 喬 丹 乳 山甲 生 瀉 地丁

## 發背

上發背潰爛寒熱不解舌黄膩

黨參 耆 歸 蒡 荆 防 苓 滑 薏

## 又

中發背堅腫大痛寒熱

地 羚 蒡 丹 甲 針 乳 陳 牛蒡 夏枯

## 又

中發背潰壞大痛寒熱

羚 地 歸 白芍 甲 苓 丹 半 陳 秦 夏枯

## 又

溫火化毒發為中發背紅腫

地 歸 山甲 丹 滑 皂 苓 葦 苓 瀉 芯

## 又

中發背毒漸化惟痛不減

又

地鱉 丹 歸 乳 芷 芎 羌 角針 夏毫

中發背膿出漸多腐肉未落

又

歸尾 甲 針 乳 喬 半 陳 丹 苓 銀

右係騎操發背形如蜂巢毒腐漸落

流注數十枚

耆 歸 苓 芎 甲 針 銀 艸 乳 丹 蒜

四十日小孩胎毒暑邪而發流注遍身數十枚矣開潰一枚法宜清

背流注

地 羚 桃 丹 歸 乳 苓 芎 銀 艸 羔

背部流注自潰紅腫寒熱

肋流注

地 羚 歸 丹 苓 桃 滑 防 貢 夏枯

右肋流注潰敗血

耆 归 銀 芎 丹 苓 草 烏 地 貴 蔞

臂流痰

右肩臂流痰潰兩枚

參 耆 苓 甘 地 芍 歸 芎 陳 半 丹 首烏

胸流痰

胸前流痰時發已延三載今乃腫痛欲成

芎 柴 歸 蘢 地 膏 半 陳 枳 藷 兩頭尖

流注肩上

風痰与寒邪結阻左膊肩流注腫作痠作痛托經五日

桂 柴 蠶 防 半 陳 秦艽 歸 蒡 膏霜 撤 蔞

流注臂

兩臂臑流注自潰而右腿亦作痠痛

芎 歸 芪 防 獨 羌 半 乳 枳 蠶 銀 苓 蔞

流注

右臂胸部流注開潰

流注

桂 歸 鈎 乳 防 枳 苓 丹 半 芎 蠶

兩肩流注潰後膿多清稀而臭形神瘦疲

參 耆 鼈甲 霞 川斛 烏甘 梔 蜀 丹 苓 柏 銀 艸

兩肩流注閉潰一枚

又

耆 歸 銀 枳 壽 乳 丹 鑼 苓 梔 芋

又 焮發

柴 棱 歸 榛 枳 苓 芃 蠍 青 陳 蔡 菴

左脇肋漫腫作痛寒熱發流注

又

棱 柴 歸 殭 羗 獨 半 陳 枳 蠶 蠍

捧膝流注三枚寒熱舌白

搭手發背流注癰疾門

流注

兩臂附骨流注已久
桂 歸 半 芎 陳 枳 乳 麝 羌 桑 西黃

又

蟠肩流注痠痛月餘
桂 歸 蠍 蚕 先 羌 半 陳 狗脊 芎 麝 穀

又

流注二枝胸右背潰腿部堅腫寒熱舌白
地 豉 歸 蚕 先 芩 丹 森 梔 蔞 枳 蔻

流注

右臂流痰兼兩足緩毒
桂 歸 芩 先 蚕 歇 羌 半 陳 枳 楝

流注

纏腸流注可消舌白不渴
望 升半 繹半 葛 尋 麝半分 芷分 紫 鎖陽 蠍 鬱半 沒 蠪三分

産後流注　少腹紅腫　流痰　痰癧　[illegible]

産後敗血流注
右臂痠痛号吟漸散
附子　肉桂　熟地　杜仲　歸身　杞子　靈仙　秦艽　羌活　續斷　牛膝
左少腹紅腫數月作痛
柴　苓　歸　芍　芎　針　乳　楞　半　陳　散
根、　胸腰流痰寒熱舌白　九方
黨參　茯苓　熟地　歸身　黃耆　川斷　陳皮　忍冬
白朮　甘草　白芍　川芎　首烏　杜仲　枳殼
右跨痰癧稍退
柴　歸　桂　羌　獨　附　枳　靈　星　藤　秦　夏
虚損流痰半載，發于右跨左腰木痛大腫
搭手發背流注流痰門

柴 蒿 半 陳 毬 桂 蘇 砂 杏 歸 参

右跨左腰座損流瘀漸有化膿之象

者 歸 地 烏首 苓 冩 陳 橘 鼠 蘇 姜皮

撑藤流注七枚甬潰一枚

者 歸 鼈 丹 陳 烏 梔 枳 苓 草

右肋流注甬潰

者 归 鏡 梔 丹 苓 萸 檳 乳 陵 草

腰間結為纏膀流注甬潰

者 歸 銑 苓 丹 苓 萸 草 地 梔 醍

右扁畜流注甬潰

右脇流注已成

歸 枳 苓 陳 甾 乳 蚕 梔 蒡 丹 麩

纏腰流注欲成

桂 歸 杜 藤 斷 枳 半 甾 蠍 羌 橄

左肘臂流注開潰

歸 乳 耆 虵 丹 豨 桃 柏 喬 斗 甦

流注兩有蔵膿未鉀左膝又發一枚

桂 歸 耆 虵 岬 蠍 乳 半 陳 枳 皺

纏腰流注開潰

耆 歸 鼈 桃 苓 丹 貢 苓 芎 朴 櫃

搭手發背流注流痰門

右腰痠痛數日寒熱口渴防發流注

柴 芩 蠶 羌 斷 麴 秦 查 青 蒿 妙

肩背流注兩枚皆成寒熱

枇 苓 歸 獨 蠶 半 陳 乳 甲 針 楝

少腹作痛防發流注

桂 歸 蠶 螺 半 陳 枳 膝 獨 羌 芷 殼

兩乳諸瘡門

湯執中丸 左乳癖日延兩月

芎 歸 朮 柴 半 陳 枳 延 苓 蔞 蟹 興

丸方

川芎　白朮　半夏　延胡　王不留行　枳殼　香附　蟹爪各六

當歸　瓜蔞　陳皮　柴胡　木香　沉香　砂仁　兩頭尖共研細末

右乳癖作痠正經月餘

柴　青　芎　歸　苓　留行　梟　蔞　膝　藻　昆布　兩頭尖

右敗血癰乳上潰爛

柴　青　歸　芎　苓　地　芎　丹　銀　英　梔　參

右燔心乳癰復潰又痛

地　柴　蔞　歸　枳　苓　梔　銀　丹　通　留行　青　公英

右乳疽潰爛

歸　芎　銀　蚕　苓　梔　責　丹　參　蔞　公英

兩乳諸發門

懷麟之戲右蟠心乳癰爛潰

紫地 蚤 艸 苓 梔 乳 銀 丹 歸 英

右乳流注二枚爛潰

歸 苓 芎 丹 萎 銀 梔 乳 枳 艸 英

右乳癰針刺膿多色清

歸 耆 貝 花粉 苓 丹 銀 梔 乳 艸 英

左乳瘡爛潰膿多

歸 苓 梔 通 銀 乳 丹 萎 耆 草 英

右乳疔大爛

地 梔 柏 艸 耆 丹 銀 香 苓 花粉 英

左蟠心乳癰

歸 蔞 枳 梔 翹 通 貝 蚕 蠍 青 英

左乳大沸發痒

羚 蒡 桑 蕤 梔 柏 蟬 丹 菊 翹 防 豨薟

兩乳流注先開一枚

柴 歸 梔 枳 通 翹 [illegible] [illegible] 蚕 英

右乳癰紅腫疼脹未多寒熱

地 歸 甲 針 乳 菊 蔞 河車 半 英

左乳房結核潰爛

地 歸 丹 滑 蔞 陳 乳 河車 獨 [illegible] 英

兩乳諸瘡門

右乳流注潰而不斂膿液清稀並患胸瘡

紫 參 半 青 陳 歸 蔞 川斛 河車 拳 鬚

右乳流注紅腫漸退膿亦漸厚

青 蒺 炙附 羚 地 歸 蔞 菊 丹 苓 河車 巽

右乳流注自潰三所上面又腫兩處寒熱

地 紫 參 鼈 河車 蔞 歸 半 桃 佛

右乳癰旬日寒熱口渴便燥

羚 蒡 河車 貝 針 歸 乳 蔞 青 青 丹 英

右乳癰大腫作痛寒熱

地 歸 丹 河車 銀 蔞 香 蒲 甕

左乳岩久潰出血寒熱納少

柴　蒿　霞　鼈　斛　鈀　歸　附　青　佛

痛風受傷門

滿身痛風延已月餘

樓　當　歸　橘　半　獨　羌　蠍　膝　防　敍

四肢大麻風三載今又右腿結為腫痛

樓　歸　膏　當　樓　涼　獨　羌　膝　地　瀉　樸

兩肩風毒起塊沸癢三枚寒熱

羚　蒡　地　蒲　丹　菊　芩　防　吞　甦

四彎風作癢二月

諸風受傷門

地柏。 梔 蒺 丹 芍 膏 鼠 陸 澤 豬苓

滿身爛皮遊風瘰沸痒麦賊

葷 蛇 羚 芍 槐 菊 防 羌 丹 蟬 蒺 蘇

背部沸痒延爛作痛一年有餘營虧濕熱所致

蛇 連 萆 薢 丹 喬 柏 滑 歸 苓

兩手背兩足背風濕作痒

地 歸 朮 荳 丹 蒺 柏 芍 草 參 鼈

疥瘡之後四肢痠痛麻木肉熱舌白熱肝胃不和神虛年邁難許速愈

桂枝 寄生 當歸 枳實 橘紅 秦艽 柏片 杜仲 牛膝 半夏 桑枝

四肢爛皮遊風沸痒

歸 繟 柏 芩 蒼 蒺 蟬 菊 枳 壳 浮萍

又用洗方

苦參半 黃柏半 地膚子分 蒼耳分 蛇床子分 浮萍分

滿身癬風一年

當 蒺 柏 蔘 壳 襲 丹 膚 絕 蘇 獨 浮萍 蒼耳

滿身癬風三年作癢

當 蒺 歸 丹 羌 蛻 防 獨 壳 膚 柏 浮萍

滿身風癬時發

芎 歸 羌 獨 柏 苦參 丹 桑 壳 膚 萍

、督脈高盲受傷寒熱氣促納少防劑

痲、諸風受傷門

肉桂 破紙 杜仲 乳香 鹿茸 劉寄奴 紅毛 地鱉蟲 紫荊 川斷 橄欖

項間受傷寒熱納減

歸 枳殼 青 肉桂 麥 紫 蟹 紅毛 檄

背部爛皮癬大爛尺許

銀柴 地 梔 銀 丹 歸 芍 者 鮮斛 苓 艸 佛

## 下部　諸疔門

風濕血熱右脛水疔沸爛通紅乾糜

先地　胆艸　鱉甲　柏　丹　蒺　歸　梔　澤　滑　蘆

濕火下注右足脡水疔久潰流脂

地　胆艸　丹　獨　柏　草　歸　苓　先　陀　地丁

右足背水疔初起寒熱大腫延淺

羚　蒡　地　草　丹　柏　歸　防　苓　地丁

右足背水疔潰爛毒盛

牛膝　歸　梔　地　草　川柏　芎　丹　乳　艸　地丁

左足脡水疔潰爛兩枚毒盛

柴 葛 芎 歸 丹 耆 草 參 桃 蔦

右足背凹水疔大爛

柴 葛 桃 草 柏 丹 歸 參 澤 蔦 艸 茆

兩足水疔大爛三枚

地 桃 芎 丹 柏 草 歸 貢 瀉 參 茆

左足大指水疔四十日潰爛骨腫

地 丹 瀉 柏 芎 乳 歸 耆 草 地丁

兩足水疔紅腫潰爛

地 歸 芎 桃 柏 耆 丹 銀 草 地丁 艸

左足拐水疔潰爛兼盛

地 紫 蒺 丹 梔 柏 草 青 秦 艸 交藤

地 右足背紫血疔爛已一月

地 羚 歸 先 丹 解 芩 柏 草 滑 苄

右足外拐紫血疔久潰氣臭

羚 歸 先 丹 芩 滑 梔 鮮地 解 草 苄

右足內拐紫血疔出血半月大爛寒熱

鮮地 歸 羚 丹 柏 草 滑 解 陀 先 苄

左足腿紫血疔大爛

鮮地 解 歸 芩 柏 丹 先 薢 羚 陀 苄

右足背紫血疔結毒久爛

諸疔門

地 髁 丹 冬 柏 蓮 參 喬 鈹 陀 地丁
右足背紫血疔潰兩處腫痛大作防其成管
地 髁 蓮 丹 柏 歸 先 猪苓 蘚 橐 地丁
右足腿紫血疔大烱
先 歸 丹 喬 桃 柏 蒔 冬 蘚 節
左足背紫血疔白潰
先 歸 喬 姜 丹 乳 青 柏 桃 艸 地丁
右腿紫血疔大烱
地 桃 柏 青 歸 先 芍[赤] 丹 乳 鈹 地丁
右足紫血疔六七枚足肚尤盛

犛盖 桃 歸 柏 壽 草 乳 苓 埒

左足内脛紫血疔已成

生地 桃 防 甲 柏 歸 壽 蚕 丹 埒

右足背紫血疔大腫延漫寒熱不解

柴 葛 苓 丹 薯 歸 枳 桃 生 陳 茯

右足中指水疔自潰四邊起泡

地 蔓 蒺 艸 柏 桃 壽 草 丹 防 銀 埒

左足腿紫血疔大爛

犛 慈 生 丹 歸 乳 柏 芋朱 桃 銀 埒

左足脛紫血疔潰爛

蛇疔門

羌活桃草乳丹生芎柏艸地
左足腿紫血疔破淺
羌紫元胡陀参桃草歸参柏丹芎地
右足背涵毒水疔爛
活丹桃草艸貴芎柏銀生参陀
左足揚紫血疔大爛出血
活羌元胡蓮柏桃丹銀芎草瀉
右足脛挺水疔
羌貴歸桃芎銀丹柏参艸地
左足揚水疔大爛

紫　芩　地　乳　杞　生　歸　膏　丹　柏　地丁

左足肚紫血疔大爛出血

菴　葛　生　丹　杞　艸　柏　草　苓　銀　歸　芎

左足紫血疔爛潰

生　歸　乳　杞　柏　膏　丹　陀　姜　菴　銀　艸

兩足挺水疔大爛毒肉未落

芩　杞　犀　菴　苓　丹　生　柏　貢　芍[赤]　地丁

右足肚水疔潰爛毒盛

紫　地　芩　銀　柏　丹　艸　膏　烏[首]　貢　杞　草

兩足背足跟紫血疔大爛

地 生 歸 黄 柏 丹 芎 乳 梔 苓 草

右足紫血疔大爛

鼈 鱉 萬 毬 先烏 歸 茵 柏 豬苓 瀉 草 芬

右腔紫血疔大爛肉突

鼈 紫 萬 地 烏 歸 梔 柏 草 瀉 草 荊 芽

右足肚水疔走黄大爛神虚舌光防其變端

蔘 耆 歸 芍 梔 䔁 鮮 毬 銀 草 丹 蘿

右足小指疔潰爛

生 歸 芎 丹 柏 銀 梔 乳 草 地

左足外楊疔爛々寒熱不解煩燥納少

地 芎 歸 艸 桃 柏 蒡 鼈 丹 芋 乳

右足大指羅疔大痛無膿

地 芎 歸 蒡 甲 針 蚕 参 桃 丹 芋

右足背爛皮疔未定

犛 地 桃 艸 貢 銀 柏 草 丹 歸 藜

左腿疔大爛舌白便條

葦 柴 烏 枳 丹 銀 参 歸 乳 桃 佛

右足丫疔爛潰

絕 芎 歸 桃 乳 柏 蒡 丹 参 艸 芋

右脚〻底疔已成

諸疔門

地梘歸柏甲針蚕丹乳蠍苓等

右足肚爛皮疔一月臭爛

韡鷥梘鼈先歸芎丹柏草等

諸傷门

右足底戳傷作灌

紫歸芎蚕趣先肖獨乳沒羌等

右足踝跌傷潰爛痛

走歸丹梘芎柏乳羌獨苓梹桑

右足脛牛足傷開洩

地先歸丹芎柏銀乳艸等

左足跟碰碎發疔大爛

地 歸 芍 乳 丹 柏 銀 梔 草 竹 地丁

右足跟碰碎發疔毒盛氣臭大爛

地 梔 牛七 貝 歸 芍 丹 參 柏 竹 茅

左足挺碰碎結毒大佛色紫久而不斂

柏 蓮 歸 丹 豬苓 草 薢 地 澤 地丁

左足蛇傷腫爛漸定又以砭洩

地 草 歸 參 薢 銀 黃 丹 柏 歸 牛七 地丁

左足蛇傷大腫潰爛砭洩

歸 蓮 苡 草 豬苓 黃 歸 牛七 柏 地丁

諸傷門

右足背牛足傷結毒沿爛大痛红腫

先地　蓮　膽　柏　丹　苞　芩　喬　鞶　地丁

諸癰門

肛癰已潰流膿寒熱防其成管

先地　柏　芩　槐米　刺蝟　歸　枳　滑　麥　符　牙屑

肛癰红腫作痛勢已成膿

歸　槐米　膏　丹　刺蝟　先地　角針　細地　乳　符

肛癰開潰膿臭大痛斂口不易

先地　丹　歸　槐米　草　柏　芩　猪苓　膽　地丁

肛癰開潰不斂左胯結腫蒸膿便實

生地 歸 生 香 犛 丹 柏 滑 棗 苞 埊

肛门癰潰後潭深已久

耆 蔦 絕 歸 泉 檗 猬 棗 澤 柏 棗 姜

另服方 補中益氣湯

耆 朮 陈 蘇 柴 參 茸 贒 棗 蒼

肛癰復潰便燥

犛 生地 脊 槐 柏 芍 生 歸 丹 仲 埊

久病後濕熱下注肛瘡自潰肉熱納少脈細神疲

龜版 當 耆 地 香附 蠹 萬 川斛 芎 蕢 冬 佛

肛癰內空成管挑裂

諸癰門

龜版打牙 鱉甲打牙 耆 歸 原地 萬 丹 銀 生芪 苓 象牙屑

濕熱下注肚癰潰膿時發素体陰虧恐其成管不斂

地 歸 丹 銀 柏 膏 梔 萬 龜版 甯 草

囊癰結腫半月寒熱口渴二便皆少飲食皆減痛引少腹

地 葦 元明 丹 歸 桃 生芪 膠 棗 蓮 壽 笋

海底癰潰後腫痛不減毒未化也防其成漏

地 歸 樂 生芪 丹 蓮 壽 猬 枳 棗 牙屑 笋

海底癰腫得軟而痛得減膿亦得厚再以育陰化毒

腎囊癰延爛大痛

蓮 芪 桃 柏 芎 陀 澤 丹 楝 柴 壽 遠 歸
懸癰潰神虛咳嗽
牛七 歸 桃 鈲 地 柏 芎 丹 苓 艸
生馬疤已成紅腫作痛
歸 牛七 丹 毒 草 滑 柏 生軍 萌 乳 芍
凼木杓腿疤漫腫疼痛
蔞 歸 牛七 陀 甲 針 半 陳 羌 獨 嗽 櫟
左木杓疤已成未熟
歸 牛七 柏 乳 甲 梔 芎 苓 丹 蚕 芍
右凼秋癰潰後腫硬不退

諸癰門

歸 生 丹 桃 陀 銀 柏 艸 膠 地丁

左蛀根腿癰腫痛欲成寒熱

紫 苓 歸 丹 甲 針 牛七 乳 鞏 桃仁 蘆

左膝癰潮潰腫痛寒熱

歸 韋 生 柏 丹 陀 草 藜 地丁

右蛀根腿癰大腫成象寒熱口渴

羚 蒡 歸 甲 乳 牛七 半 霹 陳 楝

左貼骨腿癰針刺

耆 歸 苓 銀 生 丹 青 柏 首烏 艸 地丁

左虫秋癰潮潰

地　牛膝　歸　秦　芎　丹　柏　乳　梔　艸　埗

右腿癰已成

生　歸　地　棗　岬　秦　乳　柏　丹　芎　埗

左曲秋瘡堅腫欲成

苓　歸　獨　枳　生　乳　甲　針　光　芎　埗

右曲秋瘡色黑臭爛

柴　葛　地骨　艸　葛　柏　地　生　梔　丹　斉　茆

右冬瓜腿癰

地　歸　牛膝　梔　丹　芎　銀　乳　柏　苓　埗

右魚肚癰闌潰

諸癰门

地歸芪姜芎丹柏，乳銀艸节

左魚肚癰已成

歸芪苓桃柏芎甲乳艽銀节

左腿癰初覺（执）寒熱，舌光而乳

柴苓地桃半陳枳歸艽秦麦

右腿癰痠痛已久

棱柴歸蠍生艽獨活半陳麦

右注根腿癰自潰四邊沸痒

地桃蒺貢菊柏芎丹草艸节

左腿癰開潰

地　生　歸　枳　丹　芍　銀　柏　貢　乳　竹

左腿疽堅腫欲成

生　歸　甲　乳　苓　柏　膏　角針　枳　芷　竹

右鶴膝三日红痛欲成寒熱暮作

地　枳　芪　獨　歸　膏　乳　角針　秦　柏　竹

右魚肚疽已成

歸　苓　柏　丹　枳　生　甲　針　羌　獨　薑

右貼骨腿癰腐膿鉢餘

耆　歸　地　烏　丹　叅　艸　枳　銀　柏　生　蘇

## 諸疽門

諸疽門

左腿下面疽潰膿而毒未化也

羣　貴　柏　、花　梔　乳　歸　丹　參　艸　蘇

右臂疽大烱走黃

地　連　柏　芩　芍　梔　銀　丹　枳　陳　艸　芋

左臀疽自潰

地　梔　耙　丹　銀　芍　甲　乳　歸　蘇

左腿結痈寒熱腫痛

羚　羣　歸　斎　夯　地　參　清　艸　藤　丹　芋

左足穿踝疽初起腫痛

紫　桂　歸　柏　牛　蠍　苞　川斷　獨　羌　蚕　樣

坐板疽沸痒脂多湿火结互阻所致

苍术 萆薢 歸 丹 蓮 芩 柏 奮 草 滑 生地

左足指脱疽色黑臭爛

羌活 防风 生苡 歸 獨 柏 蒏 前 生地 六散

左足中指脱疽臭爛

紫 萬 丹 膂 秀 柏 苍术 梘 銀 艸 夜交

諸痛諸風諸瘡

兩足爛皮風痛痒

地 櫻 蒺 生苡 梘 丹 柏 苓 秀 草 生地

右足脚氣兩月腫脹

朮　歸　生　陳　羌　獨　稀　蛇　蝎　半　麴

右臂爛皮遊風大作痒

羚　地　連　蟬　萆　苓　柏　防　芎　秦　桃　菊　桑

右足溼氣四年

蒺　歸　苓　先　榔　柏　牛　蛇　丹　蟬　墨　蔓

右脚夾瘡大爛

生　歸　芎　艸　丹　柏　苓　草　桃　貢　地丁

左足拐夾瘡大爛

萆　萬　桃　背　紫　生　丹　芎　柏　艸　變

腎囊風一年兼肝火下降

地　歸　丹　參　滑　瀉　桃　柏　銀　筆　符

右環跳內痠痛匝月防發流注

膝　桂　朮　没　蠶　生　獨　蚓　歸　螂　桑枝

恨龍之戕左膝漫腫痠痛

棲　半　葉　葛　陳　蠍　歸　根　芩　通　獨　桑

兩膝作痛半月引及背腰寒邪為患也

柴　棲　芩　歸　先　靈　獨　半　陵　藤　櫟

兩足骱痠痛無形半月勢發痛風

柴　棲　歸　先　獨　靈　虎骨　生　半　陵　櫟

右腿內痛無形

桂 歸 蠍 蚓 膺 陀 獨 半 生 沒 櫟

少腹红腫作痛數日

紫 芩 歸 芎 半 陳 乳 桃仁 甲 針 櫟

鶴膝風痠痛匝月

桂 歸 生 膺 羌 獨 光 脊 蠍 半 陳 芩 櫟

環跳內痛一載

虎骨 狗脊 附子 桂 生 光 獨 歸 陀 沒 櫟

右腿內痠痛無形寒熱舌白半月

桂 歸 生 仲 蠍 獨 光 沒 半 陵 櫟

右膝痠痛無形

右膝腫痛

桂枝　歸　芪　半　桃　陳　獨　膝　羌　沒　桑

右足踝痠痛便腫

柴　桂　朮　姜　半　陳　獨　生　羌　苓　桑

素體虛弱溼濁內蘊右足踝漫痛腫甚寒熱多汗白胎弦脈防成穿踝流注

[illegible]　桂　羌　獨　歸　膝　羌　防　枳　苓　生　桑

右足踝及足底痠痛時發

桂　柴　芎　陳　歸　生　膝　[illegible]　半　羌　獨　桑

右鶴膝風月餘疼痛
虎骨 膚 桂 蓁 歸 斷 羌 獨 活 半 樸
左足小指丫延烱大痛
地 柴 續 草 萬 柏 丹 參 常 艸 桃 銀
左脚蓑背大烱大痛
牛七 歸 桃 地 柏 草 丹 參 考 艸 芎
瘰癧疥瘡門
疥瘡结毒陰囊浴烱
地 桅 歸 艸 丹 參 姜 柏 考 草 牛七
疥瘡结毒陰囊小便浴烱

萆苡　柏　苓　赤　丹　膝　蒜　桃、姜　皮

右足背丸瘰沸痒不已

蓮　膝　歸　柏　皮　萆　草　丹　滑　地丁

兩腿足丸瘰沸痒一月

膝　地　歸　生　喬　丹　柏　桃　草　棗　地丁

兩足溼毒沸痒流脂黃面部丸瘰

羚　地　赤　荊　防　桃　柏　菊　丹　赤　蒺、地丁

又洗方

蒼朮　黃柏朮　硝分　蛇床子分　野菊花分　洗方中用皮硝乃取其祛風化溼也

下部楊梅瘡烟毒

瘰癧疥瘡門

地　豬苓　川柏　苓　草　澤　蒼　丹　梔　艸　赤苓

流注流火流痰門

右足流火痠痛

桂　歸　尾　楂　柏　獨　羌　皂　乳　青　姜

右挺流火紅腫

芎　柏　歸　尾　獨　羌　丹　青　皂　春　枳　櫟

左腿膝流注紅腫欲成

地　尾　歸　乳　青　銀　梔　甲　角　皂　姜　苓　獨　芎

左足背流注作痛並膿

歸　尾　地　柏　草　防　乳　山甲　丹皮　芎

痰氣鬱阻臂間流痰突腫作痛已延半載

芎　角針　蚕　枳　半　陳　姜　香附　生　薑

肩臂流注大痛無形把經半月

桂　柴　地　艽　獨　金　磨　歸　半　陳　仲　桑

右腿流注潰後內恐空

黨參　耆　苓　甘　地　芎　歸　葛　銀　斛　丹　生　貢

右也秋流注開潰

耆　歸　銀　艸　生　乳　芎　丹　柏、苓　地丁

右鶴膝流注腫痛宜丸

柴　桂　歸　苓　艽　獨　陳　枳　生　蠍　乳　桑

流注流痰流大门

鶴膝流注自潰膿多腫痛

桂 柴 歸 芪 芍 先 獨 乳 斛 苓 斷 桑

左足肚流注破潰漸小

芪 龜 归 先 斷 仲 乳 丹 薑 柏 膏 桑

左腋流注腫痛寒热

柴 桂 芍 蚕 羌 半 秦 茯 鼈 紫 蠍 六穀

左腿臂流注已成

歸 芎 朮 芪 半 蒼 獨 羌 陈 蠍 橼

病後右腋流疾初起

歸 芎 杏 苓 半 陈 枳 澤 苓 麗

臂斗流注已成舌红

耆 歸 地 參 生乇 芎 乳 蠍 甲 枳 桑枝

右腿流注開潰

生乇 歸 柏 丹 芎 桃 芪 銀 艸 苧

左腋流注已成

歸 參 乳 光 甲 針 秦 枳 芎 蔥

左曲秋流注句白寒热舌白

柴 桂 生乇 獨 光 歸 蚓 蠍 陀 芎 桑枝

左踝環跳流注已成痠痛

桂 歸 陀 芪 芎 寄 仲 桃仁 瑣陽 生乇 參 桑枝

流注流痰流火門

左鶴膝流注三月

桂 歸 朮 半 斷 仲 没 羌 獨 蠍 桑枝

右鶴膝流注腫痛漸消

桂 歸 防 陳 朮 羌 獨 没 蠍 半 桑枝

便毒臟毒走注門

便毒囊癰大燗

耆 歸 銀 柏 苓 丹 銀 貢 地 草 麥

苓

便毒腫痛欲成

地 桃 柏 陳 枳 乳 射 全蔞 丹 芎 草

臟毒潰而不暢痰脹氣滯溺斷澀火下降

歸 地 櫟 靈仙 生 枳 榾 丹 參 滑 象牙

左腿三枚紅腫走注

紫 參 歸 丹 生 桃 蚕 光 砲 乳 草

左腿走注開潰

地 柴 乳 參 桃 柏 生 歸 青 丹 草

右腿走注開潰

地 乳 柏 生 歸 桃 貢 銀 丹 青 草

懷璋之骱左足肚走注開潰

歸 銀 參 地 柏 丹 青 貢 桃 艸 草

瘀濕鬱注右膝大腫作痛走注之候也

便毒臁瘡走注門

羚 地 歸 牛七 乳 草 陳 丹 芎 桃仁 犛 葱

肛痔々漏横痃門

產後肛痔下墜寒熱舌光而白

柴 升 鞏 柏 歸 枳 芪 桃 丹 參 葛

奶々素體陰虧溼熱下注肛痔下墜已久先擬滋陰升陽

柴 升 省 龜版 歸 葛 桃 柏 丹 苓 草

糞後出血大痛素有痔漏

柴 升 省 歸 柏 地 槐 芪 芎 丹

左横痃潰膿

耆 党參 歸 朮 苓 芎 丹 銀 芪 葛 地

左橫痃紅腫欲成

生 歸 乳 先 柏 獨 甲 針 丹 青 梔 草

右橫痃蒸膿未熟

地 生 歸 梔 甲 針 乳 柏 丹 苓 草

濕毒臁瘡門

兩足濕毒數枚痛癢作腫

地 丹 膝 柏 苓 萆 滑 草 棗 皂 草

左足脛濕毒大爛復灌

地 生 歸 銀 棗 柏 梔 丹 花 青 草

兩足濕毒數枚大小不一治以清滲

肛痔痔漏橫痃門

緦腓柏滑丹苓泻歸生地地丁

兩足肚溼毒大燗毒盛

生梔艸柏丹苓草泻芎芥

右足脛溼毒大燗毒未化也

紫蔦菁草(地)澤柏梔歸苓丹芥

右足揚溼毒沸痒燗痛脂多

地蔟梔生丹銀芎柏萆艸蔡

萆地一芎貴柏丹澤蔡草梔艸浮萍

左足脛膝瘡大燗半年餘

生地 首烏 當 艸 柏 棗 丹 瀉 單 生 茆

右足脛臁瘡久爛出血

地 紫 萬 秦 膏 梔 柏 艸 澤 丹 考 夜交

左足熱濕結毒臭爛色紫

地 紫 萬 艸 蔦 柏 梔 丹 苓 考 蘇

右腿濕毒沸爛甚痒

羨 丹 考 覆 蔘 櫻 隐 柏 生 艸 銀

右足肚臁瘡一年臭爛發痛

柴 地 萬 草 柏 苓 歸 蔦 當 丹 茆

左足腿臁瘡臭爛

濕毒臁瘡門

柴 葛 地 艸 草 澤 柏 梔 丹 青 芥

下疳淋濁門

下疳大腫作痛

蓮 韋 柏 地 畚 遠 壽 澤 苓 豬苓 蕭 通

下疳延爛大腫大痛兩月足腫

蓮 韋 柏 蕊 梔 遠 壽 澤 養 丹 豬苓 艸

悵麟之龍陰洩黃水作痒而腫

連 地 柏 豬苓 苓 苓 丹 梔 銀 澤 變

下疳痛痒爛而膿多

地 梔 柏 韋 歸 青 苓 豬苓 瀉 丹 壽

溼火下注陰莖腫痛延爛

萆薢 地 柏 苓 澤 壽 梔 參 精 豬苓 竹葉

小便赤（溲出）膿腹痛陰腫自餘

地 連 壽 苓 枳 楝 澤 柏 參 豬苓 青 牛七

濁後溺痛血淋舌黃而膩從清滲法

歸 川連 生地 精 梔子 柏 參 車壽 遠志 瞿麥 牛七 通

淋濁作痛

連 瞿 柏 精 參 苓 壽 梔 陳皮 牛七 通

# 枕藏外科必用譜方一卷

〔清〕李雲驌撰

清抄本

## 枕藏外科必用譜方一卷

本書爲中醫外科專著，又名《圖形枕藏外科》《枕藏外科圖》《枕藏外科形圖諸症》。李雲驌，字良齋，直隸長垣（今河南長垣）進士。刻本初刊於清乾隆八年（一七四三），乾隆三十二年（一七六七）秣陵（今江蘇南京）胡璟重刊，大行於世，此後嘉慶、咸豐及清末續刻。全書分爲兩部分：一爲《枕藏外科形圖諸説》，繪圖解説外科證治，共繪八十圖，解説外科二百六十證，每圖一至多證不等，先圖後文，描繪病變部位、性狀，解説證候、治法，列證繁富，繪圖清晰，解説簡明；一爲《枕藏外科必用諸方》，將前文所用諸方，順序編次，共收内托千金散、千金化毒湯、千金托裏散、乳香定痛散等九十六方。本書特點是外科病證治療崇尚内消，而甚少刀割針灸之法。本書爲刻本之抄本。

# 枕藏外科必用譜方

第一形圖

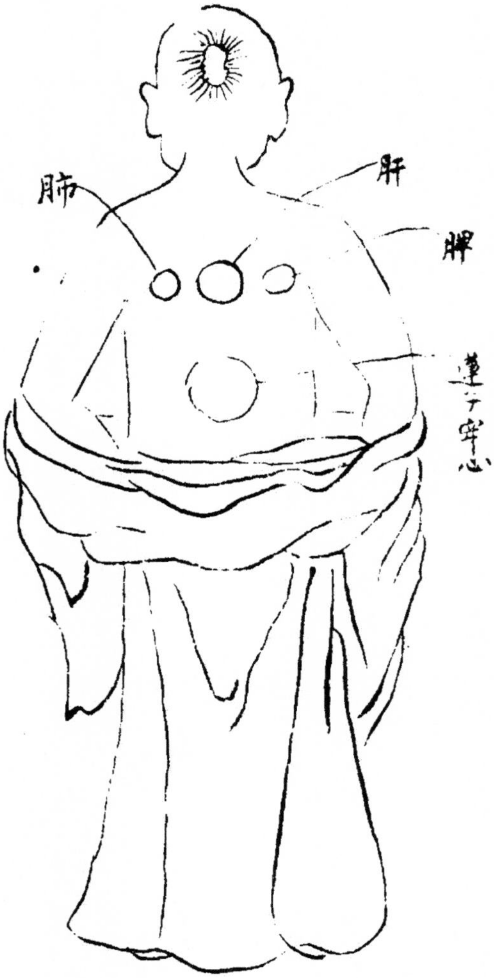


此圖內有三病症上名肝脾肺發背下名蓮子穿心並發背肝脾肺並發背長一尺濶八寸深五寸三寸雖潰至骨而膜不穿者不死此症因飲食受溼熱之毒在脾膜之間然脾主肉易作臭惡膿血急服追疔奪命湯次用化毒消腫托裏散再用內托千金散中數解毒生肌定痛散外四圍敷鉄箍拔毒散以鷄子清或蜜調貼不時用水溼潤不可

肝脾肺　蓮子穿心

令圍藥乾燥暑熱天日洗數次急須內外夾攻後收口用生肌膏

蓮子穿心發背發于中背右脾毒若攻心十無一生急用千金化毒湯日服三四帖外加圍藥不令攻心肝一或走透通背皆腫則不可救小者可治夫諸瘡痛癢皆發于心火蓋心主血而行氣凡走透瘡毒皆有主癧宜於主癧上打火針三四次為妙即用化毒消腫托裏散加南星草烏木鱉貝母大蒜生姜汁米醋日夜數之留中頭時以醋潤濕二三日即消

蓋心主血而行氣氣凝血滯而生癰疽也癰壅也疽阻也瘡屬陽大而高突六腑不和之所致也疽屬陰平而內陷五臟不和之所成也

肺 大腸 小腸症

# 第二形圖

肺癰此係肺臟蓄熱復傷風邪鬱久成癰以致胸內中府穴隱隱疼痛振寒脈數狀類傷寒咽燥不渴咳而喘滿坐稠粘黄痰或吐臭膿[illegible]欬煩滿[illegible]膿腥臭形如米粥者宜桔梗湯以排膿[illegible]脉微痛不能少臥者[illegible]不飲中府[illegible]肺募在乳上第三肋骨間

大小腸癰二症俱由濕熱氣滯努力瘀血或產後敗瘀[illegible]積流注大腸小腸[illegible]惡風自汗身皮甲錯[illegible]天樞二穴隱痛微腫按之腹內急痛[illegible]臍小腸癰[illegible]瘀四[illegible]大[illegible]不[illegible]腹痛[illegible]諸症不減[illegible]虛也[illegible]在臍下三寸天樞穴又名[illegible]腸募在臍旁同寸

此圖名蜂窠發背宜急治不急治則穿膜必死此症頭在上裝最為逆惡十不治一務要仔細用藥不得緩視切須禁忌生冷毒物急用千金托裏散三四服復用化毒消腫托裏散外四邊圍錢箍散內用生肌定痛散恐毒攻入心膜也

蜂窠發背

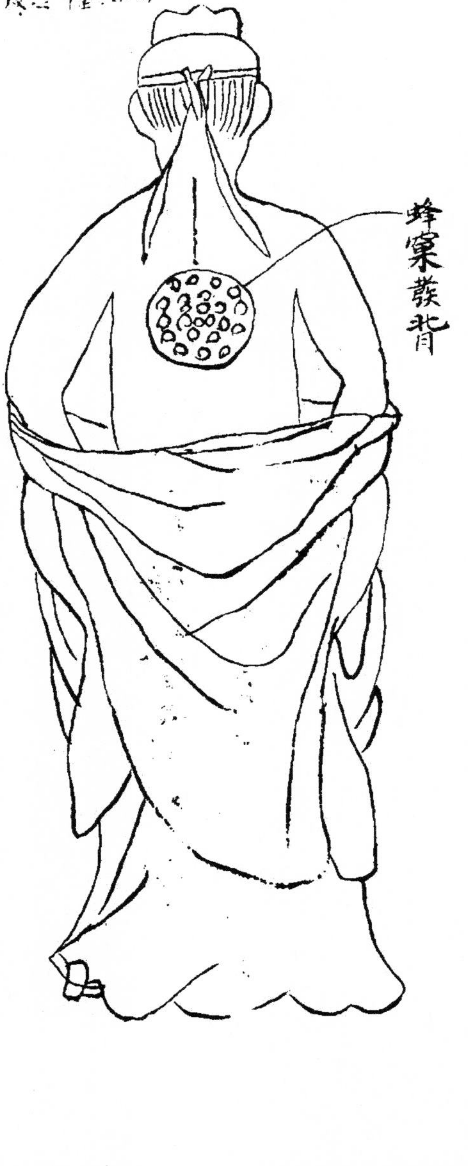

# 胃脾肝心腎重癰第三形圖

胃癰初起中脘穴必隱隱[illegible]微腫寒熱如瘧身皮甲錯並無[illegible]咳嗽[illegible]吐膿留飲食之毒七情之火熱於中而成癰脈洪數者膿已成脈遲緊者[illegible]下之毒腸滿[illegible]膚[illegible]數[illegible]膿[illegible]体倦氣喘[illegible]便數[illegible]其也生死[illegible]與大小腸癰 全中脘穴又名胃募在臍上四寸

脾癰始發章門穴必隱痛微腫[illegible]一脅[illegible]脾經[illegible]入咽嗌腹脹小水[illegible]其[illegible]治之[illegible]全用以攻[illegible]利[illegible]全倚[illegible]又名脾募在臍旁[illegible]二寸

肝癰始發期門穴必隱痛微腫令人兩胠滿脇痛側臥則驚便溺艱難由憤鬱[illegible]而成[illegible]期门穴又名肝募在乳[illegible]一寸半渠腋上一寸半

一癰發於巨闕穴隱痛微腫令人寒熱身痛頭面[illegible]赤口[illegible]火熾盛更兼嗜飲嗜熱而成[illegible]服涼血飲酒[illegible]病[illegible]升麻[illegible]湯[illegible]其屬實有但治法不可不備巨闕穴又名心募在臍上六寸[illegible]

腎癰生京门穴[illegible]隱痛[illegible]人寒熱往來面白不渴少腹及脇下膜[illegible]由腎虛[illegible]房勞太過負形受寒邪氣自外乘之京门穴又名腎募在身側腰中監骨下腋間

一焦癰生於石门穴隱痛微腫令人寒熱往來[illegible]便秘[illegible]由濕熱[illegible]寒[illegible]凝[illegible]傷而成[illegible]係膜內[illegible]外皮不[illegible]石門穴又名三焦募在臍下二寸

**此圖走散流注發背症因風盛生熱熱極所致毒因熱極乘風而四面沸騰急宜疎風散熱則血氣和順毒自止矣然用藥如救燃援溺若流注四肢及穿膜必死**

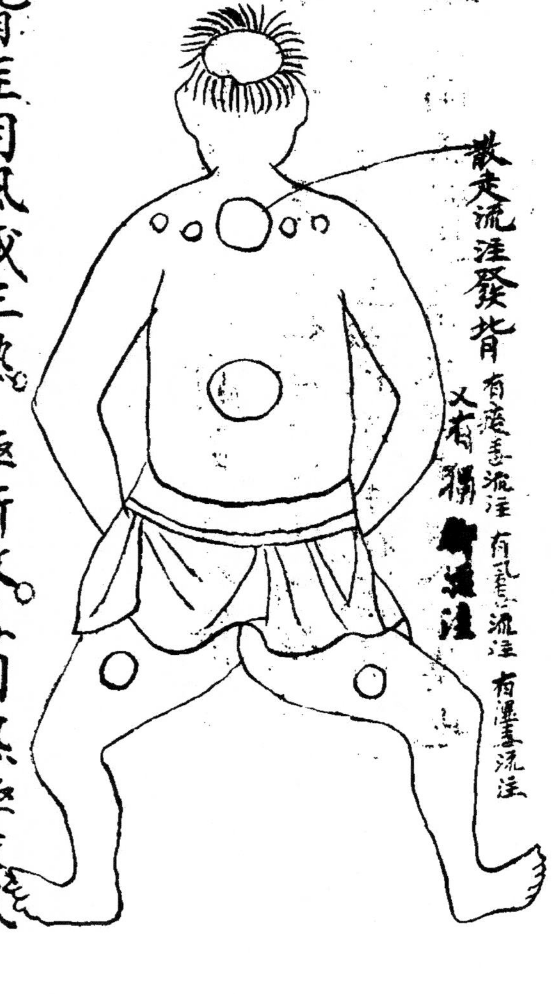

# 第四形圖

凡人胸腹有十一藏，藏者各藏府陰[illegible]之所也。灵樞云：內瘡內癰者，其本在募上[illegible]募中必瞞瞞隱痛，浮腫為瘡，陰痛為疽，此即內瘡內疽之驗也。前內瘡有治法，內疽無治法，[illegible]其病原無殊，惟在根深根淺之別耳。根淺為瘡，根深為疽，多臨症用藥，必於得宜，無不取效。至募有十二，而內癰僅九症者何也？蓋胆府形如膜皮，無出口[illegible]汁清氣潔，不生內癰。內癰者，夫膀胱亦如膜皮，中惟濁水，故古今書籍並無講及內癰內疽者，是以未敢詳載。雖然，中極之即膀胱募也，今人間有中極[illegible]或浮腫或隱痛者，亦見症之竟同小腸癰，治法亦當按小腸癰治之可也。俟檢[illegible]留意焉。

## 驗內癰法

凡遇生內癰之人，與生黃豆五粒嚼之，口中無豆味者，是其候也。

此圖兩頭發背，似滿天星斗，十不救一。此症受飲食之毒致之，氣與食衝相合，因虛而成，氣虛而走散，所以瘡口開潤，急須內消，亦宜補陽也。外敷神方鉄箍散，後用千金內托散，又用二十四味化毒流氣飲。瘡須用乳香定痛散，亦用飛哥仙方紅子膏藥收其膿。

走散流注發背　兩頭發背

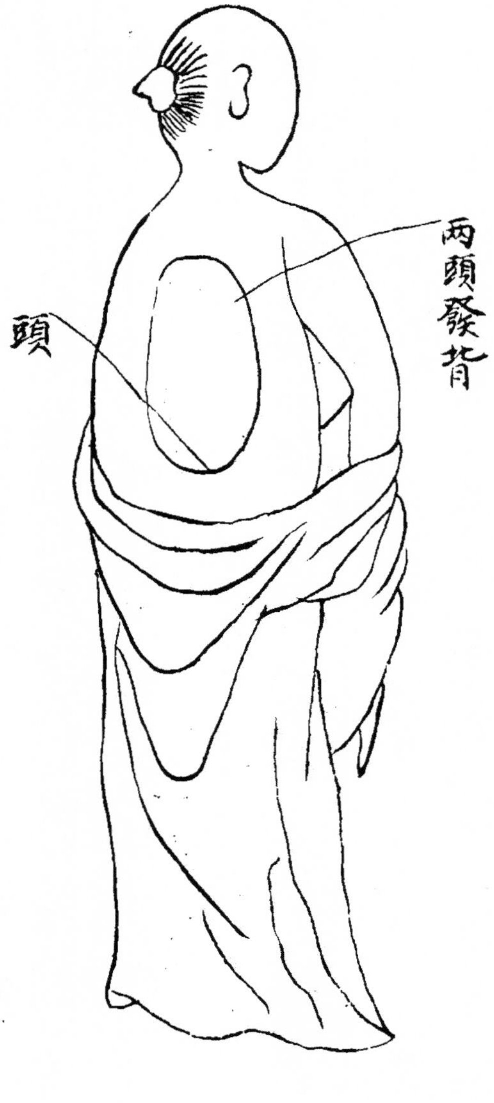

[illegible]有虛火實火之分虛火者淡紅滿口白斑微點者
[illegible]飲猷虛不同此因思慮太甚多醒少睡以致心腎不交
[illegible]更又實者色艷紅滿口燥甚者腮舌俱腫此因過
[illegible]膏粱厚味醇酒炙煿以致[illegible]實火妄動
[illegible]發小兒多[illegible]生小兒月[illegible]
[illegible]致滿口皆生白色斑點作痛甚者咽喉並腫難於
乳哺俗名雪口
[illegible]由陽明[illegible]膀胱[illegible]濕盛脾經濕[illegible]
經氣[illegible]胃虛[illegible]
甚則[illegible]咽喉

# 第五形圖

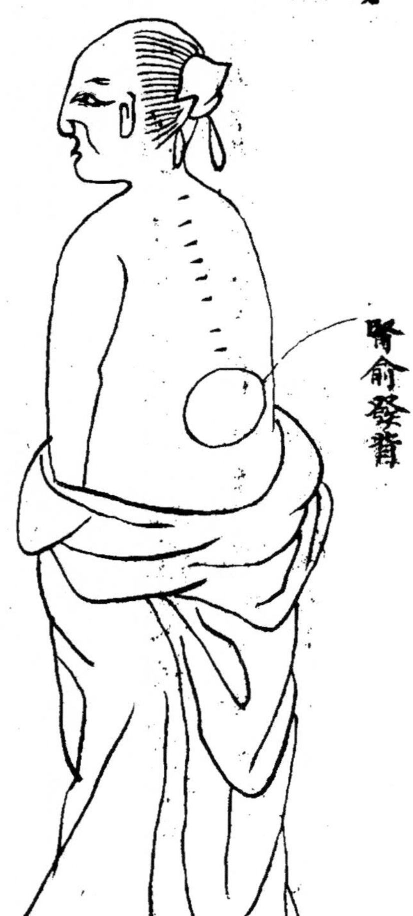


此圖腎俞發背亦名穿心發背此症受濕熱邪氣而成毒及氣怒酒色過度或飲熱酒傷腎之中濕熱毒壅流於腎俞急須內外夾攻服藥數貼以解之後用生肌藥若陰發而傷腎膜者難治服藥當以柴胡獨活湯

# 第六形圖

喉症

緊喉風由膏粱厚味太過致脾胃積熱或感邪風之[illegible]搏上壅咽喉腫痛痰涎壅塞口湯水不下語言速刺少大內側出血以泄熱毒甚則咽中發口常吐痰涎後用甘草湯漱之解擲咽下之方用青龍黑鼻[illegible]者滴至囊項外邊腫即名纏喉風治法雖以此症相仝然屬險惡難治　慢喉風有因体虛或二次暴怒過令而[illegible]生者亦有[illegible]鬼太過受[illegible]傷勞体衰之病矣其發緩[illegible]腫微脈細便利在午後作痛是也[illegible]陰虛也喉閉由肝肺火盛復受風寒相搏咽喉甚腫連甚則項俱腫喉中有塊如拳湯水難下急刺少商穴或鍼合谷穴以開咽喉若腫甚于項外膿脹痛者宜退咽瘡不可輕針急用皂莢角末吹鼻取嚏其邪可或吞用皂角末醋調[illegible]腫項處即破咽決咽救[illegible]斷者肺氣將絕也急用獨參湯救之者卒無加[illegible]唇紫不利係寒[illegible]各於[illegible]金瘡也宜寒灸附子片仝之勿嚥[illegible]藥用苦寒之藥又有酒毒喉[illegible]例由酒毒蓋於心脾二經熱壅咽喉[illegible]臉色[illegible]面赤目精上[illegible]宜導痰[illegible]

此圖有二症上脾癰下腎俞雙發脾癰發于左膊之间用燈火焠打破後服追疔奪命湯出汗為度腎俞双發熱酒慾過度苦於惱怒受湿热而成毒陽發外腫可治陰發内陷而潰腎膜膿清浠者難治服藥當以芪活歸芎湯

腎俞發背　脾癰　腎俞双發

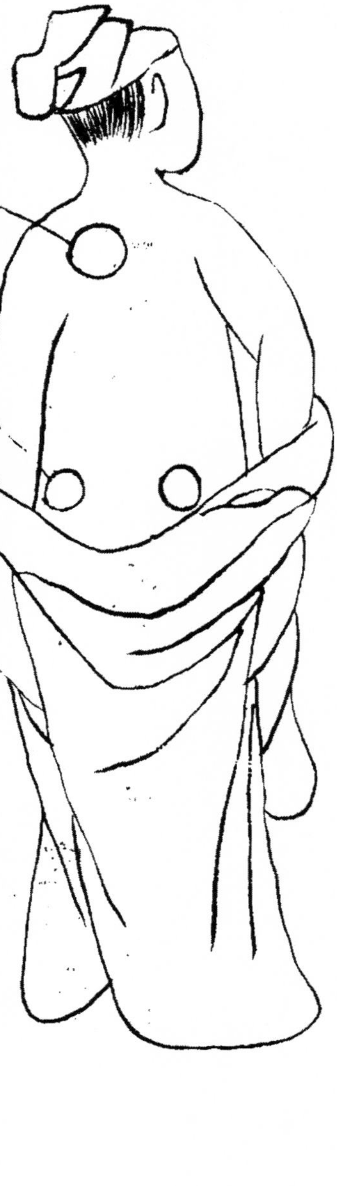

# 第七形圖

喉症

一纏喉風此症頸頰紫腫風由肺實積熱所成與外感風邪与痰熱相搏壅塞咽喉之上而成腫痛脹不下牙關緊急此屬陰虛急用雄黃解毒丸救化灌入鼻孔藥入作嘔漸鬆
　弄舌喉風此症由心脾二經火邪實熱沸滞咽喉腫痛痰涎堵塞音啞舌出不縮而動覺舌脹悶常欲以手扪之名弄舌急刺十宣穴兩邊青生無血者死若喉內如松子皮魚鱗此不堵塞者此屬虛陽上浮急用蓡朮附子湯當服其汁妙
一喉癬者陰虛喉癬初覺咽嗌乾燥如毛草常刺喉中有硬物阻於咽下嚥吐酸水喉出甜睡淡紅微紫微細見色紫暗不鮮頗如凍榴子色由胃腑久熱相火燻上肺燥腸金葉炼咽喉腫疼日增破爛腐衣疊疊形如蟻皮聲音雌啞喘急多痰臭腐蝕延其疼痛增妨礙飲食胃氣衰敗而虚火益盛

此図右搭手。生於右肩骨上動轍之處。若生左肩難治。宜用搽敷藥於外。服湯藥于内。或真人活命飲或千金内托止痛散。敷藥同於左。

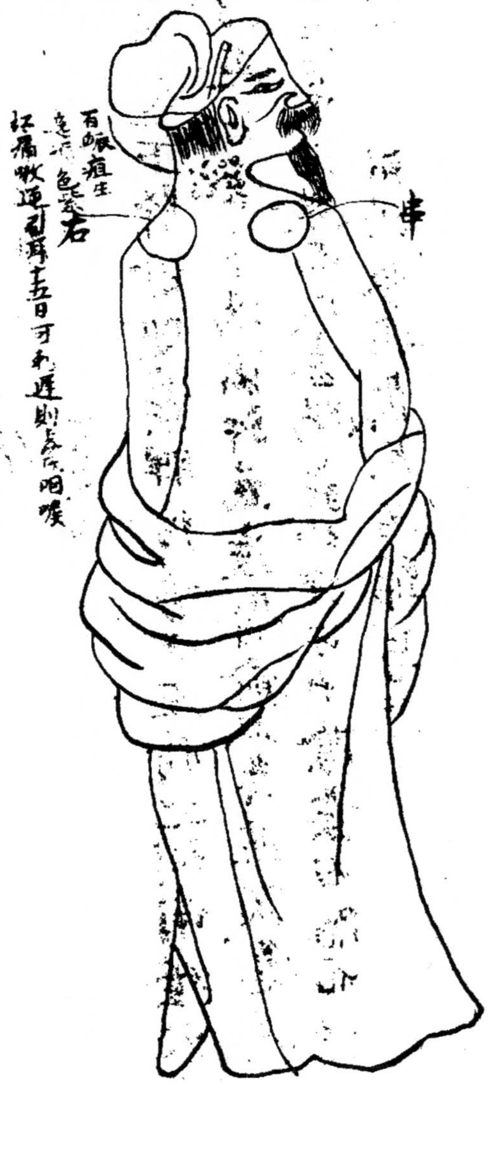

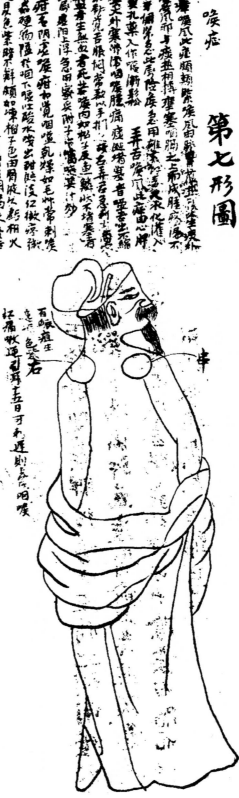

# 第八形圖

## 喉症

喉癬一名天白蟻咽嗌乾燥初覺咽癢次生苔蘚色暗木紅燥裂疼痛時吐臭涎妨〻食由過食炙煿菓酒五辛以致熱積於胃火蒸肺〻傳心寡慾戒口不然致生黴爛漫延疊起腐衣旁生小孔若蟻蛀蝕之狀多致不救

上腭癰又名懸癰生於口上腭由心腎経與三焦積熱而成形如紫葡萄舌難伸縮口難開合鼻出紅涕發熱大作

鎖喉毒由心與小腸積熱外感風寒凝結而成初生於耳前聽會穴形如瘰癧漸攻咽喉腫塞疼痛妨食湯速宜服牛黃丸以倒解熱

乳蛾俗名喉蛾由肺經積熱受風凝結生咽喉之旁狀如蠶蛾亦有如棗栗紅腫疼痛有單有双之者更單者重生於關前者形色易見吹藥易到手法易施故易治生于關後者形色吹藥手法俱難故難治可刺少商穴

此圖左搭肩、發於左肩能動之處、可治難愈。中搭于右肩難矣、用鷄內金、及桑焙末、有膿乾摻、無膿清油和敷、湯藥同乎右、

右搭手　單左　左搭手　單右

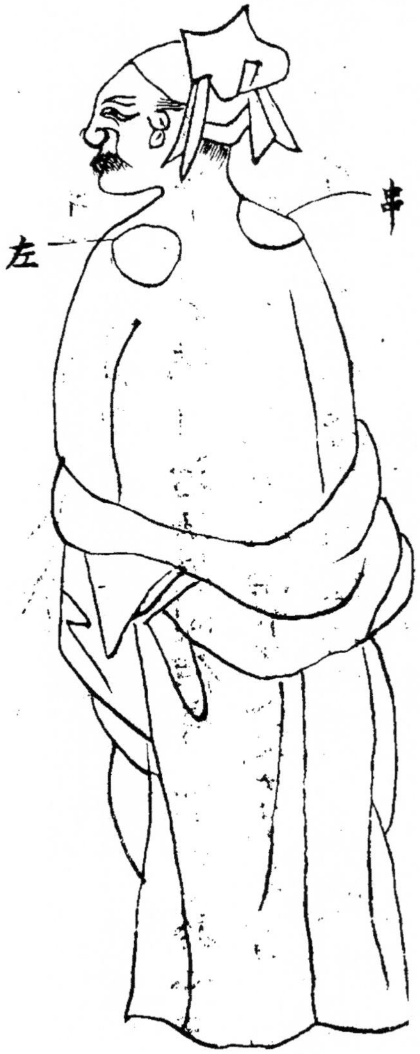

# 第九形圖

[illegible]證
[illegible]因肺經積熱更或多語積氣而成形如圓
[illegible]紅絲相裹或單或雙生於喉旁亦有頂大
蒂小者不犯不痛或醉酒多搏或因怒氣衝喊
犯之則痛急用針刀宜出惡血全消以消痛
碧玉散點之即效
瘤碧玉散　硼砂一錢　冰片　膽礬各三分
共研細末用竹管吹或雞翎蘸藥點患處

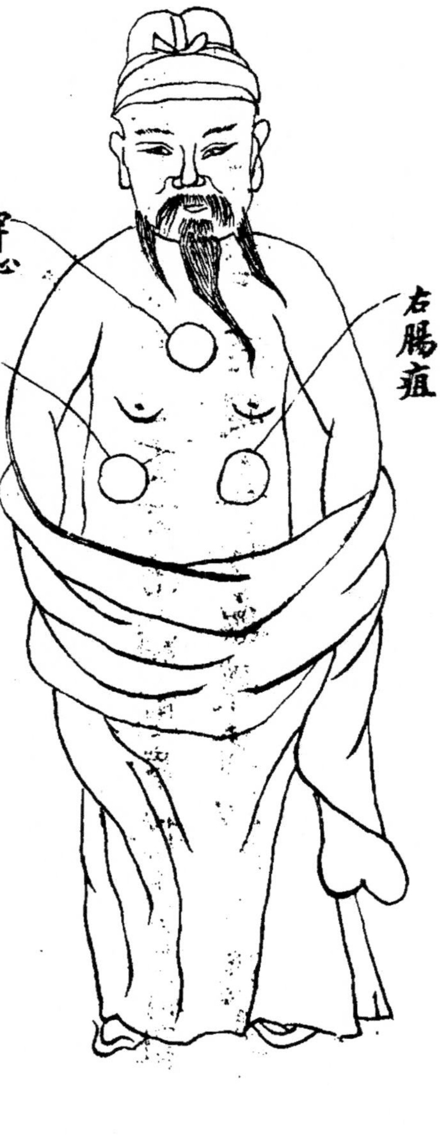


此圖有三症。一名穿心毒。一名左肚癰。一名右腸疽。治法俱同。但穿心毒發於心口。名曰井疽。方書云。井疽如大豆。三四日起。不急治。下流入腹。十日當危。自症因食生冷。及自死牛羊狗馬毒肉。即結熱毒在於臟腑。若以氣塊氣癖治之。悞矣。此蓋寒抑熱盛而腫也。急用千金托裏散。外用神方鉄箍散敷之。再服二十四味化毒活血流氣飲。

## 第十形圖

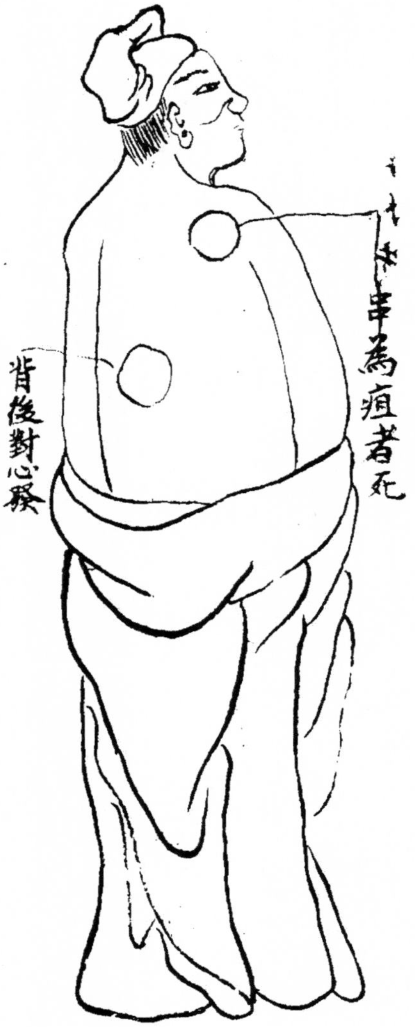


此圖背後对心發，蓋心火熱盛，而食生冷，若寒抑熱毒，鬱極而流走，及串肩者，急用踈導心火活血通氣之劑。然後用清心定痛生肌散之。又服化毒消腫湯。次用千金托裏散、内消散，外四边數鉄箍拔毒散。

穿心發　右肚疽右腸疽、背心对心發　串為疽者死

# 第十一形圖

夾喉癰一名夾疽生於結喉之兩旁屬足厥陰肝經足陽明之胃經火毒上攻而致結喉癰一名猛疽以其毒勢猛烈也益項前之中屬任脉兼肝肺二經積熱憂憤所致甚則堵塞咽喉湯水不下其凶可畏膿成急宜針之不針向內潰穿咽喉者則難生矣

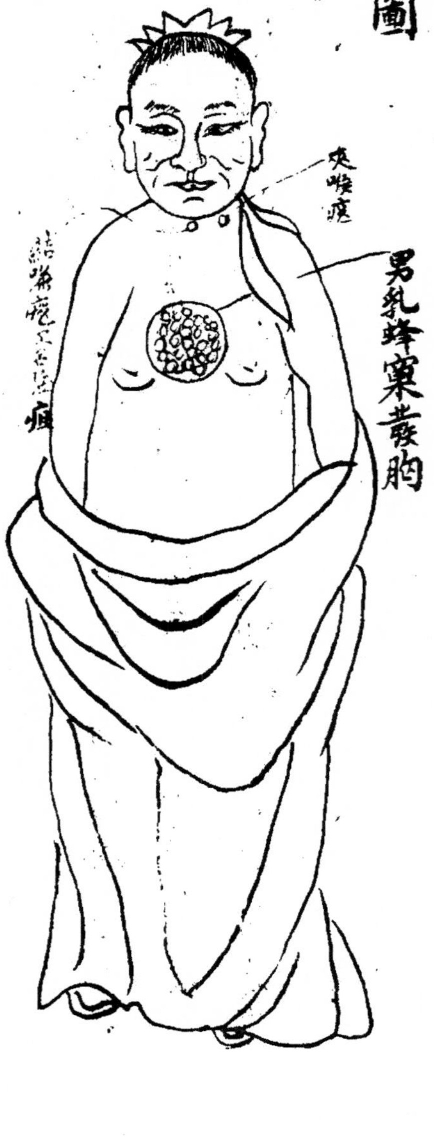


此圖男乳蜂窠發胸。通心乳之間。心火盛毒熱。迅急用球導心火。稍遲則熱毒攻心必死。先服化毒消腫散。外敷拔毒鉄箍散。忌刀針。再服千金內托散。當歸連翹散。瘡頂上以保生錠敷之。生肌定痛散。常以藥水洗之。

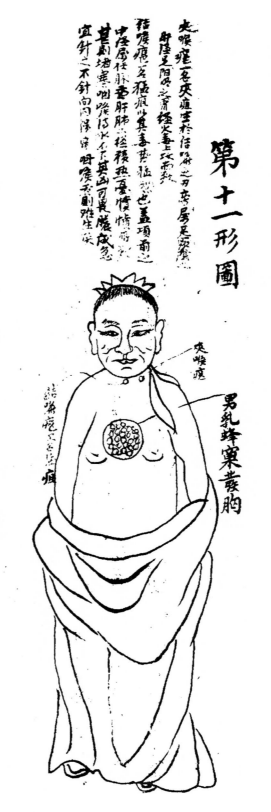

# 第十二形圖

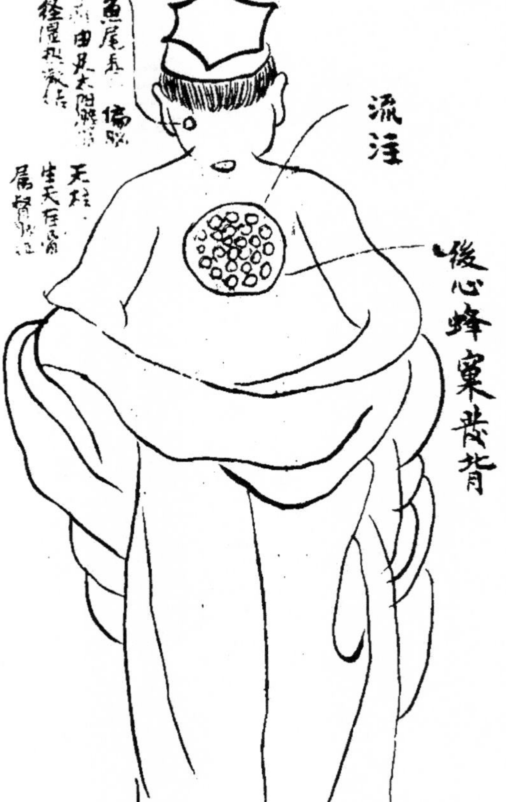


此圖後心蜂窠發背，焮赤腫痛者可治，宜急療救。若流注兩肩，則難矣。內服外敷，全於男乳蜂窠發治法相仝。

男乳蜂窠發附　流注　後心蜂窠發背

# 第十三形圖

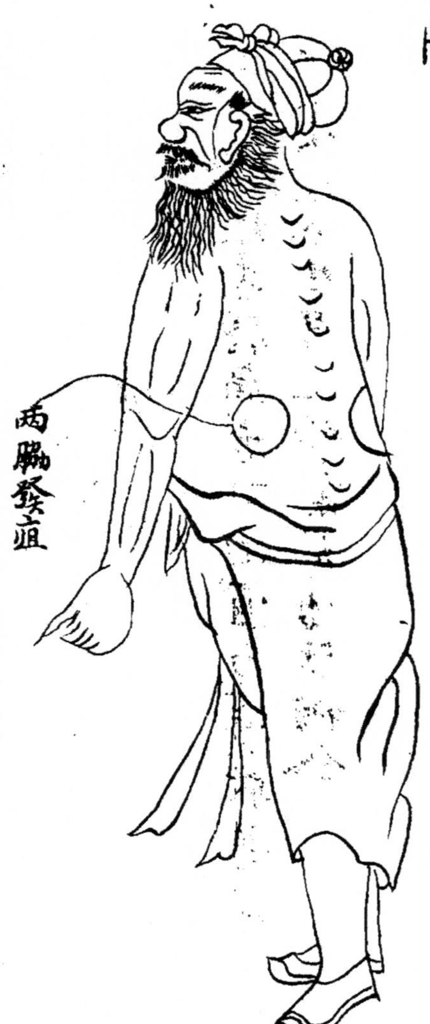


此圖名兩脇發疽。因內虛而氣虛，切忌補陽助熱之藥。恐虛熱太盛，傷骨及膜。宜服柴胡青皮桔梗飲。

# 第十四形圖

又名腦鑠在腦後入髮際□□府穴勢如梅□木生於督脈風府穴由内積熱酒毒火乘□□

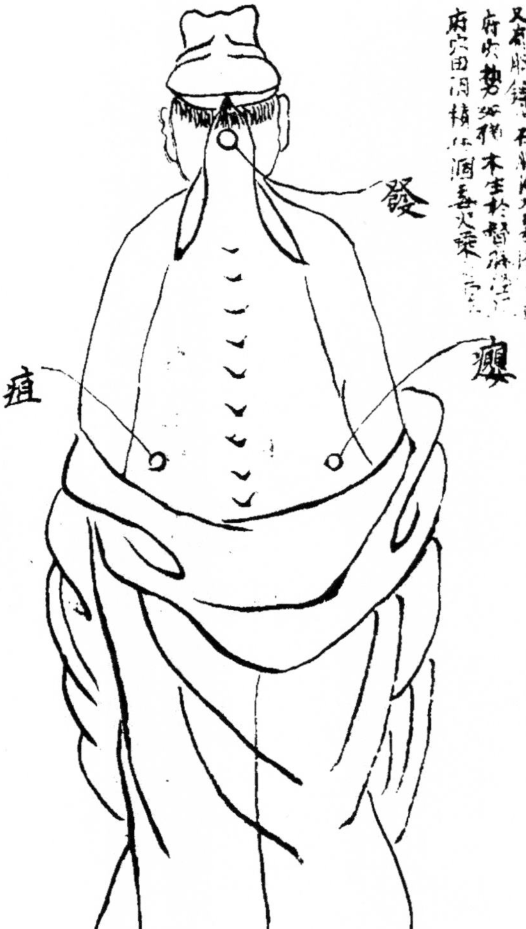


此圖髮際發發頸後兩边及左右鬢邊初起如核者急宜取去病根若腦心發者熱毒上攻于腦四边焮赤腫硬連于耳項寒熱疼痛不急救則氣血滞邪毒熾膿血漬頭面腐矣此圖發背左為疽右為瘻宜服追疔奪命湯四五帖後服生肌定痛托裏散

兩脇發疽　發　疽　瘻

# 第十五形圖

乳有數名乳疱（紅赤高腫屬陽） 乳疽（沉陷硬腫屬陰） 乳巖（日久而潰爛不斂，如巖石總屬□□不起） 乳串（□□者彼處又生□□□□） 乳癖（癢甚而疼，□由風□□□□） 乳頭開裂 乳裂

乳頭開裂疼痛（□□） 忍乳癖（乳□□用活□龜根□□研末□□調塗即愈）

乳房屬□□□乳頭屬□，肝經由營氣不和一□□□所致

乳□由乳中□□而成，或兩□□□，或生於□□脇延□，腫大如盤，如□堅硬，疼痛□形散漫，串延肋脇下，其色或紫或黑，未潰先爛

此圖乳癖，即乳癖，有兒外吹，有孕內吹，有孕以內托流氣飲加減用之，無孕用千金化毒湯，敷千錘藕散，若出膿，用生肌定痛散敷之。此症受於肝肺憂怒之鬱、悲思之氣及飲食之毒、風寒暑濕之感所成也。

番花瘤，發乳口岩崩者，乳房傷壞矣。三十二三者可治，四十以上不急治則危急。用流氣散、托裏表散、十宣湯中時解毒生肌散，再服復元通氣散。

番尾榴 又名乳癖

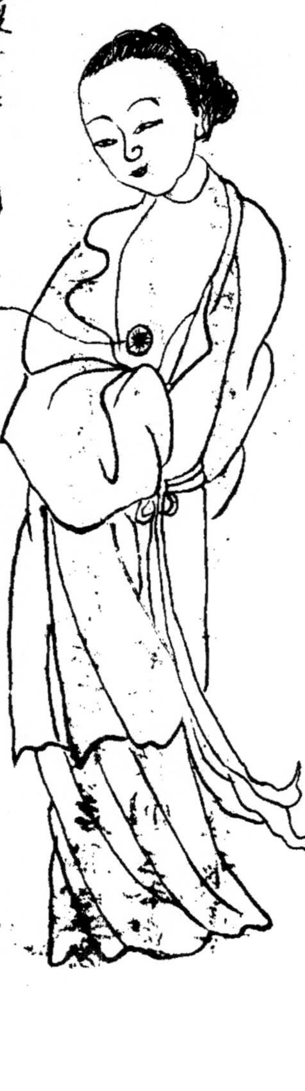

# 第十六形圖

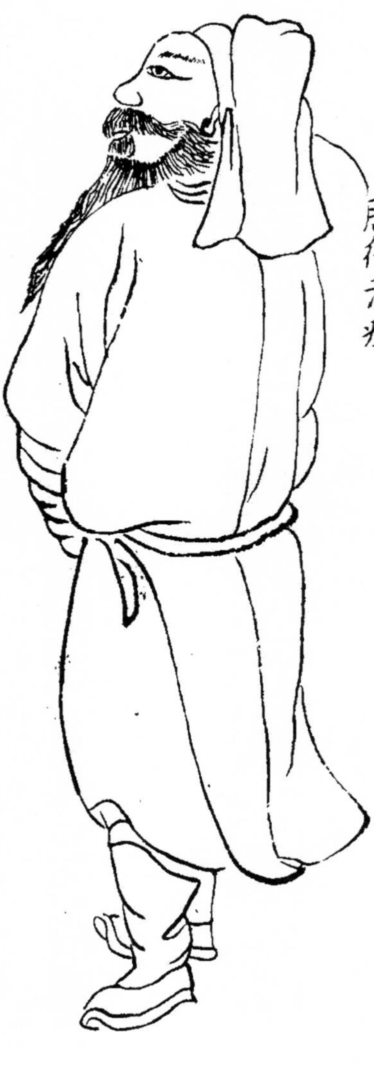

腦後發疽

此圖腦後發疽，大而紫黑色，不急救，則熱毒流於淵腋，前傷任脈，內攻心肝肺臟，十日危矣。急用化毒消腫托裏散，及內托千金散、生肌定痛散。痛甚再加乳香定痛散，瘡頭上傳生肌長肉散，四圍敷鐵箍散。

乳癖　腦下發疽

# 第十七形圖

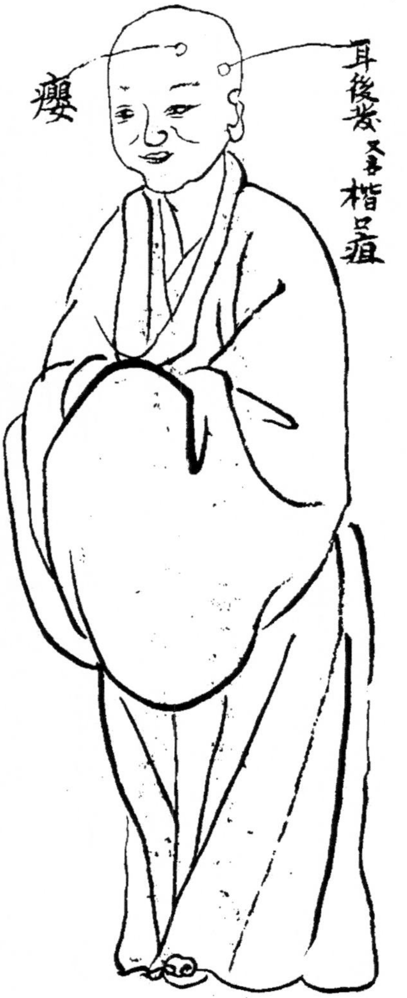


此圖耳後發離耳一寸三分名楷口疽又名發頤其毒致銳生於致命之處也以其毒攻喉下故曰銳毒其毒上攻連頤而穿口者必定穿喉死症也急用千金化毒湯外敷鉄箍散乳香定痛散又用二面味活血流氣飲

石氣筋血等瘿生於頭面等處大如拳小似栗或軟或硬或不疼不痛不發寒熱切忌針灸宜服海藻散破血散忌一切毒物及甘辛魚腥生冷方妙

# 第十八形圖

腎氣遊、多生於酒色之人腿肚、[illegible]走不止痛如火燒、丹田腎氣不足、外受風邪、膀胱氣滯血成於腿肚、流注不散、凝結腫、外用[illegible]研調貼付並[illegible]

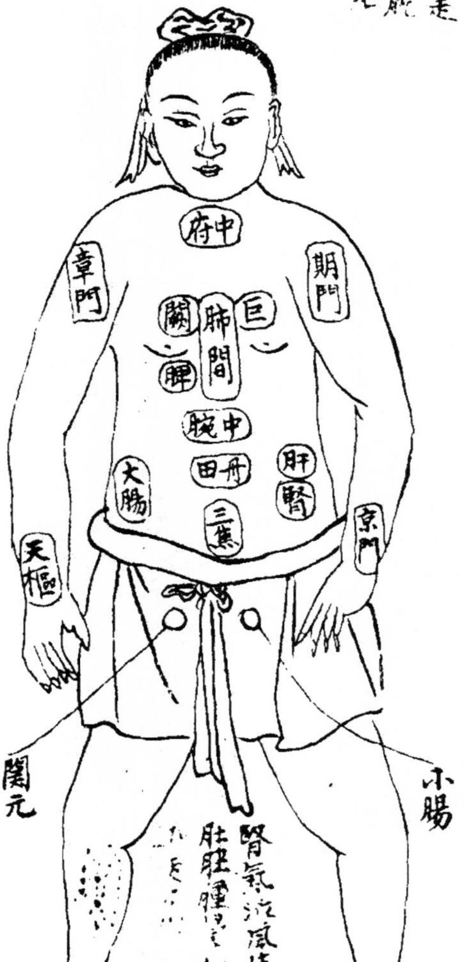


此圖名九發　中府、巨闕、中脘、期门、章门、天樞、丹田、關元、京门、驗其腠之穴而審何其所食何物、看其氣之虛實、毒之淺深大小、穿潰出外可治、內傷腠腸、大便出膿者難治矣、急用千金托裏化毒湯、追疔奪命丹湯、二十四味活血流氣飲、

再成黄芩楷書　癭、九發

# 第十九形圖

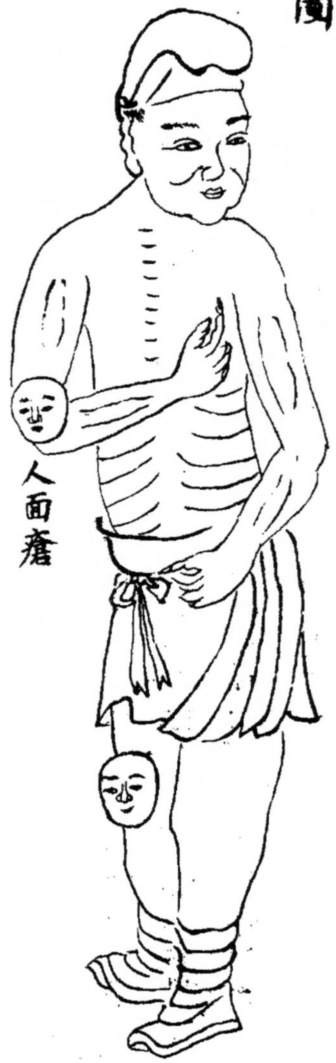


此圖名人面瘡生膝肘頭處急服流氣飲久不愈者苦參丸補其腎又敷解毒生肌定痛散後用膏藥并生肌散敷之

# 第二十形圖

此圖有二症、肫上生疽△、近大小便處难治○生于實處可治○急服内托流氣飲△腿上生血瘤風瘡△男上生下○女下生上○禍毒難愈○其瘡遊走上脚○即脚△萎背○急用鉄箍散△苦参丸△二十四味流氣飲△外△臁△瘡、腎虚濕热之毒下流○亦有脾胃濕热○用苦参丸○傅以解毒生肌定痛散△後用夾紙膏△

人面疮　流　肫疽　疽　血瘤風疮　外臁

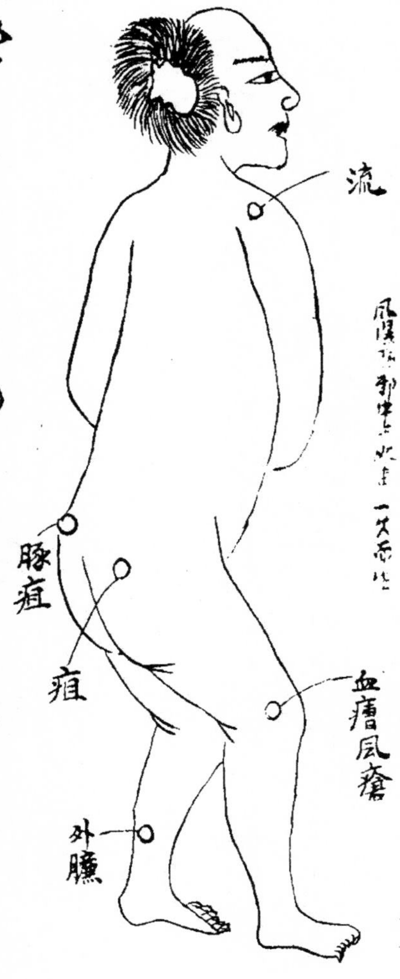

# 第二十一形圖

臑癰

藕包毒生於肩下臂上兩旁或腋包赤疼痛由風瘟風火鬱結而成狀如粟米腫痛漸大焮腫紅熱寒熱往來臑之外無暈者為有一暈者從肘以上及臑癰腫及臑內或臑外結腫一枚如桃如鴨蛋大者名藕包毒者癰之輕症也

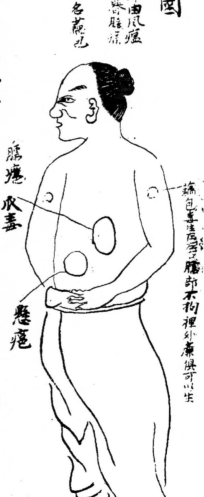

此圖有二症、懸癰、腎囊、陰囊乃腎受寒濕久成鬱熱邪氣凝滯于經絡。氣血阻礙。宜服托裏散。若陰囊腫硬痛者。雖屬膀胱經受病大全治法亦同。但加車前木通淡竹葉牽牛何首烏、

此發背脊上長者黃瓜毒。圓者甜瓜毒。長尺二三寸。皮不紅。高突起二寸。極痛。上頭大者為逆。下頭大者為順。急用千金化毒湯以散熱毒。不使成膿。又用鉄箍散以鸡子清蜜礦、膠同和貼之。留口出毒。

# 第二十二形圖

此圖有三症、上兩搭、下双搭、肫腿兩搭疽、上搭病原治法、列于二十四形圖內、下双搭若暑生下些、即腎俞双發、因酒色肆慾受溼鬱火熱生、陽發在外可治、如發寒熱為陰發、陰發平潤、隔陰膜、脾清滞者、為血氣虛難治、宜服追疔奪命湯、柴胡獨活湯

左右肫腿双搭、初發可用灯火打破、即服追疔奪命湯、次服千金托裏散、

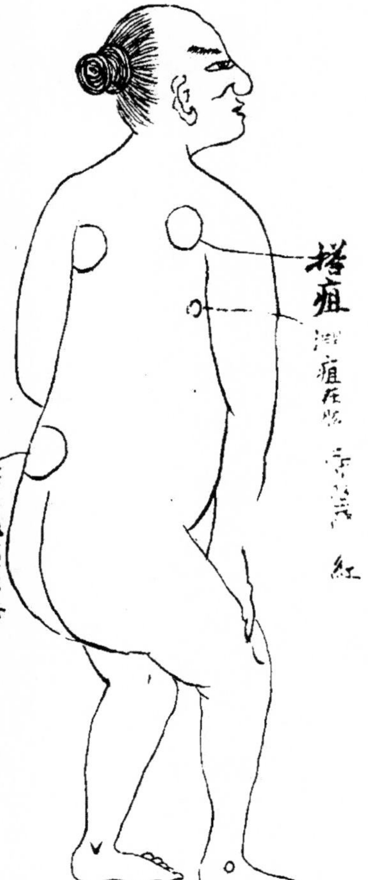


灰毒 贅瘡 搭疽 左右肫腿双搭

# 第二十三形圖

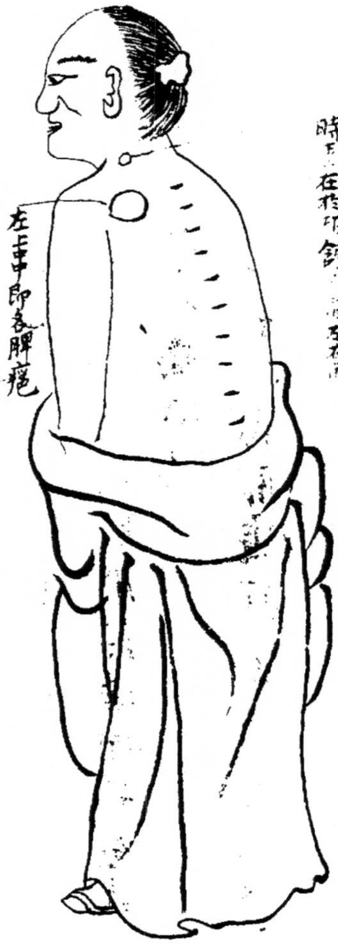


此圖左上搭亦名上串若生偏于右膀之間即名脾癰脾胃不和氣血凝滯故發肩背脊間能動之處可治連肩骨串右者難治老弱者十不治一急用千金化毒湯消腫托裏散後用清心流氣飲外傅鉄箍散解毒生肌定痛散瘡頭上用紅子膏收其膿血热天用葱椒湯日洗二三次再用鷄黄皮及絮焙乾為末湿則乾掺乾則以麻油調搽之

# 第二十四形圖

此圖右上搭亦名上串連肩骨串左者難治之法与右者大同附搭背一切惡瘡危篤者用鮮桑葉連枝薰之烟將入置板上板穿一孔露瘡在外薰之片時即化水而愈

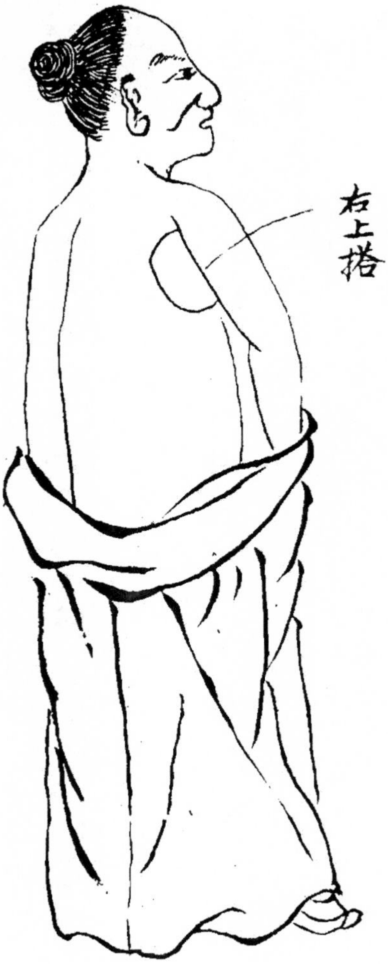


右上串即胛疽　右上搭

# 第二十五形圖

髎疽屬小腸經由風火凝結而成初起如粟堅硬
腫痛肩膊拘急初服荊防敗毒散便[illegible]
黃金丸[illegible]生於肩髃上兩夾縫陷中[illegible]
髎肩髃穴由邪風火凝結[illegible]與濕搭[illegible]
疼初起[illegible]色赤大熱[illegible]如香[illegible]
膿更為拘急初服蠲痛[illegible]散[illegible]若
脹痛[illegible]深不潰者[illegible]作膿宜托裏透膿湯

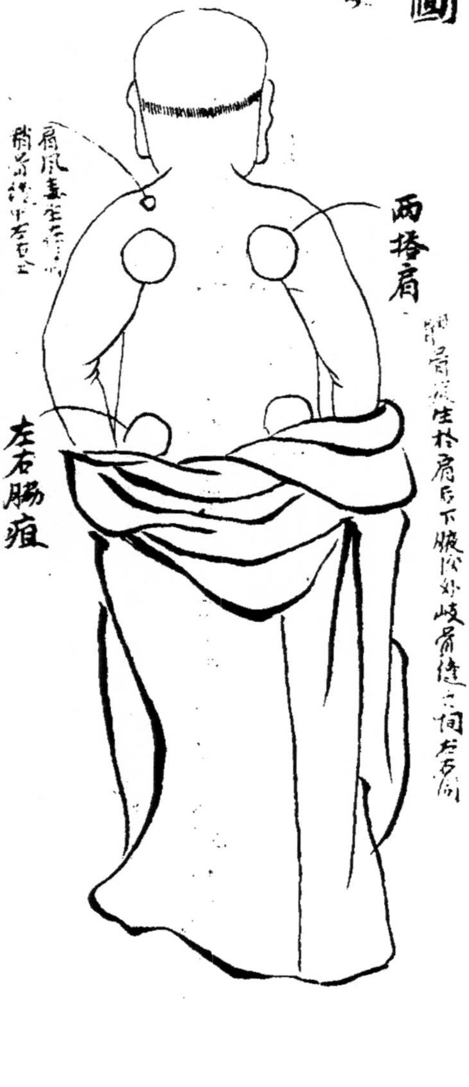


此圖有二症上名兩搭肩下名左右腸疽蓋因胃虛氣虛而成切忌補陽助熱之藥蓋虛而得熱藥恐虛熱愈盛傷其脾胃急用追疔奪命湯後用化毒活血湯外敷鐵箍散項傳生肌定痛散日用七寶湯煎洗二三次

# 第二十六形圖

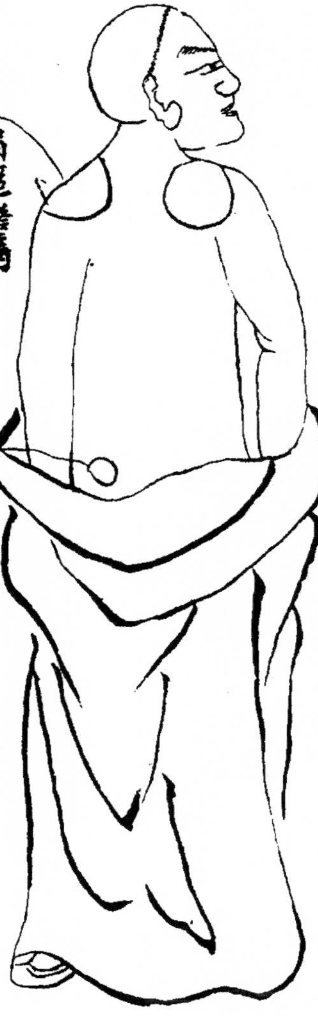


此圖有三症上名肩疮搭肩病原治法列于二十五形圖内下名穿脇疽蓋風毒入骨日久但覺皮膚麻木骨痛發于腰脅間急用化毒消腫托裏散外用鐵箍散次用千金托裏散頂上貼生肌定痛散如膿多可用收膿清毒膏遲則不効

右搭肩　左右脇疽　肩疮搭肩　穿脇疽

# 第二十七形圖

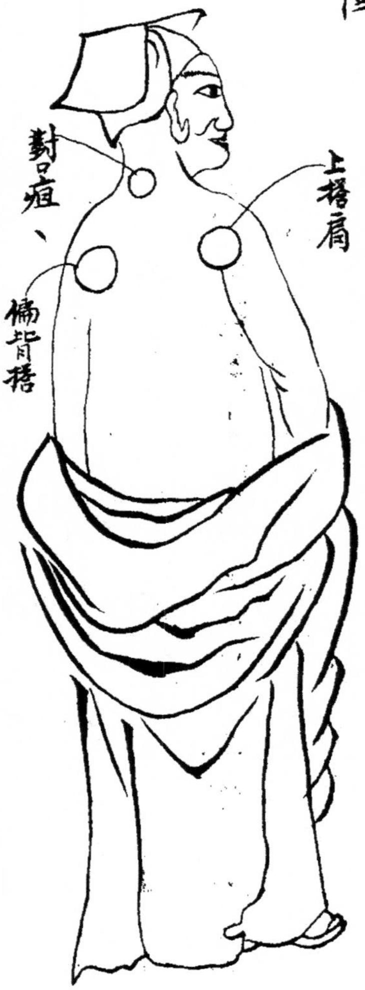


此圖對口疽又名頭後蜂窠蔟流串肩者名上搭肩流串背者名偏背搭難治上搭肩病原治法列于二十三形圖內偏背搭病原治法列于第一形圖內此對口疽発于腦后焮赤腫起急用鉄箍散便不沿讕服追疔奪命湯二帖服消腫化毒湯活血化毒湯二三帖

# 第二十八形圖

佛頂疽一名頂門疽俗名佛頂珠生於頭頂顖[illegible]之前属督脉經上星穴由藏府陰阳不調热毒上壅而成色紫坚[illegible]腫痛脉洪而数者[illegible]实脉微细而数者[illegible]皆属陰症若陽[illegible]陰六脉散大[illegible]詀語二便閉[illegible]治法[illegible]

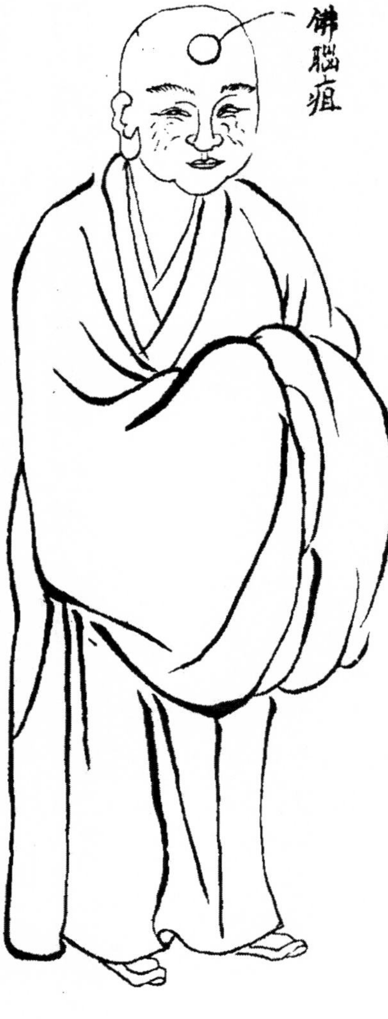


此圖佛脳疽生頂門上又名魚眼疔外敷鉄箍散內服追疔奪命湯三三貼出汗為度無汗可用保生錠再用飛龍奪命丹若毒攻心肺三日必死

对口疽　上搭手　偏背搭　佛脳疽

# 第二十九形圖

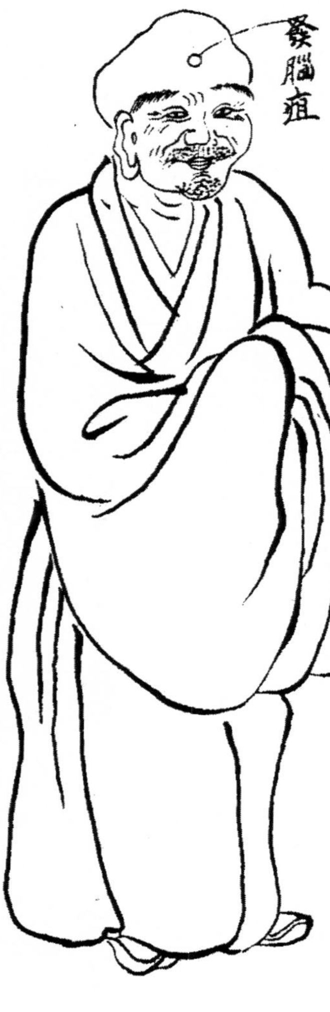


此圖發腦疽因風前失睡熱毒入腦發腫五六日可治半月二十日遲危矣恐穿膜通腦也急用追疔奪命湯千金托裏散化毒消腫散外敷鉄箍散中傳生肌定痛散切忌風入瘡口及毒食發物入風不治初起如粒米四边微赤腫硬連于耳項寒熱疼若不急治毒攻內血肉腐爛作膿從頭中出者必死

# 第三十形圖

## 指證

代指生手指甲內由經絡血熱將結先腫焮熱疼痛前一宜用甘草朴硝各半煎水浸洗即屢痛仍不止三四日後指甲背面上微透一点黃白色此係內膿已成但無門洩出急用鋒針在指甲身就膿近处挑一小孔膿出後視尽附膿[illegible]之後[illegible]即愈

蛇節疔生於指節疼痛應心治法与疔同若失調治甚者延及他指或生二疔極甚者兇指節節生節之結腫

蜣螂蛀多生於体虛人手指骨節由湿痰寒氣凝滞初起不紅不熱不痛漸次堅腫形如蟬肚不能屈伸日久方知木痛者日久朱[illegible]治潰爛[illegible]者[illegible]八瘡安[illegible]

蛇眼疔生手指甲两旁形如豆色紫半含半露硬似鉄釘 蛇背疔生於指甲根後形如半棗色赤胖脹 蛀節疔又名蛇節疔生於中指節遶指俱腫其色或黄或紫 蛇腹疔又名魚肚疔生於指中節前面腫如魚肚色赤疼痛 [illegible]泥鰍瘟一指通腫色紫形如泥鰍[illegible]痛連肘臂 蛇頭疔自筋骨發出[illegible]深毒重色[illegible]硬[illegible]如釘生於手指頭尖 天蛇毒[illegible]出其毒[illegible]初無頭[illegible]瘡如火燎手指雖各有專經[illegible]俱並脾經火毒而成

此圖鰍肚疔在上天蛇頭在脚地蛇頭在中節鰍肚疔[illegible]頭蛇頭指頭側蛇腮骨節處為廿疔手足通手心腹急用鉄箍散追疔奪命湯若三節黑爛必落或傷命總之毒氣攻心面黃青者黃者難治

一方生黃荳口嚼極爛一切蛇頭惡毒疔自試并螺[illegible]疔眼毒

加蓑荳

發腦疽　鰍肚疔　蛇腮

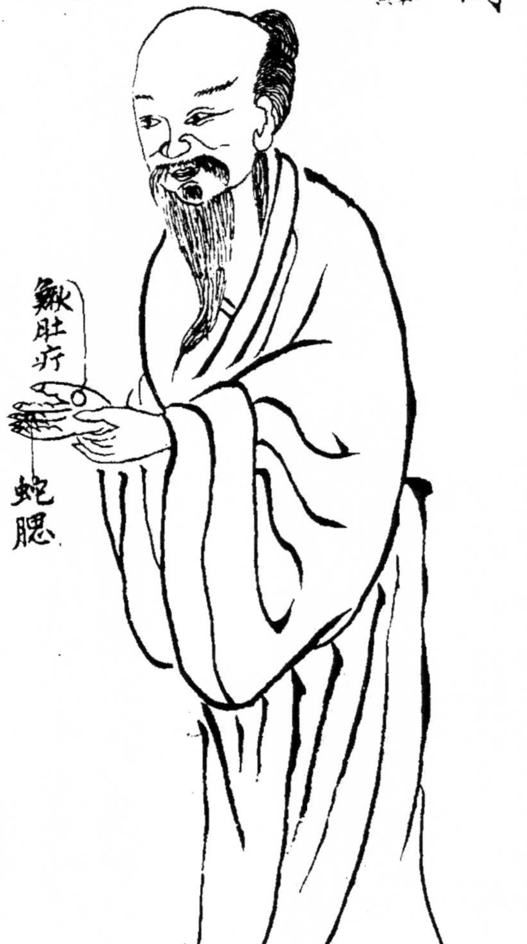

# 舌証　第三十一形圖

此紫[illegible]由心[illegible]血[illegible]致舌[illegible]針刺[illegible]
紅者氣[illegible]者重　又[illegible]生於舌下結腫如[illegible]
腫[illegible]飲食[illegible]由火積痰涎流注而成宜剪
刀剪破[illegible]出痰涎[illegible]
舌[illegible]紫[illegible]如針尖大如筋頭其孔[illegible]紫[illegible]
其[illegible]出[illegible]火上炎[illegible]熱妄行[illegible]
成　有重舌[illegible]由心脾[illegible]循經上衝舌本[illegible]
[illegible]起[illegible]重舌　痰[illegible]心脾[illegible]
[illegible]病用[illegible]針[illegible]藥　重[illegible]
脾[illegible]勝生瘡[illegible]症[illegible]
舌疔心脾火[illegible]疼痛[illegible]
舌[illegible]由心脾[illegible]上[illegible]致形如菌[illegible]
用[illegible]　又名舌[illegible]由心脾[illegible]
其症[illegible]
頭大[illegible]
[illegible]
北[illegible]自[illegible]
舌尖[illegible]致[illegible]
如[illegible]
舒[illegible]
上[illegible]血出不止
[illegible]

此图红絲疔又名急疔先生手足心腋间如黄豆大其色紅白水泡様行根如箭一日夜行一尺三三寸紅絲之收生至心口者死急用針刺絲頭上入四五分出黑紫血可安急服追疔奪命湯三四帖除根

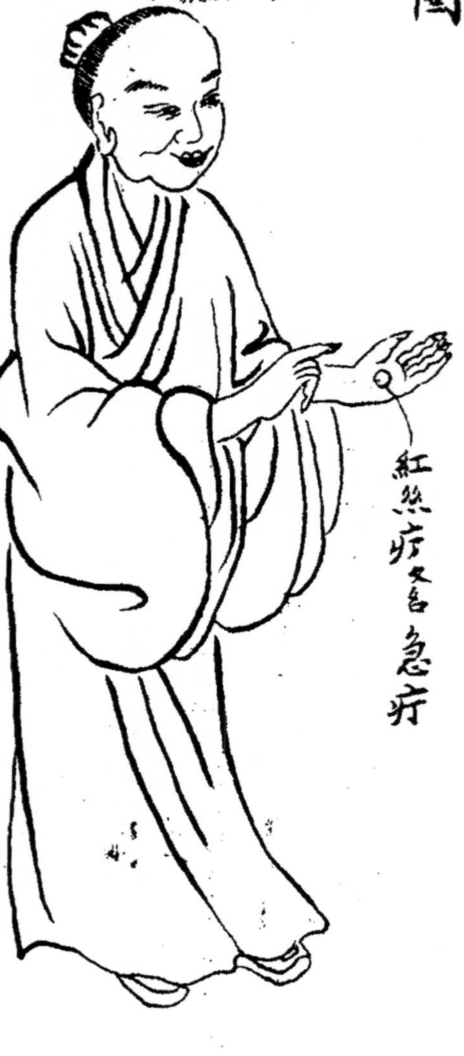

紅絲疔又名急疔

# 第三十二形圖

[illegible]痛[illegible]常有[illegible]
[illegible]特木仁破以津水調[illegible]
[illegible]硬腫痛仍大不消此乃陰陽[illegible]其至通[illegible]穿[illegible]湯[illegible]
出是以又名[illegible]風也蓋舌本[illegible]
煩躁則生火[illegible]處[illegible]甚[illegible]其症
外勢腫[illegible]風[illegible]喉風咽喉[illegible]不能下嚥此
症咽喉而不腫[illegible]

清溪秘傳北庭丹　治舌菌
番硇砂　人中白各五分　瓦上青苔　瓦松　溏雞矢各一錢
用傾銀罐子二個將藥裝在罐內將口對嚴外用鹽泥封
固以炭火煅紅待三炷香為度候冷開罐將藥取出
入麝香冰片各一分共研細末用磁針刺破舌菌用
丹少許點上再以蒲黃炭研末蓋之

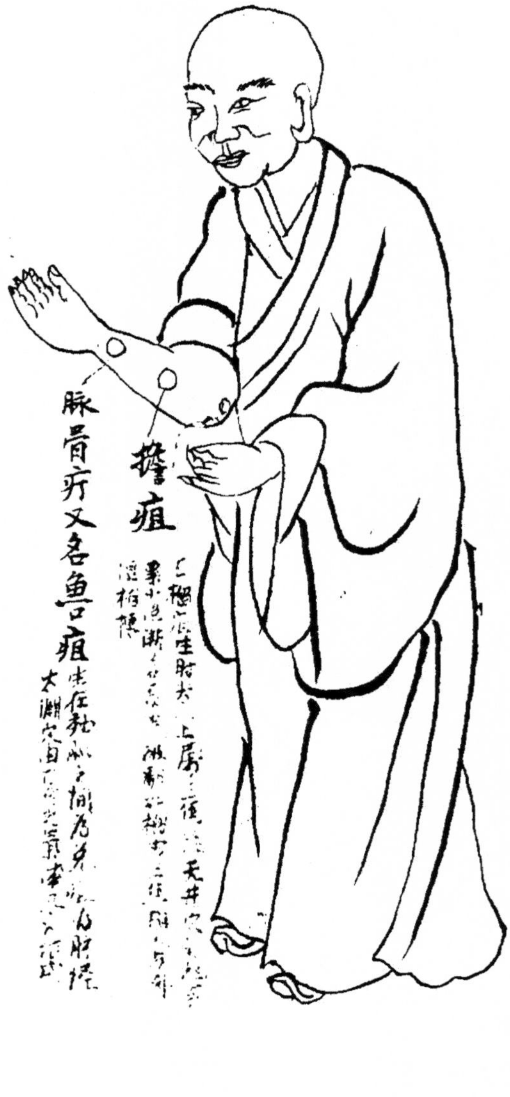


此圖脈骨疔又名魚口疽生于臂肘中為擒疽在下為魚口
在手掌后即脈骨疔紅絲行根紅者為疽黑者為疔
急用鉄箍散干足化毒湯中敷生肌定痛散

紅絲疔又名急疔　脈骨疔又名魚口疽　擒疽

# 第三十三形圖

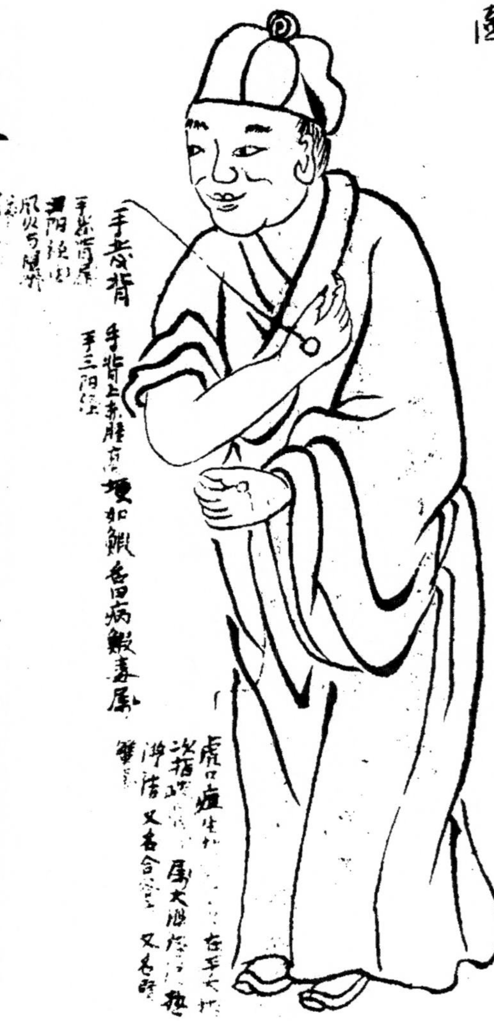


此圖手發皆生筋脉之處十指連心痛不可忍色黑而臭者毒攻心矣必死色紅者可治先用葱椒湯洗去爛血肉敷乳香定痛散貼乳香呼膿膏再傳生肌定痛散服乳香化毒湯三四帖又用千金托裏散排膿生肌

# 第三十四形圖

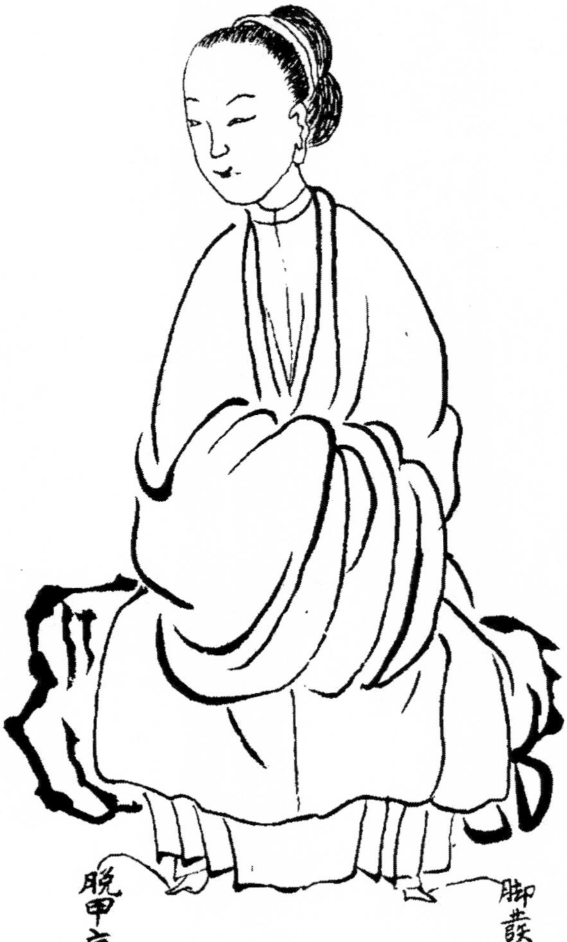


此圖脚叢背色黑者死色赤消渴病久者生治法与手同

脱甲疽生手足指色赤而不黑者膿水者可治初發時急用流氣飲若參丸解毒生肌散又用桐油煎無名異一沸入花椒一撮伏龍肝剪蓼葉浸一七日取貼

手叢背　脚叢背　脱甲疽

# 第三十五形圖

此圖穿心疔又名冉疽生脚底心串脚面者十不治一急用鉄箍散中數乳香定痛散服追疔奪命湯千金托裏散化毒祛风散如出膿散氣者愈不出膿用血竭點破之

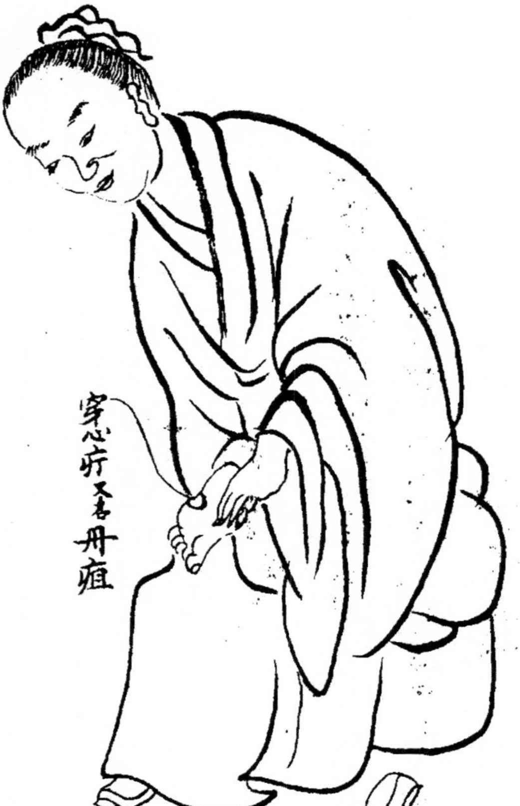

# 第三十六形圖

此圖有三症上名腐骨疽下名貼骨疽又名魚肚疽生大腿其骨硬腫如石此多风湿之毒亦因久座坐久眠受湿受风日久不得發散其血被污濁而結滞急早治之遲必腐爛成膿宜用千金托裏散若骨外見高其皮不紅發热按之不随手起者即有膿矣急用三稜針刺入三四寸到骨至根放膿後服十宣散五七貼見有黄水出即愈謹忌百日

貼骨疽久處湿地久坐久眠风湿透骨而生至一月内外不出膿者用火針刺出膿治法与上仝

魚肚疽經半月不治毒必攻心難治〻法与上同

穿心疔又名丹疽　腐骨疽　貼骨疽　魚肚疽

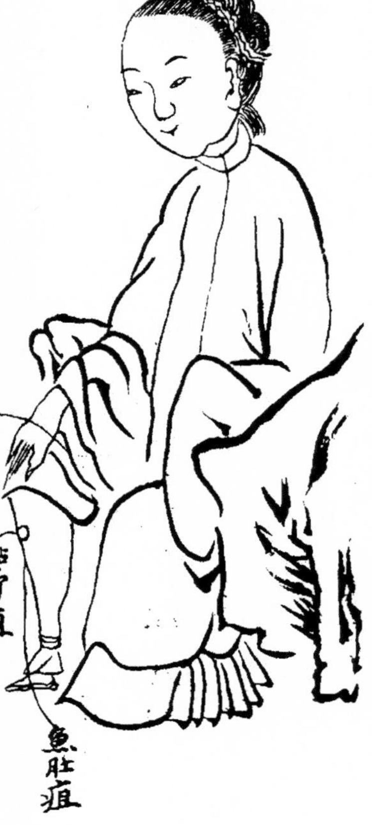

脚生血風瘡頑毒難愈其瘡遊走脚上即脚背急用鉄箍散内服苦參丸
酒血解毒丸後用二十四味流氣飲日用葱椒湯洗三次或桔梗柚葉湯後服九仙散

第三十七形圖

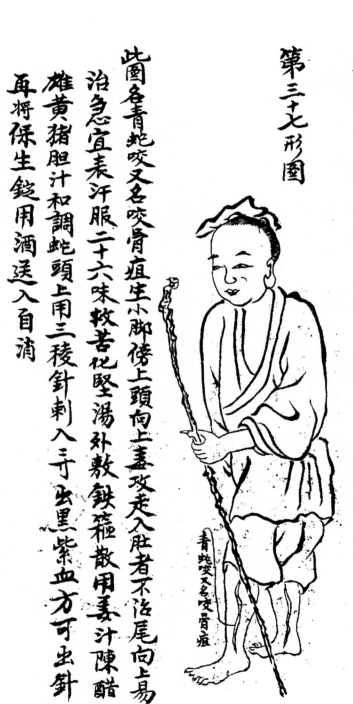

此圖名青蛇咬又名咬骨疽生小脚傍上頭向上毒攻走入肚者不治尾向上易治急宜表汗服二十六味救苦化堅湯外敷鉄箍散用姜汁陳醋雄黃猪胆汁和調蛇頭上用三稜針刺入三寸出黑紫血方可出針再將保生錠用酒送入自消

# 第三十八形圖

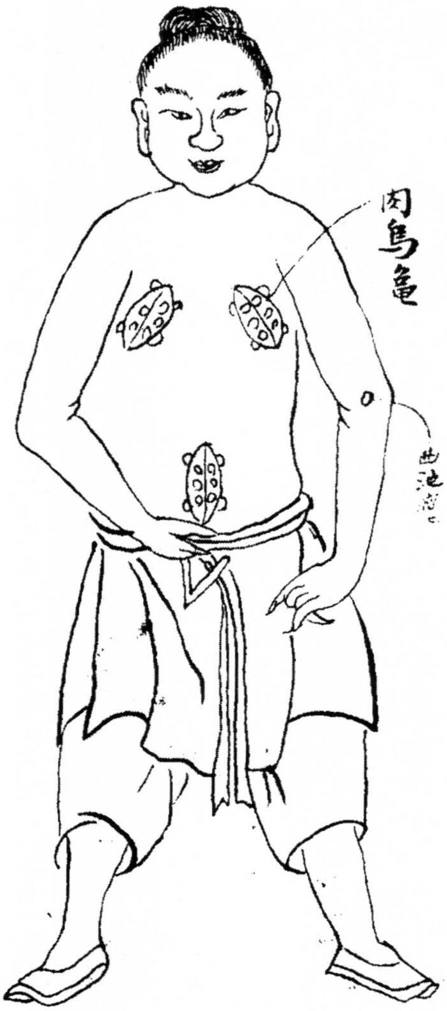


此圖肉烏龜生腹背脇間皮不紅高起二寸頭向上毒即攻心口痛向下満脚如刀割頭向左右亦甚疼痛急用針刺其四足及尾背上用艾炙之獨有龜頭多炙二十餘壯即不疼不動其龜死矣不可便去其針待炷香盡慢去之再服消風化毒湯

青蛇咬又名咬骨疽　肉烏龜

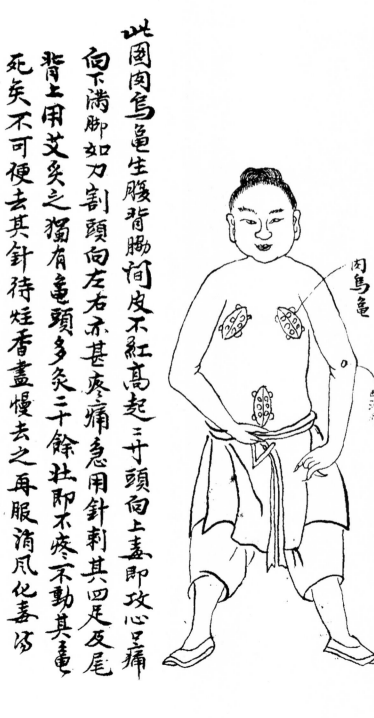

# 第三十九形圖

冷疔生足跟底，形如棗栗，起紫白皰，疼痛徹骨，漸生黑氣，腐爛[illegible]時流血水，氣穢[illegible]由[illegible]而成，經[illegible]者[illegible]

與田螺由胃濕熱下注而腫，生脚丫，破爛白泡，大如粟米，發爛津腥臭，小覺卒痒，不愈及其纏綿。

田螺皰多生足掌，而手掌罕見，由脾經濕熱下注，外寒閉塞，或因熱体涉水，濕冷之氣鬱蒸，形如豆粒，黃泡悶脹硬疼，不能著地，連生數泡，皮厚難破，三五成片，濕爛甚者足趾俱腫，[illegible]破出[illegible]數點

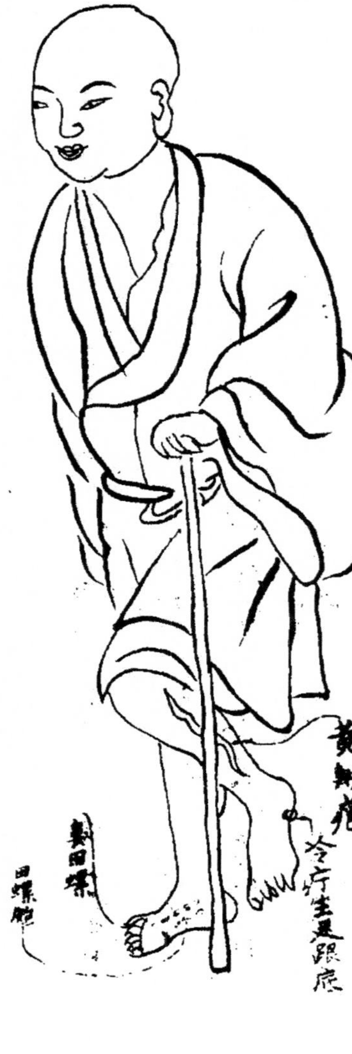


此圖黃鰍癰又名黃鱔，生小脚傍皮裡腰外，或大腿上皮面不紅，裏硬如石，長七八寸，頭大尾小，急用三稜針先刺中腹，後刺尾上三寸之處，再用小針刺其頭，艾灸頭上三三十壯，炷香消盡，方可去尾針，左右轉針五七次，不疼不動，便起針，如再動而疼，照前針灸治法，與三十七形圖大全。

# 第四十形圖

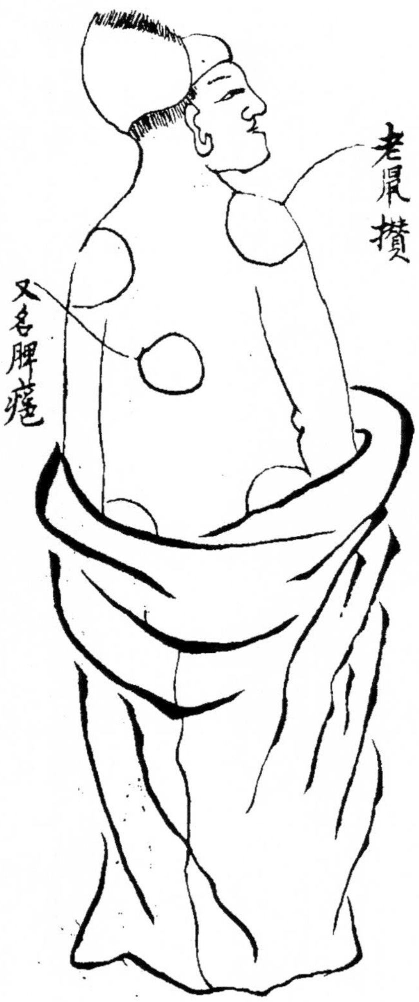


此圖老鼠攢又名脾瘡生于肩膊間色不紅如鼠大小不一七八日不成膿者可治成膿者十不治一多生于小兒身上蓋因受胎毒後失乳哺多食不節及來麵毒氣之物不能尅化故作寒冬作熱日夜骨蒸久不安寧遂生此症毒于皮裡膜外如流注狀先用流氣散散之藥後用二十四味化毒流氣飲

黃鰍瘡 老鼠攢又名脾瘡

# 第四十一形圖

## 瘰癧

此證小者爲瘰大者爲癧當分經絡生于頸前項側屬陽明經名爲痰癧項後屬太陽經爲濕瘰項之左右兩側屬少陽經形軟遇怒即腫名爲氣癧堅硬筋縮者名筋癧若連綿如貫珠者名瘰癧成之長如桃梨色赤而堅痛如火烙者名熱癧形勢甚大者名馬刀瘰癧又有子母癧大小不一有重臺瘰癧上堆纍三五枚盤疊成攢有繞項而生者名蛇盤癧如黃豆結莢者又名鎖項癧生左耳根名蜂窩癧生右耳根名惠袋癧形小多痒者名風癧頸紅腫痛者名燕窩癧延及胸腋者名爪藤癧生乳旁兩胯軟肉等處者名瘑瘑癧生于遍身漫腫而軟囊內含硬核者名流注癧獨生一個在頸門者名單窠癧一包生十數個者名蓮子癧堅硬如礴石名門閂癧形如荔枝者名石癧如鼠形者名鼠瘰癧又名鼠瘡以上諸癧推之移

此圖肉蝴蜂肉刺生遍身手足之間不紅此蜂一疼直攻入心口用七味硇砂散敷之外用萬應膏藥貼之勿着好肉貼三日後取下其蜂如鼻而再以藥蓋膏貼之

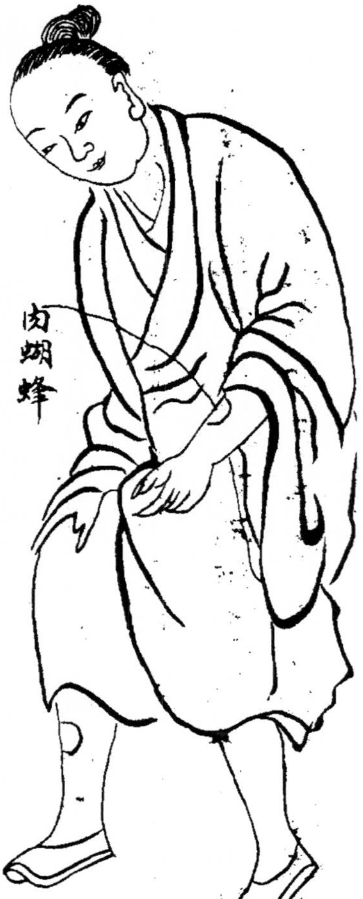

## 第四十二形圖

動爲無根屬陽外治宜用症用針灸數貼蝕腐等法推之不移動者爲有根且深屬陰皆不治、大概切忌針灸追蝕等藥如妄用之則難治、其是雖異受病不外痰濕風熱三氣毒結聚天時亢逆胃火偶中三陽过食膏粱厚味釀結感冒四時殺厲之氣又有肝經患怒血氣不能榮旋有誤食汗液虫蟻鼠殘陳水宿茶不淨之物治法開鬱散不宜寒涼蓋寒凉温煖即放誤犯寒凉令人項背拘急瘡勢堅隔毒氣攻裏便溏為逆但凡生瘰癧者男子不宜太陽青筋暴露潮熱咳嗽自汗盜汗女人不宜眼内紅絲經閉骨蒸五心煩熱男婦有此後必變瘵勞俱為逆症難救功也

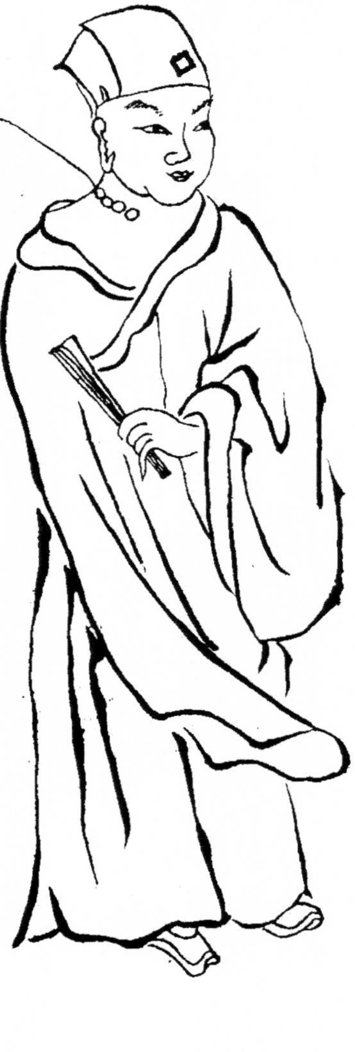

盤蛇癧又名沿珠癧

此圖盤蛇癧又名沿珠癧因吃剩飲食隔夜鼠虫蛇蜈之毒不慈過就吃其毒終久不化遂生此癧先服玉屑散二帖引小水分其清利後服灵砂散三四帖不消再用四五貼

第四十二形圖內另有治瘰癧之方

內胡蜂　盤蛇癧又名沿珠癧

# 第四十三形圖

腋疽一名米疽[illegible]生[illegible]際[illegible]腋[illegible]
[illegible]暴腫[illegible]
[illegible]難[illegible]作膿又有腋[illegible]
米疽[illegible]其形如[illegible]由肝
脾[illegible]漸成堅硬[illegible]
如[illegible]微熱[illegible]

黯疔生在胑腋[illegible]由肝脾火毒成堅硬勢若釘頭[illegible]
[illegible]

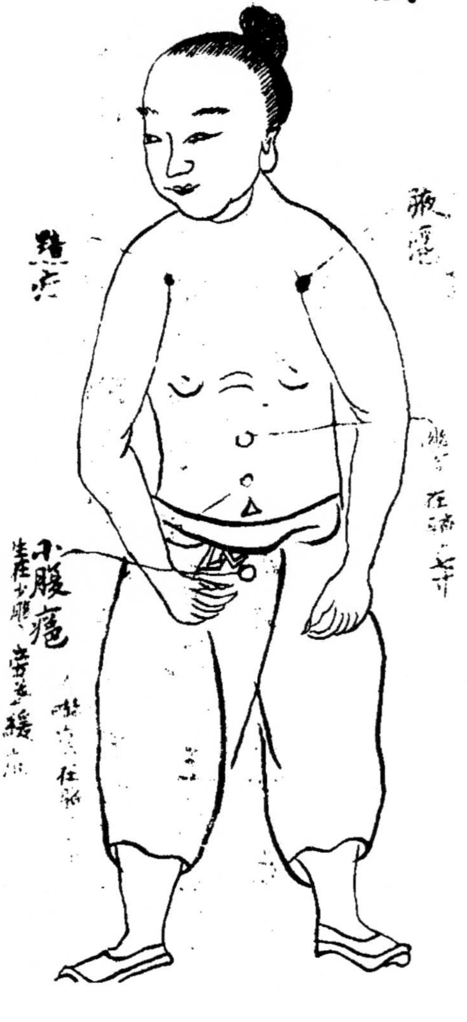


此圖小腹癰又名丹疽毒癰生于小腹陰叉相對小腹側縫間上
橫痃全不穿膜可治若穿膜必成漏矣急用千金托裏化
毒湯後用排膿十宣散又用生肌解毒定痛散再用乳香
隔紙膏一日換三〻次去其膿如天熱洗二三次天涼只洗一
次用葱椒湯

凡病腿腫色青者其上必發牙疳牙疳癒[illegible]者其[illegible]腿二[illegible]抱[illegible][illegible]相[illegible]而[illegible]不免[illegible]一着[illegible]於胃[illegible]第[illegible]治用[illegible]乳[illegible]服[illegible]甚效如[illegible]白馬糞[illegible]每日用馬[illegible]白子[illegible]食[illegible]又服馬[illegible]一个用竹刀挑[illegible]枚在[illegible]先將[illegible]次用淡[illegible]斤半[illegible]一如一[illegible]錢服[illegible]作二次[illegible]馬乳更勝[illegible]服[illegible]即出大[illegible]而[illegible]滿[illegible]兼服[illegible]飲加味二妙湯外用[illegible]詠其腿腿令[illegible]患處兩[illegible]拔出積毒而愈

# 第四十四形圖

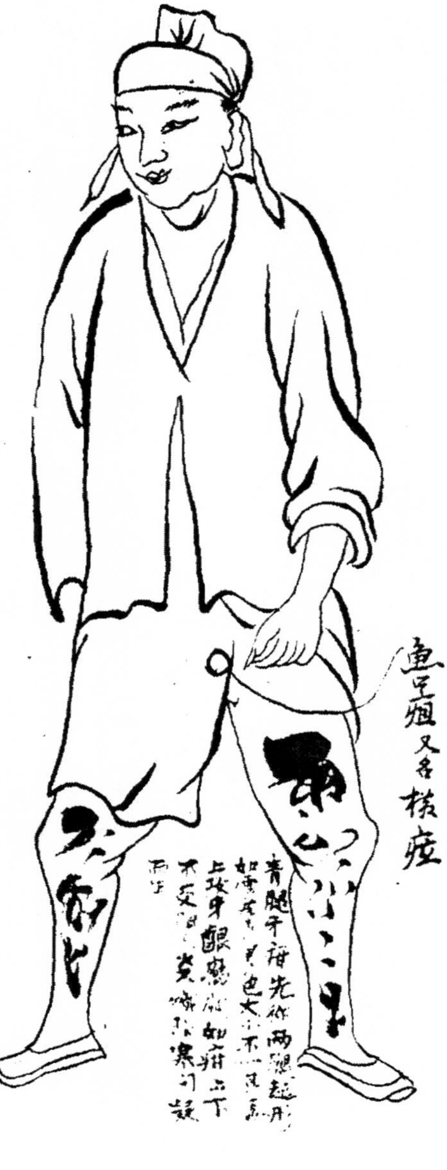


此圖魚口疽又名橫痃在右名便毒生兩腿灣合縫之间内膁膀胱上此色慾過度之動勞苦或姤精穢氣不淨毒攻心腎肝臟然肝經之傷也先生下疳或先生便毒姤精房勞也其勞動者先痃而後成急用千金消毒散飲後用八味當归飲萋散内消之成膿用乳香拔毒膏不必刀針

小腹疮

魚口疽又名橫痃

# 第四十五形圖

此圖有二症上名囊癰又名腎疽下名擦膝疽脚骨疔腎疽陰囊下硬腫受腎膀胱之寒濕而成急用千金托裏表散外用紅子膏　擦膝疽脚骨疔皆發于腎治法大同

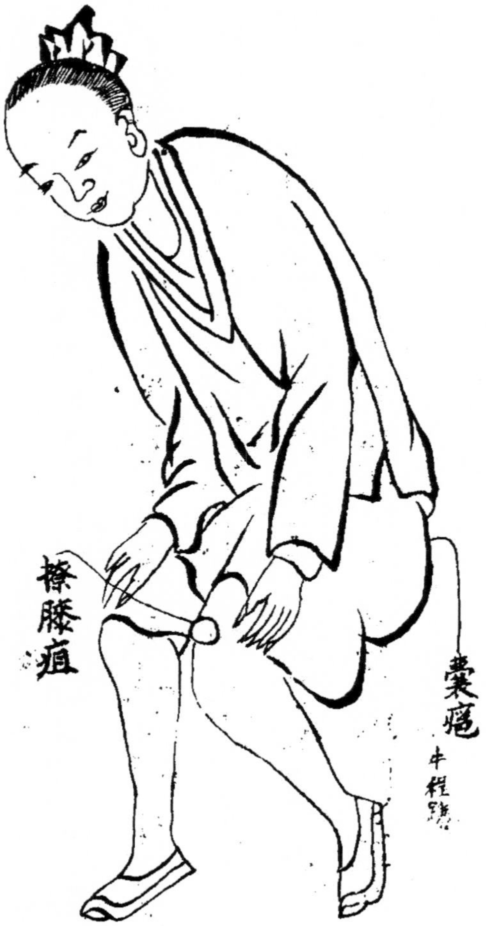

# 第四十六形圖

孚子疳此症從肛門或陰囊邊紅暈爛起漸至皮膚不結靨或眼稍口旁亦有若不早治必致爛死此症切忌洗浴只用軟綿帛蘸甘草汁[illegible]淨用藥[illegible]用二粉散 黃豆粉[illegible] 穰砂子 冰片[illegible]研極細末[illegible]金汁[illegible]或灯心甘草[illegible]手足一張[illegible]陰囊[illegible]肛门边[illegible]暈爛瘡如[illegible]腿腦[illegible]皮[illegible]爛[illegible]

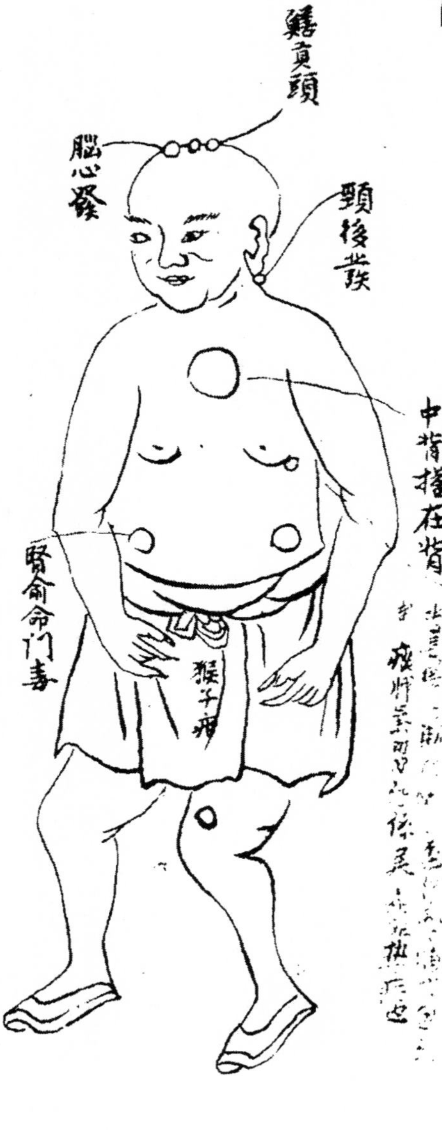


此圖有五症上名腦心疾鬌瘄頭頸後生疾中背搭下腎俞命门毒腦心疾此熱毒上攻四边焮赤腫硬連于耳項寒热疼痛及毒入腦血腐腦頂门而出不住者死疾時急服追疔奪命湯四五帖後服生肌散于金托裏散攙之頭中出血氣急瘦疾者危 鬌瘄頭又名白禿瘡頭上少節即愈而復發或湿或乾諸藥不應急用仙方二青草末飛丹散杵成羔貼呼出膿水五七日連藥自落水乾再貼 頸後双疾治法与对口偏口疽仝 中背搭在背治法与右上搭同 下腎俞命门毒治與与第六圖同

囊癰 穰脐疽 鬌瘄頭 腦心毒 頸后疾 中背搭 腎俞命门毒

# 第四十七形圖

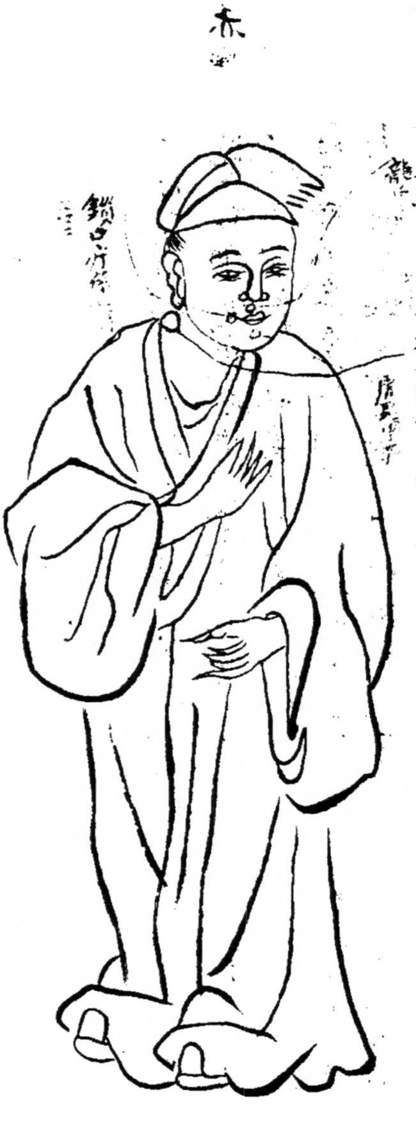


此圖有二症上名枷口疽左馬刀右缺盆疽又名鎖骨疽總之至肩至頭或流缺盆乃手足少陽經子在頦下或頰車乃陽明經受心脾之邪而作也此因貪酒色及怒氣憂鬱營衛虛衰日夜骨蒸熱攻於面頸項胸間急用二十四味流氣飲外傅缺箍散再用連翹散化堅湯如不散再服千金化毒湯乳香木香丁香沉香射香五香散

# 第四十八形圖

數疽多生足指而手指亦
間有之[illegible]摘脚[illegible]
勞傷腎脾損削[illegible]腎
損削精[illegible]更兼慢[illegible]
壅滯而[illegible]黃粟
小[illegible]痛如[illegible]
其色紅[illegible]
潰破[illegible]去敗血
此[illegible]死之[illegible]
去敗血[illegible]臟腑[illegible]
出未可[illegible]急
服藥[illegible]
脾之藥[illegible]

此圖共十二症病原治法
逐一開列于左

項门癌受毒在心陰陽不和熱氣上壅風熱傷于督脉太陽急用敗毒散流氣飲後用内托流氣飲或當歸連翹散解毒散瘡上用蟾酥丸四边敷乳香拔毒散如潰爛用追毒烏金散去其惡肉以桃花散收斂

赤面疔脾經受毒氣血凝滯傷于筋骨毒氣傷肝風熱壅盛先用狗寶丸次用追毒流氣飲搽用白玉膏貼之

耳風毒肝腎風熱上壅先服清肝流氣飲定痛流氣飲[illegible][illegible]萱草先用針刺破後用紅玉膏貼之

數疽生左右 項门疮 赤面疔 耳風毒 肩疽背發疽 螻蛄串 乳根疮 肚脇疮 腎氣流毒 手發背

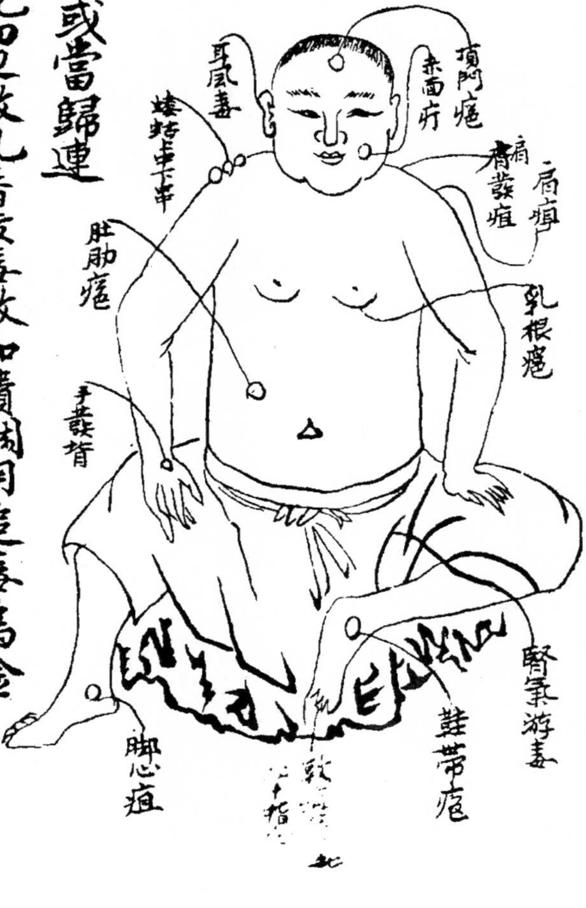

肩疽肝腎膀胱受邪氣血凝滯不得流散先用流氣飲千金内托散四圍以清涼膏敷貼中間用追毒膏

肩發疽肝腎受邪血滯氣滯治法仝上

螻蛄串有上中下三種濕毒傷腎怒氣傷肝先用加味流氣飲再服三香内托飲後用乳香定痛散

乳根癰肝經受毒氣結毒壅先用敗毒流氣飲後用乳香定痛散

肚肋癰大小腸受毒而成内用加味内托流氣飲

腎氣流毒膀胱流冷氣致傷腎腎實不受復流膀胱蓋凡毒也用定痛流氣飲内托流氣飲内托散

手發背心肝陰毒流注于背用定痛流氣飲内托散

鞋帶癰寒濕受于下部用定痛流氣飲内托散檳榔丸

腳心疽濕氣凝滯腎經服定痛流氣飲檳榔丸

# 第四十九形圖

痔瘡統名又名[illegible]生於前後陰[illegible]經云前陰乃宗筋之所主督任脉絡循[illegible]繞
合篡間[illegible]二陰[illegible]生於此處肝督腎三經[illegible]名[illegible]
生於馬口之下者名下疳生莖之上者名蛀疳莖上生瘡外皮腫脹包裹[illegible]
名袖口疳又名[illegible]潰者名蠟燭疳又名[illegible]痛[illegible]
名鈕[illegible]疳痛[illegible]不[illegible]形如剝皮[illegible]名瘰疳生馬口旁有
孔如棕眼之內作痒捻之有微膿[illegible]名鏇根疳生楊梅時或誤用薰
搽[illegible]以致[illegible]名楊梅疳又有生楊梅時服輕粉水銀[illegible]成瘡[illegible]
以致便閉[illegible]痛者名楊梅內疳諸疳原由有三一由[illegible]慾念萌動
淫火[illegible]未經[illegible]以致敗精[illegible]血留滯[illegible]結而為腫一由房術熱[illegible]塗
搽[illegible]洗搽陰莖[illegible]不[illegible]以頑[illegible]以致火鬱[illegible]腫一由[illegible]
瘡[illegible]輒與交媾[illegible]致淫精傳[illegible]毒

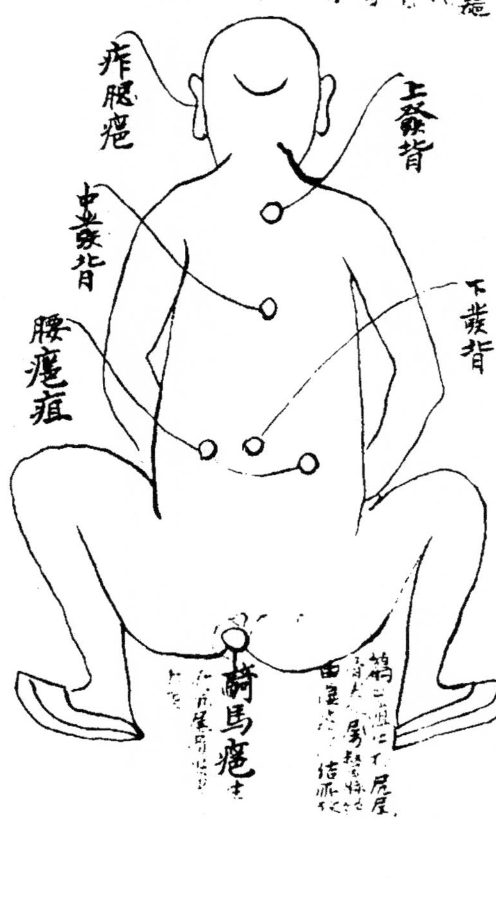


此图上發背心肺鬱結怒氣傷肝热毒出背先服敗毒流氣飲
不効用護心托裏散如再不効急用内托流氣飲
中發背心經热毒以致肝血凝結先用敗毒流氣飲内托流氣飲
腰疽胸腸受濕熱之邪注于肝治法同下發背

鞋帶癰 脚心疽
上發背 中發背 腰疽 下發背 疔腿疽 騎馬癰

下發背肝脾風熱结滞入腎间先用敗毒流氣飲次服内托流氣飲

痄腮在耳根耳後通于肝腎因氣血凝滞结成夾腮乃風热之毒也服清肝流氣飲内托流氣飲

騎馬癰因腎虚受湿热邪毒傷于大腸发即成漏急服敗毒流氣飲内托流氣飲追毒流氣飲

# 第五十形圖

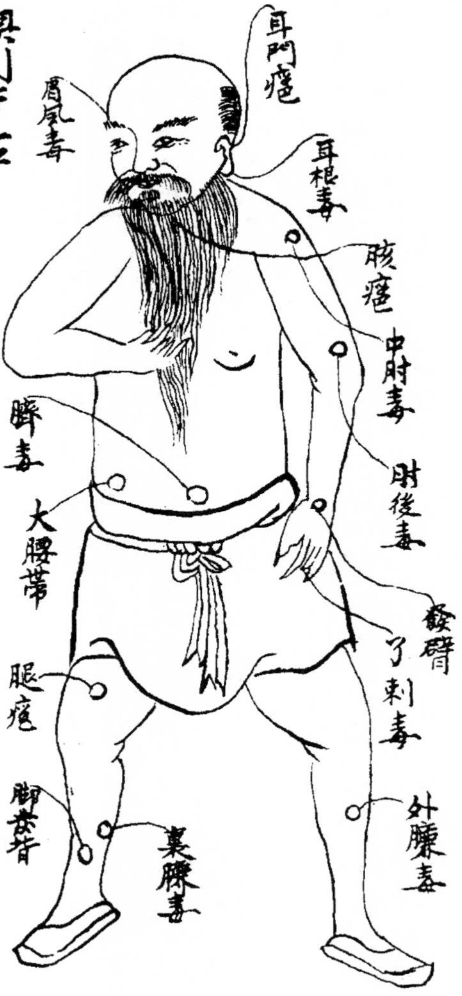


此圖共十四症病原治法俱列于左

眉風毒太陽風熱上壅脾經壅結而成急用敗毒流氣飲後用內托清肝飲（即乳香定痛方）

耳門瘡肝經風毒流注陽明用敗毒流氣飲清肝流氣飲

耳根毒肝腎氣滯注于耳根用敗毒流氣飲內托清肝飲即効

胲瘡怒氣傷肝之風熱壅流入心腎用敗毒流氣飲復用內托清肝飲

眉風毒　耳門瘡　耳根毒　胲瘡　大腰帶　臍瘡　中肘疽　肘后毒　發臂　了刺毒　腿瘡　外臁瘡

大腿常毒瘡心肝風濕熱毒注入膀胱腎經用清肝流氣飲敗毒流氣飲不可用敷藥即効

臍癰心脾濕熱流入小腸蘊于臍中用內托流氣飲定痛三香飲

中府疽肝經血氣凝滯用內托流氣飲次用消毒流氣飲

肘後毒心經熱毒流注用內托流氣飲次用清毒流氣飲

發臂心腎傳毒或爲串漏用內托流氣飲定漏消毒飲

丫刺毒心邪結滯風毒壅血先用內托流氣飲次服定痛消毒飲

腿癰濕毒壅結腎經用敗毒流氣飲內托流氣飲

外臁瘡心脾腎之濕熱也用紫蘇流氣飲次用三香和氣飲

裏臁瘡受濕熱之邪陰經血分受傷急用紫苏流氣飲三香和氣飲外用隔紙膏

脚发背腎經受濕氣血凝結用定痛清毒飲次用鵞油透骨膏

# 第五十一形圖

此圖有形症病原治法
俱列于左
脑疽腎虚热上壅結伏用
三香内托散再用定痛消毒飲
上搭下搭久憂暴怒傷于内風热暑湿
傷于外心火剋肺氣結血凝用三香内
托散因托流氣飲消毒内托散
對口疽太陽督脉風热相乘用三香内托散定痛消毒飲
委中毒腎經受寒湿用加減紫蘇流氣飲敗毒流氣飲
腎癰心腎湿热结聚于腹下入腎而成用敗毒流氣飲清心流氣飲
天蛇頭心热風湿下行脚指或發手指治法与腎癰同不可犯鐵　天蛇頭用生大黄搗碎
敷之未灌即消已灌即穿穿後用猪胆傾去一半用雄黄末三分入猪胆籠上即好
無猪胆用鷄嗉袋入香油少許入蜈蚣三分籠之即好

経腰疮　所發背　脑疽　上中下搭手　对口疽　委中毒　腎癰　天蛇頭

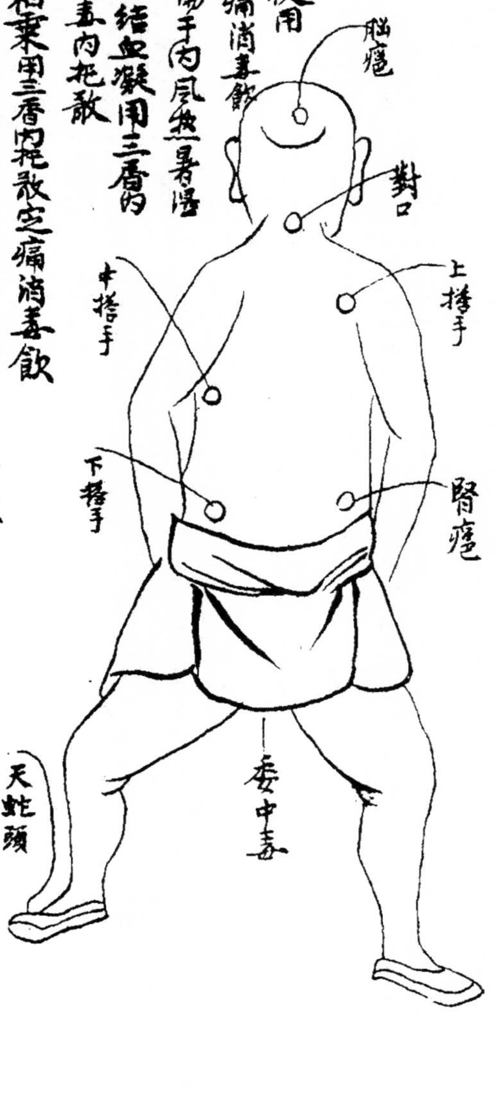

# 第五十二形圖

此因頸疽風热犯太陽督脉心火上炎之極先用敗毒流氣飲後用内托流氣飲即効

鬢疽腎胃心肺風热而生用敗毒流氣飲清肺飲

血風毒生于鬂上因心脾受湿热致風热至垂肤用敗毒流氣飲

瘰癧有四種風痰寒热壅滯用清肺流氣飲不効再用消毒流氣飲

結喉癰盖因風热结滯在外猶可咽喉之門則難矣急用敗毒流氣飲不效復用内托流氣飲

臀疽腎經虚冷湿热壅結急用敗毒流氣飲次用内托流氣飲

踝骨癰肝腎風湿热毒聚于筋骨無膿腫而疼甚足不任地用敗毒紫蘇二流氣飲不退再用内托流氣飲

腿游風小腹受湿热風邪赤腫游走腿間用紫蘇流氣飲不効後用敗毒流氣飲

指刺風寒热擊搏于心心血受毒用定痛流氣飲不效用托裡流氣飲

上下脇癰肝經風寒湿热伏于腸胃之間用敗毒流氣飲不效用内托流氣飲

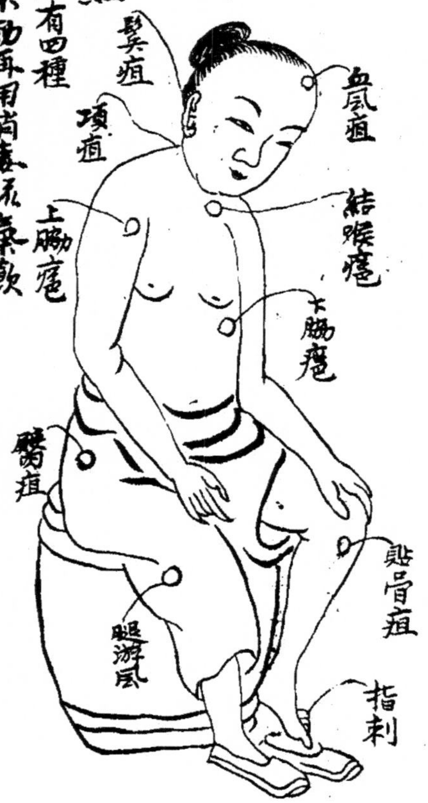

# 第五十三形圖

牙疔由胃經火毒大腸經濕熱[illegible]每生於牙旁牙縫[illegible]一粒[illegible]
腮頰[illegible]痒破流[illegible]疼痛[illegible]者[illegible]
牙疳由陽明[illegible]經熱[illegible]致其牙床堅腫[illegible] 牙腮[illegible]又有牙齦
牙蛾者[illegible]類也 又有齒[illegible]由風[illegible] 陽明[illegible]經[illegible]熱 牙
齦[illegible]痛[illegible]常[illegible]牙[illegible]時[illegible]
齦[illegible] 又有牙[illegible]由胃[illegible]牙宣由[illegible]
[illegible]甚者[illegible]面腐 又有鑽牙疳由[illegible]所致
乃牙根肉內鑽出骨尖[illegible]疼痛[illegible]常小兒多有之法用鈹針挑起[illegible]割
開[illegible]牙[illegible]取出 又有走馬牙疳乃迅急之[illegible]
火症[illegible]餘毒[illegible]隨變黑腐臭穢難聞[illegible]宜急治否則恐穿腮
破唇終[illegible]

此圖破面疔用追毒流氣飲仍用透骨膏 咬牙疔先用透骨膏貼于面腮紅腫
處急用追毒流氣飲 蜂窠毒病原治法列于十一形圖內 鎖牙喉疔用內
托追毒流氣飲亦用透骨黑 對心瘡難治之甚急用內托追毒飲透骨黑
臍下毒用內托流氣飲 魚口便毒用土茯苓散 左右血海毒脾腎
受邪用敗毒流氣飲

項癩 蜂窠毒 [illegible] 瘰癧 結核疽 [illegible] 腿癰 指刺 [illegible] [illegible] 咬牙疔

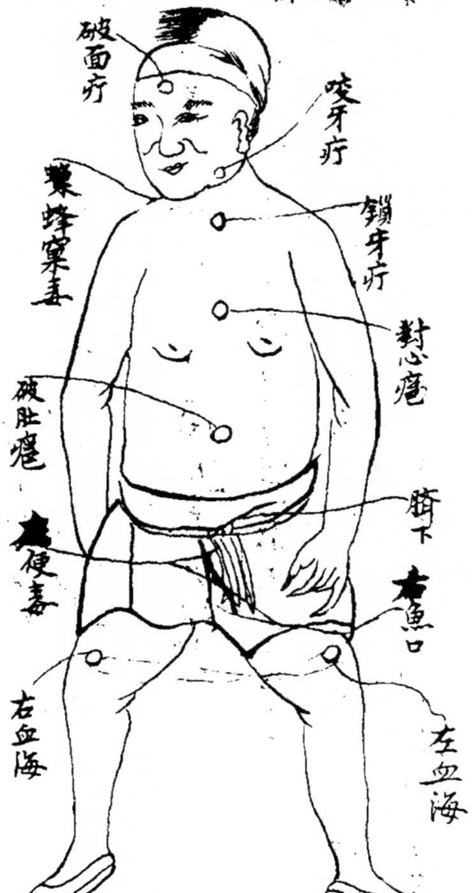

# 第五十四形圖

鎖喉疔　蜂窠毒　攢心疙　[illegible]

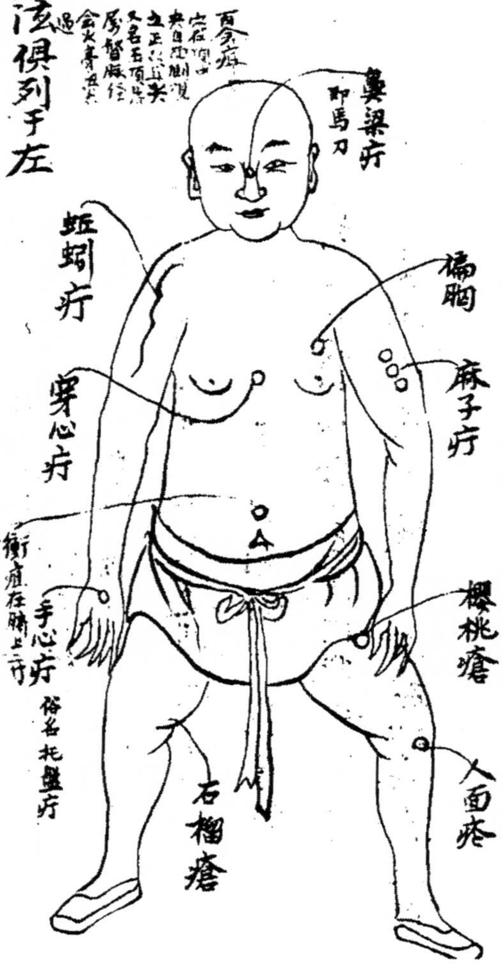


此圖有九症病原治法俱列于左

馬刀毒一名鼻梁疔先用透骨膏令毒攻頂门急用追毒流氣飲

麻子疔用追毒流氣飲　蚯蚓疔先用透骨膏急用追毒流氣飲兼延毒入胃而難治　穿心疔乃危急之症内用内托追毒飲少効用清肺飲　偏胸毒用内托流氣飲兼延毒入手心難治　櫻桃瘡用消毒流氣飲　手心瘡用内托流氣飲　石榴瘡用消毒流氣飲　人面疮病原治法列于十九形圖内

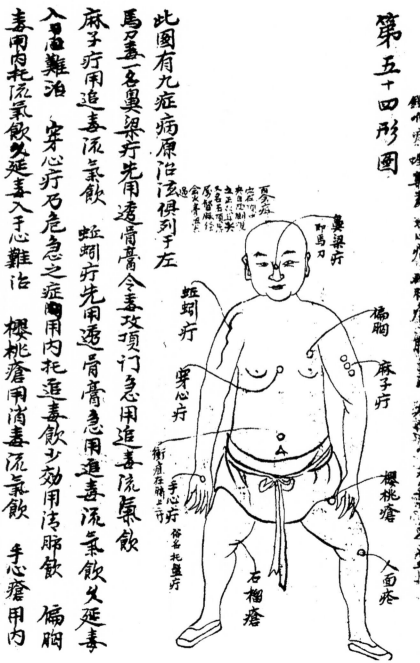

# 第五十五形圖

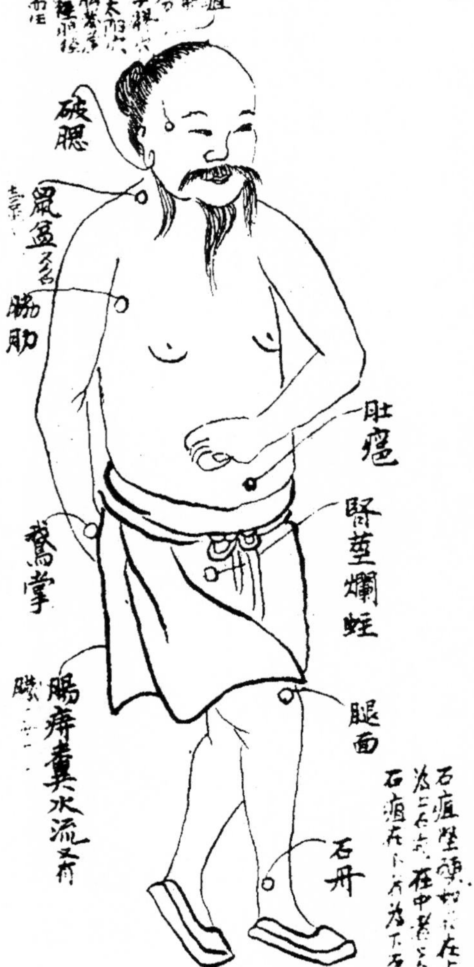


此圖有九疮破腮疔急用追毒流氣飲　缺盆疽用消毒流氣飲　脇肋疽用内托流氣飲　肚癰用内托流氣飲　鵞掌風用追毒流氣飲　腎莖爛蛀疽用清心流氣飲　腿面癰用敗毒流氣飲　石丹毒用定痛流氣飲　腸痔糞水流用地榆槐花湯

毒　蛇頭疔　蛇腹　蟊子疔　穿心疔　托盤疔　人面瘡　石榴瘡　破腮　缺盆　脇肋　肚癰　鵞掌

櫻桃疔、腎莖爛蛀、石弗、[illegible]、[illegible]痔臭水流

# 第五十六形圖

[illegible]之症亦生在[illegible]蓋腫大如臍[illegible]蓋色不發[illegible]往來寒熱難宜輕者臟堅硬[illegible]居脾[illegible]邪氣秉[illegible]法同癰疽若兩膝俱生屬[illegible]症不可治也

又有鼻鰍鼻痔之類鼻生鰍[illegible]出血常常結如失不愈者

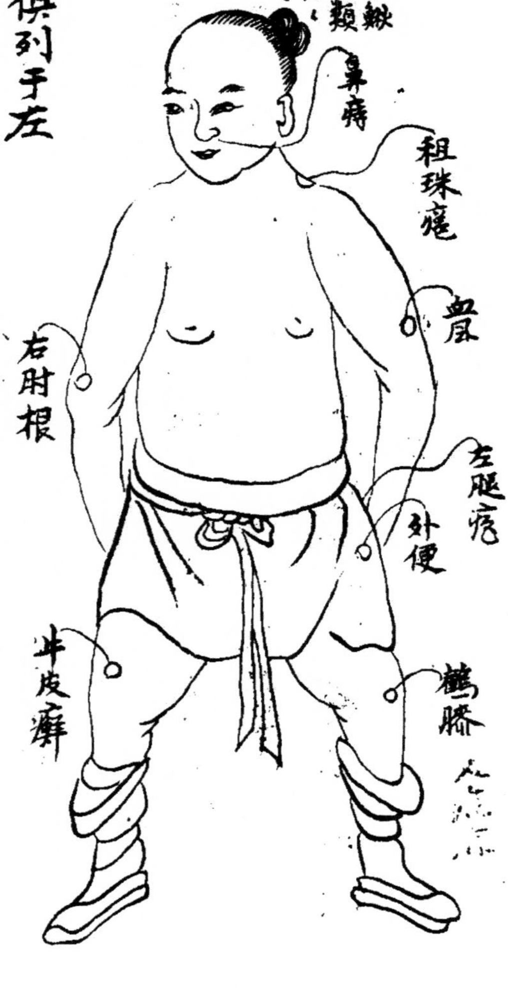


此圖有八症病原治法俱列于左

粗珠瘡用清心流氣飲

左腿瘡用定痛消毒飲

牛皮癬用消毒流氣飲

右肘根用追毒流氣飲

鼻痔血風癬皆用消毒流氣飲

外便毒用托裏流氣飲

鶴膝瘡用敗毒流氣飲

# 第五十七形圖

纏腰火丹俗名蛇串瘡有乾濕不同紅黃之異皆如[illegible]
亂[illegible] 上熱風[illegible]毒[illegible]
風火治宜[illegible]濕[illegible]白水[illegible]作爛流
[illegible]較[illegible]痰[illegible]二條[illegible]除[illegible]若
[illegible]肋生之[illegible]安[illegible]清肝[illegible]針

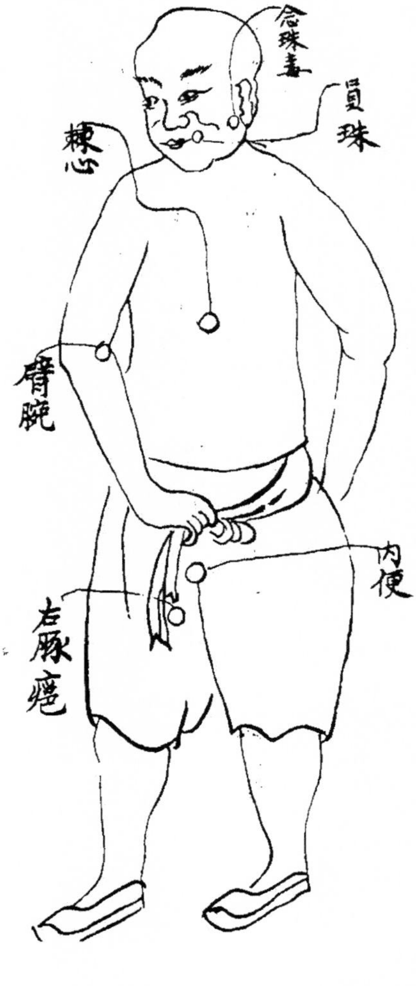


此圖有六症病原治法俱列于左

員珠瘡用定痛流氣飲

臂腕毒用內托流氣飲

內便毒用托裏流氣飲

棘心瘡用清心流氣飲

右豚瘡用定痛流氣飲

念珠毒用敗毒流氣飲

鼻痔 相珠瘡 氣癖 右臍 左腿瘡 外便 瘄脉 牛皮癖 念珠毒 員珠 棘心 臂腕 內便

右脉瘡

# 第五十八形圖

耳鈍生於耳前[illegible]下，濕腫堅硬，連耳通腫，從肉風熱所化

[illegible]發於足附上下，[illegible]四淫，狀大[illegible]，急治之，一百日後，發於足[illegible] 名曰厲瘡
其狀不大，各各[illegible]之，表其里者不[illegible]，敷[illegible]不[illegible] 二症由足三陰
虧損[illegible]溫熱下注而成 瘡者輕

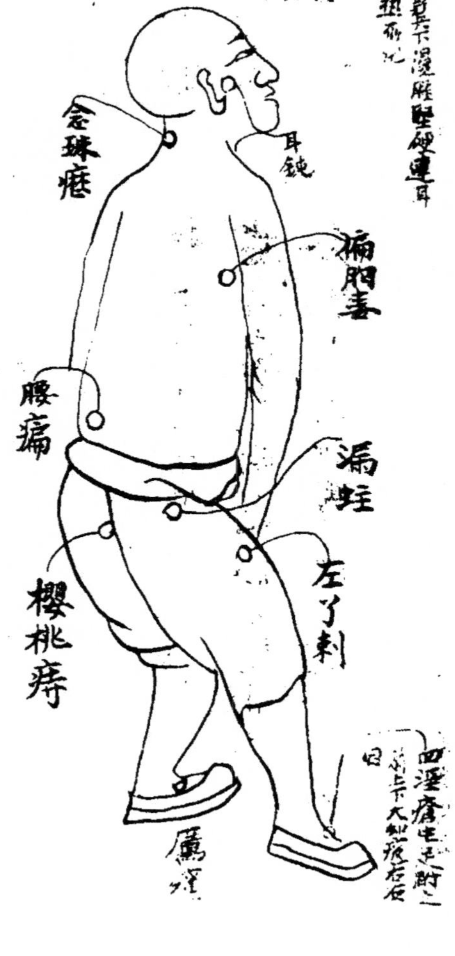


此圖有六疮病原治法俱列于左

念珠瘰用敗毒流氣飲　偏胸毒用定痛流氣飲

腰痛即蛛蜘瘡　漏蛀　左了刺　此三疮治法俱用消毒流氣飲

櫻桃痔用清肝流氣飲

# 第五十九形圖

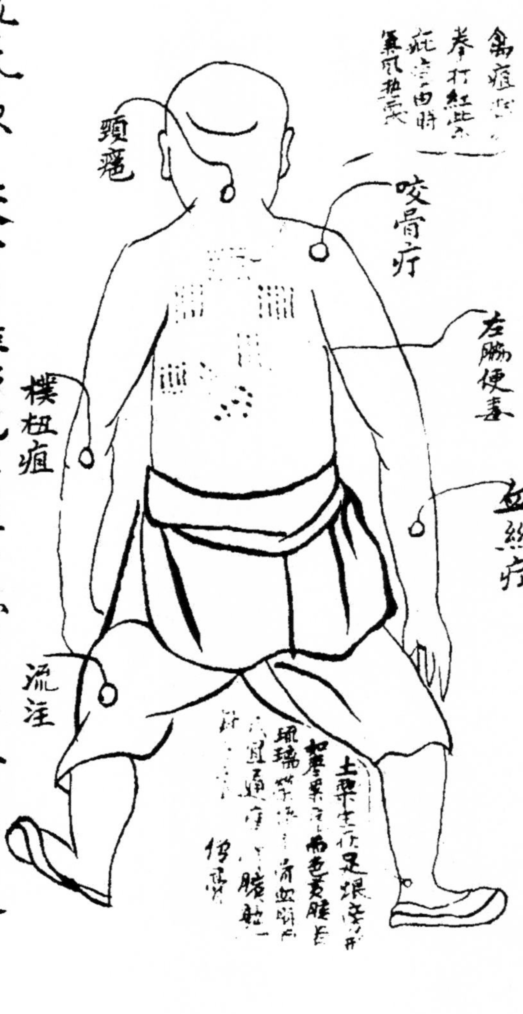


此圖頸癧急用内托流氣飲　咬骨疔難治先以透骨膏去其毒後用追毒流氣飲　左腋便毒用内托流氣飲　樸柮疽用敗毒流氣飲　血絲疔用追毒流氣飲仍用透骨膏貼其兩頭處勿容走開　氣血流注用透骨膏貼刃頭再用追毒流氣飲

念珠癧　偏腦毒　漏蛀　左了判　腰癰　櫻桃痔　頸癧　咬骨疔　左腋便毒　血絲疔　樸柮疽

# 第六十形圖

氣血流注

旋耳瘡生於耳後縫間延及耳摺上下如刀裂之狀色紅時津黃水由胆脾[illegible]而致[illegible]月盈[illegible]月虧[illegible]衰[illegible]月蝕[illegible]宜穿粉[illegible]搽之[illegible]

此圖肩疔急用內托流氣飲

左肩疽用敗毒流氣飲　右脅便毒治同肩疔

鉄索疔先用透骨膏貼之頭後用追毒流氣飲　臂疔用追毒流

氣飲　退毒流注　腿癰此之症用清毒流氣飲　臀癰用內托流

氣飲

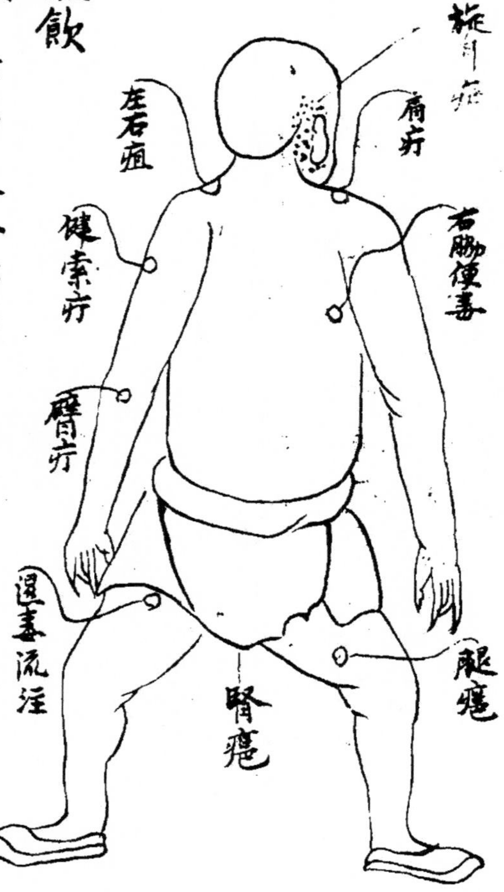

# 第六十一形圖

此圖有九症病原治法俱列于左

影疽急用內托流氣飲不效用追毒流氣飲

蜂房發背危急之症初起必須先用破瘡頭急用內托流氣飲清肝流氣飲

仍貼透骨膏　對口急用清心流氣飲　通肝發背　左右牛厄此三症

用消毒流氣飲　懸癰一名鴨蛋癰用內托流氣飲追毒流氣飲

腳心疔用定痛敗毒飲　即內消沃雪湯　天蛇頭方在五十一形圖內

[illegible]疽疔　[illegible]　健堂疔　[illegible]　臂疔　濕毒流注　腿瘡　臀癰　影疽　對口　通肝發背　蜂窠背疽

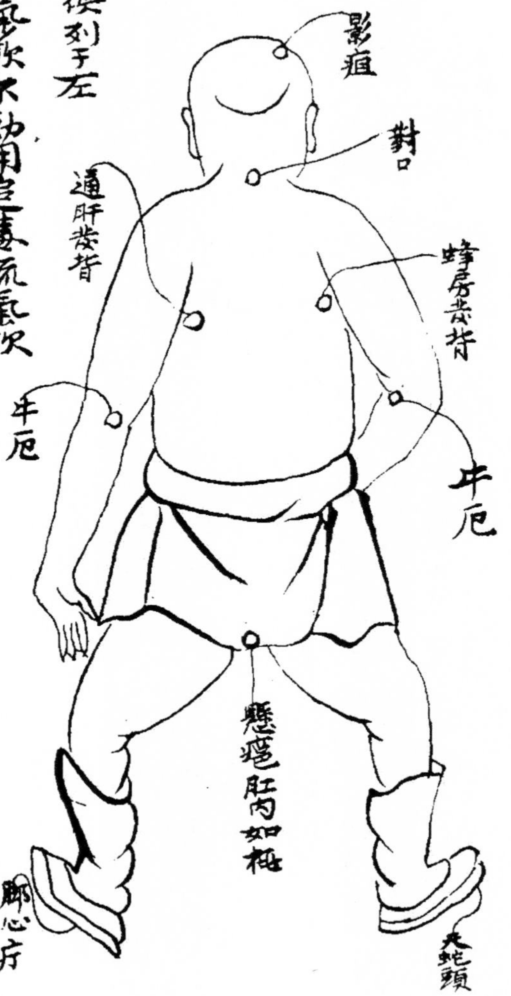

鬆疙 天蛇頭 脚心疔

# 第六十二形圖

此圖先症面西疔一名冷疔
感于手足陽明火冷受寒變
風而凝生長如粒米火成疔毒
用拘寶貫花流氣飲不效再用
追毒流氣飲托裏飲
六眼丹心肝風熱而成用清心
流氣飲 髭鬚髯須三毒脾胃
心肺風熱痰火之邪而生急
用清心流氣飲不效再服內托
流氣飲 脈毒夾毒心肺
三焦濕熱痰滯用內托流
氣飲不效用定痛流氣飲
積而毒肺肝受毒氣血凝滞而成用敗毒流氣飲少劫
用定痛流氣飲內托流氣飲 手心癰在右太陰陽明邪氣流于右足厥陰在左太陽少陰火流于左足太陰陽明復流溢於上
而生毒因毒怒氣悲風寒濕熱氣血凝滞經絡不通用定痛消毒飲不散用內托流氣飲 右乳癰肝怒血滞乳窍不利
用托流氣飲不效定痛流氣飲 右乳癰風熱濕痰傳於脾胃肝肺之間用清心流三氣飲內托流氣飲
心肚癰心經熱毒壅結經絡不通定之痛流氣飲內托流氣飲 手腕毒生于掌後心經受風寒暑熱毒
怒驚恐經絡結滞用敗毒內托三流氣飲 便毒與鯉魚毒二症生于腿之左右縫間此膀胱濕熱傳于肝
腎用消毒定痛內托三流氣飲 膝眼毒膀胱受邪流于脾胃用紫苏流氣飲若火結成癰內托
定痛二流氣飲 鶴膝風憂鬱濕氣傳于肝腎筋骨之間[illegible]傳脾胃用紫蘇內托三流氣飲
腳指毒腎經受邪傳于陽明經聚處用紫蘇內托定痛三流氣飲

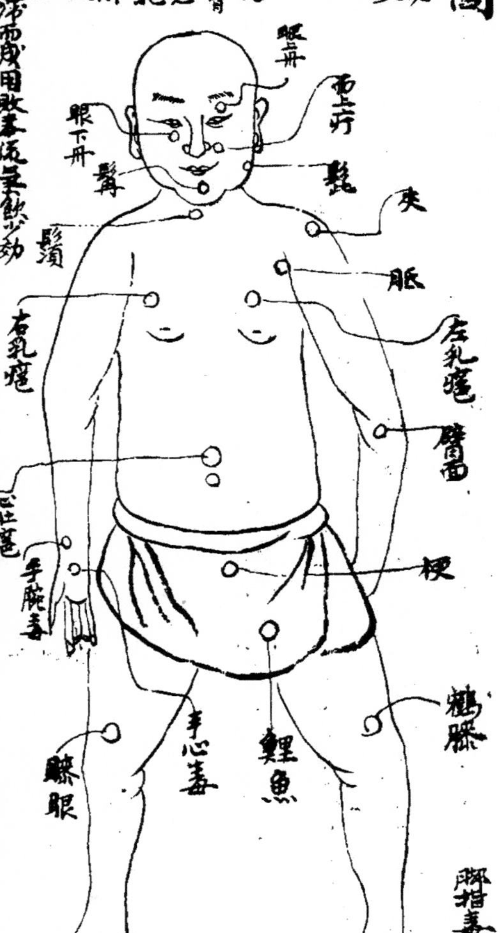

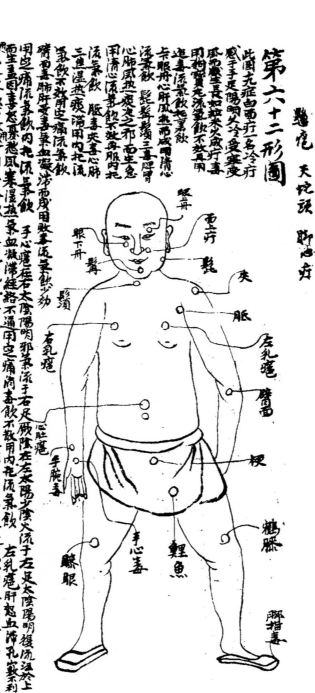

# 第六十三形圖

又有瘴疽此症因受山嵐瘴氣伏藏筋骨之間年月久遠令人痛附筋貼骨始若黑色頑痹如木石其毒附于筋骨重按方知微痛後既變青色如拳作☐☐諸惡烽起黑漿緊小始見黑色急用砭法令出惡血宜服不換金正氣散加羚羊角以散其風毒

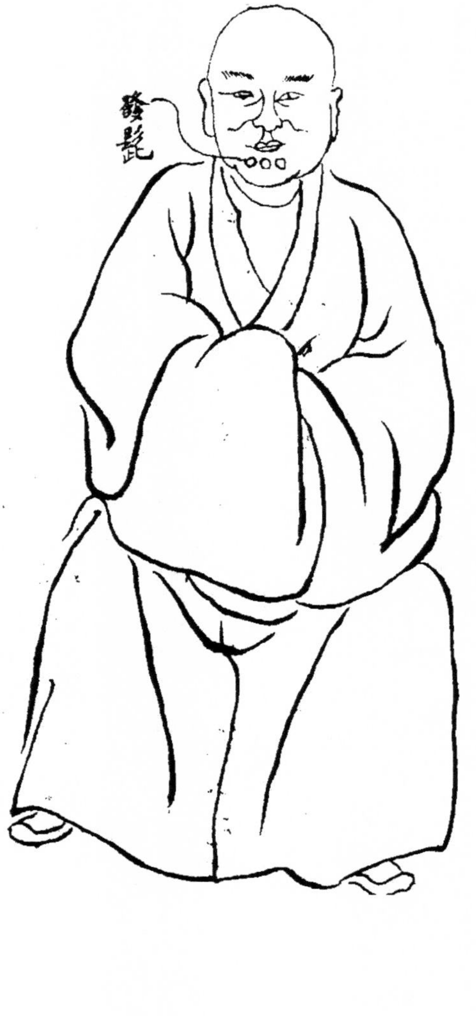


此圖發髭者脾胃虛熱心肺風熱流注三焦上攻承漿之端承漿之側如芒刺四邊腫硬而痛時麻痺黃水流憎寒吐逆先服當歸連翹散吞口罨藥破貼針頭散神應膏乳香托毒散乳香黃芪散

脛毒 面疔 鬚髭疔 頰疽 夾疽 腮疽 產乳癰 臍癰 便毒 肚癰 手發毒（鯉魚） 手心毒 鶴膝風 膝眼癰 腳指毒 蠹疽

# 第六十四形圖

產後瘀痕氣血損絡俱虛外感六淫內傷七情瘀血作搏
而生此發於陰分法宜大補扶助根本兼行瘀血生新血為
要和脈生化之就症以減以消之有表邪脈生視散於裏
熱以生丹毒之類膝附之處裏濕則恐毒內陷
藥味宜和平純善最忌汗下峻劑

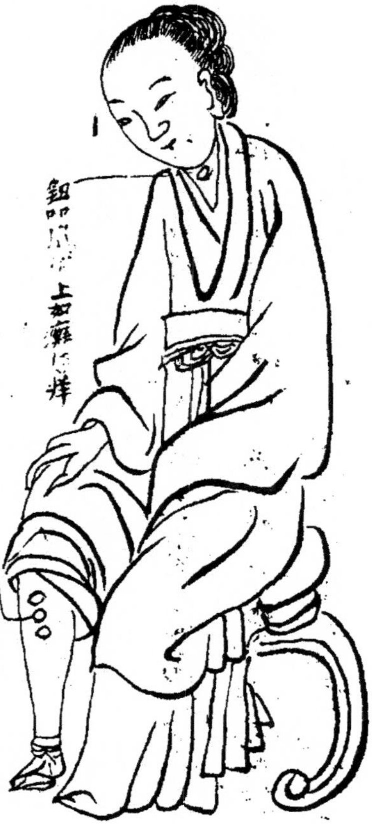


此圖斷臁腎虛風寒濕攻于三里穴之傍陰交之側漸漸膿淫先用洗毒散洗淨敷麝香輕粉散以神應膏貼之再服當歸黃芪散

# 第六十五形圖

疥瘡有[illegible]即名[illegible]砂疥[illegible]
[illegible]症[illegible]膿疥即膿[illegible]瘙痒[illegible]
[illegible]化生[illegible]赤
或有[illegible]染而生[illegible]先[illegible]遍[illegible]痒[illegible]
瘥[illegible]市濕疥[illegible]脾[illegible]虫疥[illegible]砂疥
[illegible]屬[illegible]脾[illegible]濕[illegible]

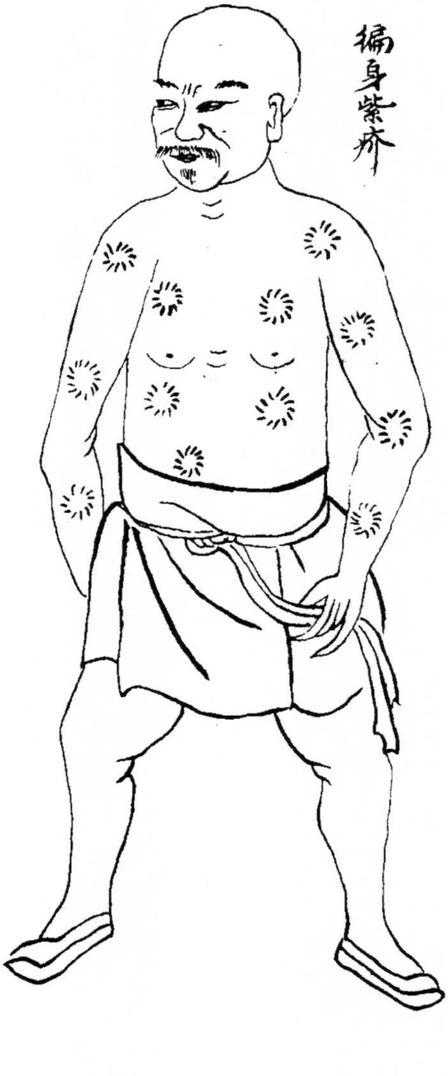

徧身紫疥

此圖紫疥風濕熱中於心肺發于皮膚或痛或痒徧身疥癬頂里心陷精神昏倦恍惚似繩牽生於胸腹毒甚嘔逆治与疔仝病原治法列于六十形圖内

斷臟　徧身紫疥

# 第六十六形圖

又有黃水瘡形如粟米而痒兼痛破流黃水浸淫
而成此瘡乃可生由脾〻濕熱外受風邪相搏而成
又有暑瘡遍身小癤肌膚紅暈次生膿瘍發熱心煩
日夜〻〻熱由暑〻〻節積毒而致
又有天〻〻瘡滿身白泡大者破流膿水蔓延則生其頂色根赤燎漿泡
又有浸淫瘡遍身如栗米浸淫漸大蔓延成片痒〻上
熱由心火脾濕〻〻而成從口流向四肢者順從四肢流心者
口者逆

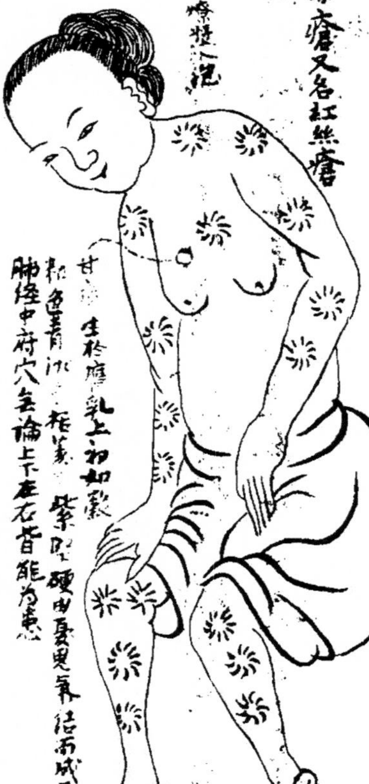
火赤瘡又名紅絲瘡
甘疽生於膺乳上初如穀
粒色青次〻桂豆紫堅硬由憂思氣結而成房
肺經中府穴八會論上下左右皆能為患

此圖名火赤瘡又名紅絲瘡火赤瘡氣血虛風熱甚初如赤疥火燎之形膿漿黃
水流時粘皮即破爛先煎洗毒散洗之後服當歸連翹散乳香黃芪散
紅絲瘡心小腸風热上乘肺金瘡頭紅丝貫穿或痛或痒血箭紅丝到心必死宜
當砭刺出血及紅丝頭行處亦刺出血貼針頭散服当归連翹散解毒丸

# 第六十七形圖

白駁風生於面[illegible]項內[illegible]變白狀類癬點延不痛不癢由風邪搏於[illegible]於皮膚[illegible]致令氣血失和施治宜早若因循日久甚者延[illegible]身[illegible]亦次服[illegible]刮破患處至燥痒取鰻鱺魚脂日三塗之一方樹[illegible]中水温洗之[illegible]摘桂心牡蠣[illegible]為末面油調塗日三夜一甚效

婦人陰瘡

陰瘡[illegible]名[illegible]堡生於兩陰[illegible]如陰中挺出一條如蛇形者名陰挺由肝鬱[illegible]虛弱或產後[illegible]所致[illegible]陰戶[illegible]然腫而作痛者名陰腫又名蚌疽因[illegible]血分所致如陰器外生瘡[illegible]內生小虫作癢者名陰蝕又名蟨瘡由[illegible]虛積[illegible]所致若寒熱[illegible]若[illegible]相似者由[illegible]入臟[illegible]和陰戶開而不閉痒痛出水者名陰[illegible]由憂思太過所致如子宮脫出名陰癩俗名癩[illegible]由氣血俱虛所致由思慮不遂肝氣一結而成者必[illegible]如有[illegible]實之意因而發久之隨怒而下

此圖陰痱瘡治法与足生大疔同

貼骨疽病原治法列于五十形圖內或云以凌霄花藤敷之一种方惟取其根名烏鴉根敷之俗名為懶藤是也

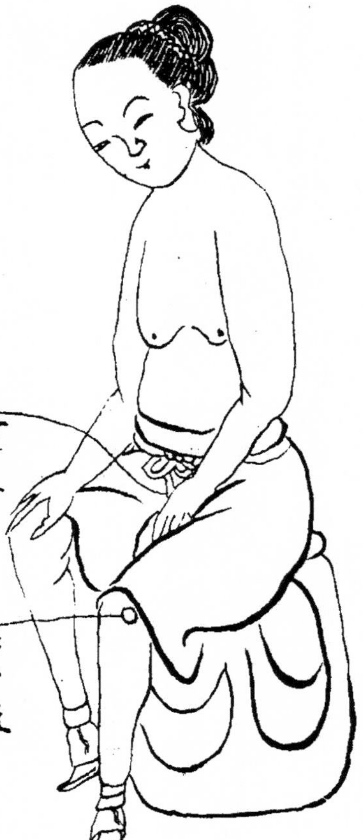


火赤瘡又名紅丘瘡　陰痱瘡　貼骨疽

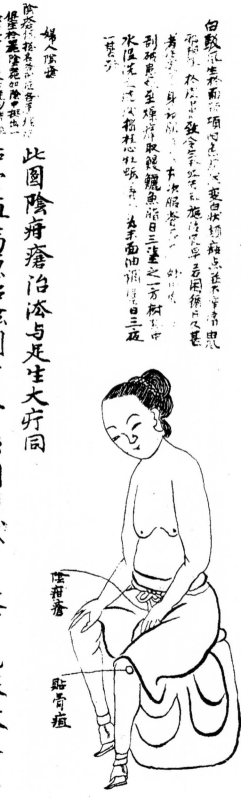

# 第六十八形圖

耳症[illegible]

耳疳耳内[illegible]痒生膿因腎[illegible]
[illegible]者[illegible]名停耳但由[illegible]
濕[illegible]肝[illegible]成[illegible]風[illegible]經熱[illegible]生
[illegible]有因[illegible]熱[illegible]形[illegible]
[illegible]痛[illegible]破[illegible]耳[illegible]血熱所致耳[illegible]
流[illegible]耳痔[illegible]耳挺[illegible]耳[illegible]
[illegible]耳挺[illegible]
[illegible]但[illegible]腎[illegible]胃[illegible]
[illegible]結[illegible]

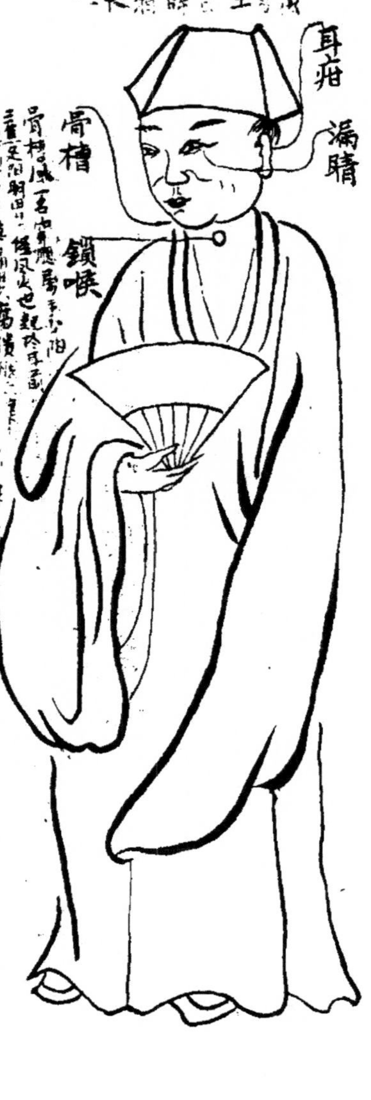


骨槽風一名[illegible]風也[illegible]
[illegible]
[illegible]

此圖漏睛瘡乃肝腎小腸風热上攻復注于睛内初起痒痛漸成膿水流出眼眥日久睛昏氣散敗先以黄芪地骨皮煎湯洗之内服黄芪湯外貼神應膏

耳疳風热入腦注于小腸致腎虚寒浸漬水連年膿穢吹以麝香枯凡輕粉

骨槽風由於大腸風热牙齒餂腐血流咽喉連腮痛腫服乳香蓽茇散當归連翹散

鎖喉風係心经热火小腸風痰壅肺毒發於聽會之间注於懸之側初如瘰癧後則腫痛膿淫服当歸連翹散乳香拔毒散外用膏貼之

肝热感風癰 肺热虚寒膿癰 脾胃風热實癰 風热怒血癰不破可灸貼如聖餅神應膏

# 第六十九形圖

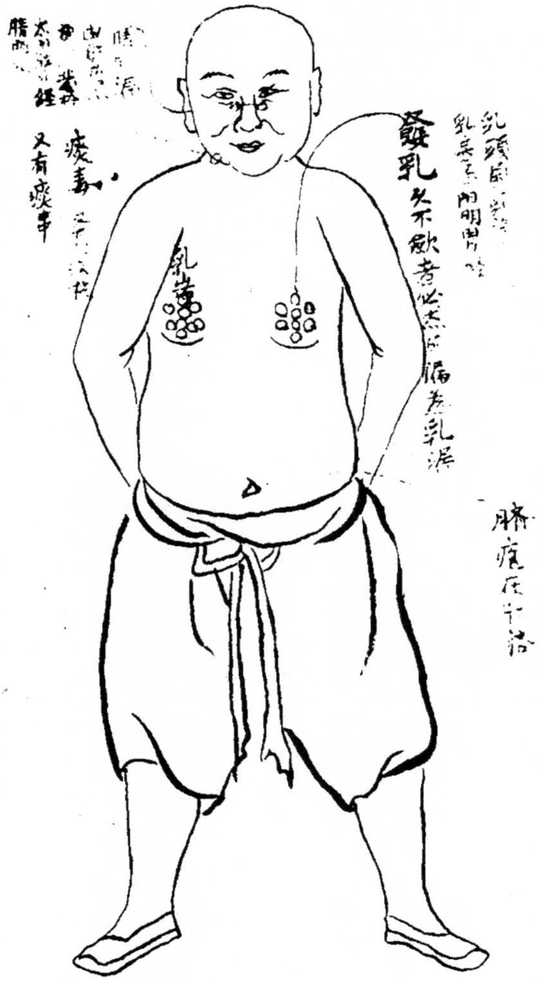


此圖發乳者內有濕熱及鬱怒之氣外感風熱生核塊在乳房久結成瘡疽用當歸連翹散黃耆湯次之外貼追毒散神應膏

耳痈　偏腦　背槽　鎖喉　發乳

# 第七十形圖

癬瘡有六乾〻癢濕之症如虫行又有生在下部陰囊之處亦謂之癬
風癬○久不愈頑○也出○○癬松皮癬刀癬不定○以○
虫○○○○毒○○傳○又有面上生癬初如○○痛或漸
成細瘡時作痛○○嵌○○○名為吹花癬俗名桃花癬
也婦女多○○抵由脾○風熱阳氣上升而成宜服○風清熱
正跟疽生○實○○○鬼咬○○○○痛後破○○淋瀝經云鬼咬狀如
赤豆○○由臟腑○○仟出○○○○傷○○宜急治○○宴蓋○
○○俱○○屬太陽○○經○○○○蟠○○又係腎經虛
過○○湧出○○○肉筋氣○○○○○

此图火殰風邪外感血脉之中心經内热而成毒初生赤色
漸腫串皮先用當归連翹散再用洗毒散洗之　纏腰者腸内血凝氣滞
結成瘡於小腹先服当歸連翹散解毒丸次用乳香黄芪散若已成膿刺
破用膏貼但乳香黄芪散自然膿從大小便出即愈　水流麻根腎翹傍陰
處心火並于血脈隨處生之及皮破腫潰嘔逆頭痛連百節用當歸連翹散解
毒丸疼痛以乳香黄芪散追毒散　疥癬風濕热生虫心火大盛燥烊先
用升麻和氣飲再用如圣散

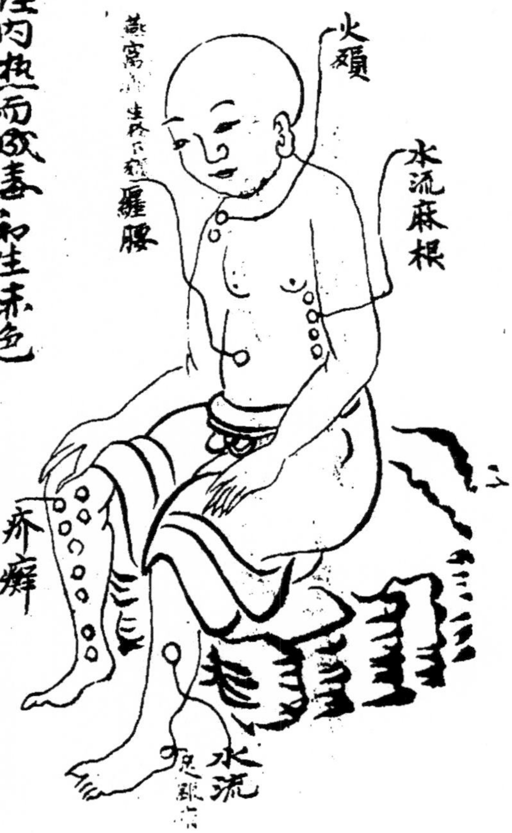

# 第七十一形圖

又有多骨疽[illegible]一名[illegible]生于腿股并[illegible]
胞[illegible]手足腿膝等处有因腎虚[illegible]生瘡久[illegible]不退
[illegible]錠[illegible]裴[illegible]凝結借人之氣[illegible]
多骨者又有初生落[illegible]身肉之中按之有如脆骨[illegible]
氣受之精[illegible]交錯[illegible]待必於脆骨所生之处
突然發腫生[illegible]及潰破成多骨脱出其口方收有[illegible]
骨出之不休者名曰骨脹难愈宜附子餅[illegible]盖
[illegible]寒[illegible]故從[illegible]若朽骨内含[illegible]
其腫[illegible]泡宜[illegible]陀僧[illegible]令朽骨
出尽[illegible]

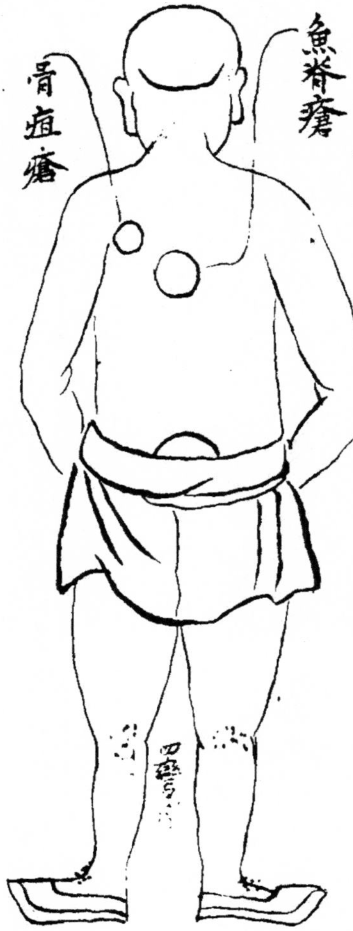


四彎[illegible]脚[illegible]形如[illegible]
[illegible]形如[illegible]癬宜大麥[illegible]
即止[illegible]

此圖二症魚脊瘡脈中精冷虚热傳筋骨之間中初如癬破則黄水流沿生白泡似魚脊先服当归連翹散乳香黄芪散瘡上貼針頭散烏金追毒散

骨疽瘡腎経風热血凝氣滞徹骨腫痛痒疼頑悶日久成膿以針破之用温経活血湯黄芪丸乳香黄芪散成膿針破入蟾酥丸追毒散

火頑　水流麻根　纏腰　疥癬　魚脊疮　骨疽疮

# 第七十二形圖

虛身疳毒生在脇肋之下小腹之上軟肉之處內通腸臟初起微疼漫腫半年或數月漸大疼痛久則膿潰若穿內膜者必蛀蟲出十數條現症不起者總因先天不足後天不節身体羸弱虛怯而成治法宜大補氣血溫通經絡切脈數症而治又名腸癰 蛀蟲串出必無救矣

一孫姓其年九歲先天不足腎水枯涸元氣衰弱漸作寒熱日夜不止胃弱神倦一月後右肋下漸腫微疼漫腫經數月始潰膿清後肉穿脇膜一細眼出蛀虫十三條後漸覺神昏諸藥不效而死矣

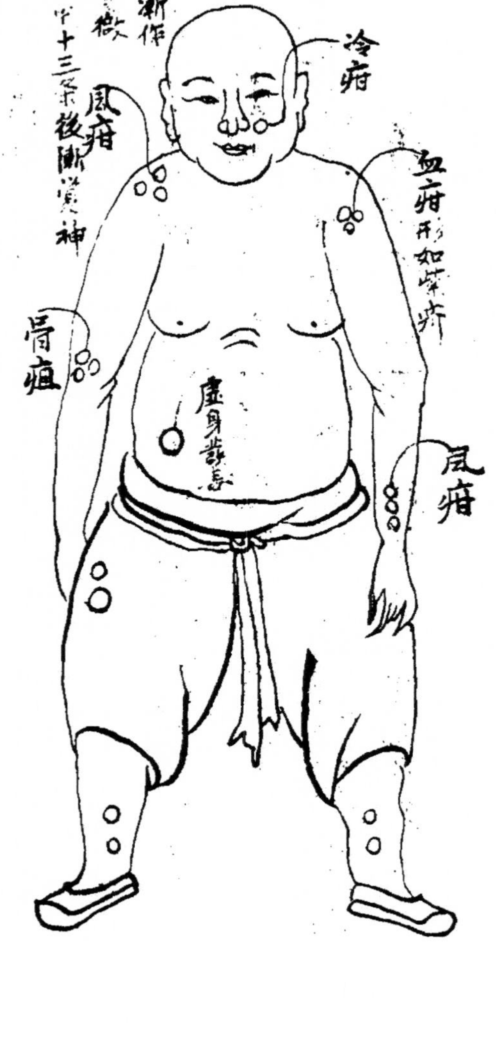


此圖有四疽骨疳瘡病原治法列于右總係臟腑虛寒風熱注皮而生 冷疳外邊臉皮膿水不乾日久潰深必害人宜服消風散

赤暈起圍為紫疳致四肢痒疥而為風疳風熱侵肌而成血疳治法俱用當歸連翹散乳香輕粉散若風疳生于穀道之傍注于承山之側初如疥癬破時黃水成瘡風濕相傳遍身皆生不治之症急服黃芪丸如聖膏

# 第七十三形圖

癱疽一名蟠□　初起紅□次変黑色小如粟□大如桃李隨處可生疼痛應□不止腐爛□□□破膿如□汁出尽□□□積□□□

此圖發腦者陽熱伏結督脉毒氣上壅玉枕骨端或風池天柱之上赤腫熱破潰痛逆則黄水順則白膿与對口發背合治外貼神應膏

冷瘡　血瘡　風瘡　贵瘡　風瘡　發腦

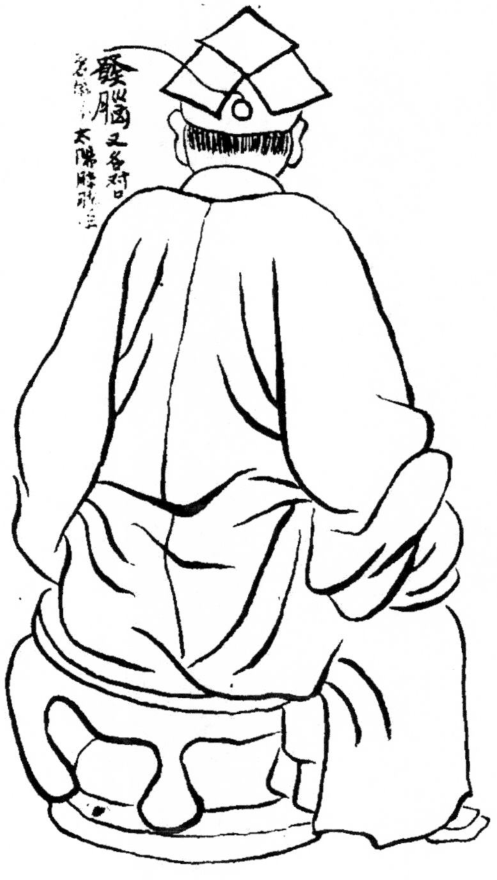

# 第七十四形圖

貓眼瘡又名寒瘡 每生于面及遍身由脾經久一
濕熱復被外寒凝結形如貓眼光彩閃爍無
膿無血但痛痒不常久則近脛宜服清脾除
濕湯外付真君妙貼散更兼多食鷄魚蒜
韭忌食鮎魚蟹蝦而愈

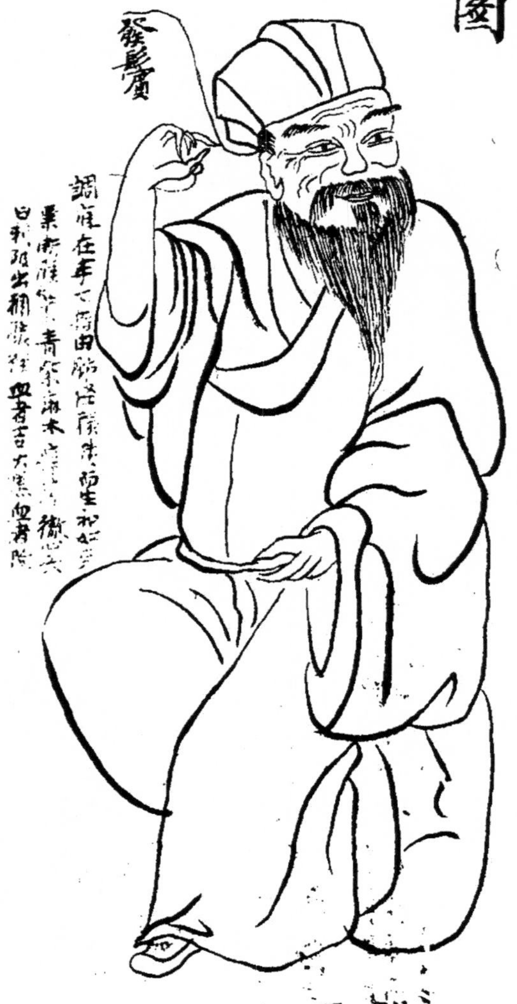

此圖鬢髮者風热壅於手陽明少陽會合之間連于耳後漸〻赤腫生膿血沉困頭眩吐逆生寒热盖脾胃濕热之毒也用當歸連翹散解毒丸追毒散追風流氣飲

# 第七十五形図

瘤者形大頂圍高 瘿 瘤者…小而下垂

伏兔疽経云伏兔不宜生瘡乃胃経穴道在膝蓋之上六寸正中用力大如掌一堆肉处禁用針灸始発皮紅又作疼痛徹心由胃火毒滞而成潰後最难收斂初治同附骨疽

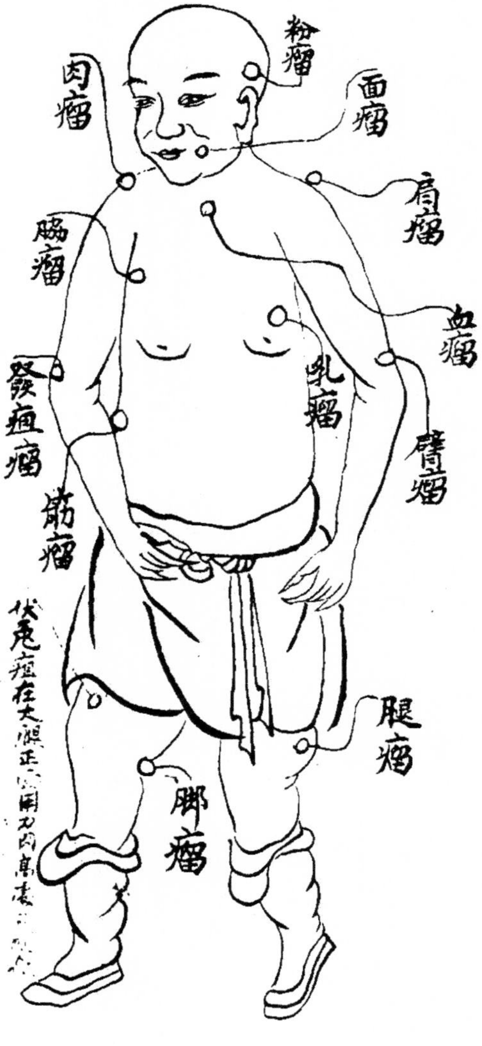


此図有十弍症病原治法俱列于左

夫瘤者風寒湿热陽於脾胃心肝肺腎傳於六腑壅滞経絡留於腠理血結氣滞日漸增長或有内潰自破裂用将梅花散敷之外敷嘅四五日膏待七日後取去即用透骨膏貼之服流氣飲 粉瘤 面頰瘤肝経

蒜葉 粉瘤 面瘤 肉瘤 肩 血 腸 臂 乳 發疽 筋 腿 腳瘤

受風寒濕熱上攻頭面用消毒流氣飲透骨丹貼之　肩瘤　乳瘤憂思鬱結血氣不和用内托流氣飲鵝油透骨膏不可開刀　血瘤血結氣滯經絡不通熱聚而血出不止用梅花散白玉膏透骨膏　肉瘤脾肝邪傳脾毒逆于肉裏用清肝流氣飲　脇瘤腸胃受邪壅滯肉裏用消毒流氣飲貼透骨丹不可開刀　筋瘤肝經受風熱之邪傳脾逆于筋骨之間用清肝流氣飲　臂瘤　腿瘤　脚瘤三者皆因脾胃濕熱流注于手足之經用消毒流氣飲貼透骨膏、發疽瘤病原治法亦全

# 第七十六形圖

血熱瘤此症一名胎瘤[illegible]無定處由小漸大嬰兒落草或一二歲之間患之瘤[illegible]中含血絲亦有自破者治法雖同胎瘤但此先天腎中伏火精有血絲以氣相傳生子故有此疾終變[illegible]潰處亦难收歛

胎癥瘡[illegible]奶癬痒起白屑濕淫總由胎中血熱落草受風而發[illegible]

又痘疤總由出痘漿不足留於經絡之中就處可生又有痘疔又有痘[illegible]裡來癥總由痰[illegible]凝結而致生痘疔者致痘不能灌漿[illegible]

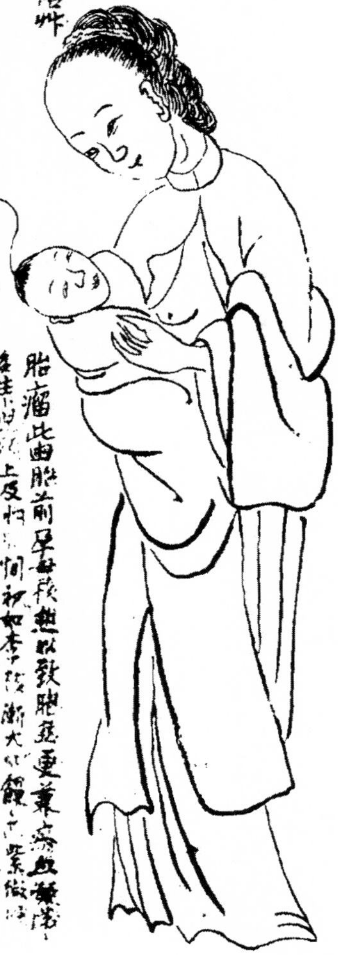

鴉啗瘡

胎瘤此由胎前孕婦積熱以致胎兒更兼氣血凝滯而生[illegible]上或於[illegible]間初如李核漸大如饅[illegible]紫微[illegible]漫腫[illegible]疼痛若瘤[illegible]熱退[illegible]方可[illegible]之出未[illegible]若[illegible]者必待[illegible]熟遠針之[illegible]者針[illegible]於盆[illegible]

此圖鴉啗瘡胎中邪熱氣虛初如錢眼後潰深如鴉啗先服解毒丸鴉啗散麝香輕粉散敷之

鴉啗瘡

# 第七十七形圖

瘖瘟因汗出受風或露卧乘涼風邪客中表虚之人初起皮膚作癢後發疙瘩形如豆瓣推累[illegible]

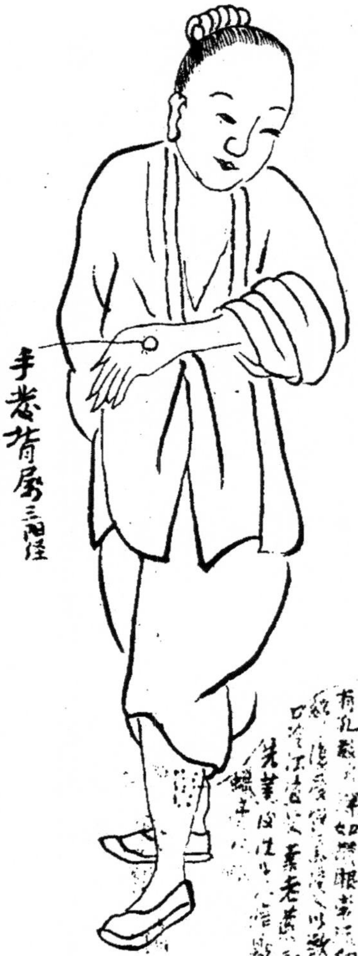


[illegible]在腿[illegible]間形如[illegible]破爛中有孔[illegible]如[illegible]根[illegible][illegible]以[illegible]先[illegible]

此圖手發背風熱相侵血氣滯澀經絡發于手背上如粟米大毒氣攻心或痛或痒偏身麻木寒熱頭眩吐逆四肢煩亂神昏目暗先用當歸連翹散解毒丸乳香黃芪散去毒肉用桃花散收口

# 第七十八形圖

上水魚疹在委中五寸摺紋處形如魚樣色紫作疼而感

指田血疾遇行相搏血瘀凝結從法其[illegible]出[illegible]

用二黃散[illegible]數莫[illegible]

腓腨發在小腿肚也又名魚肚瘡暑[illegible]生者俗名

鯉魚英子也[illegible]不足[illegible]積熱[illegible]

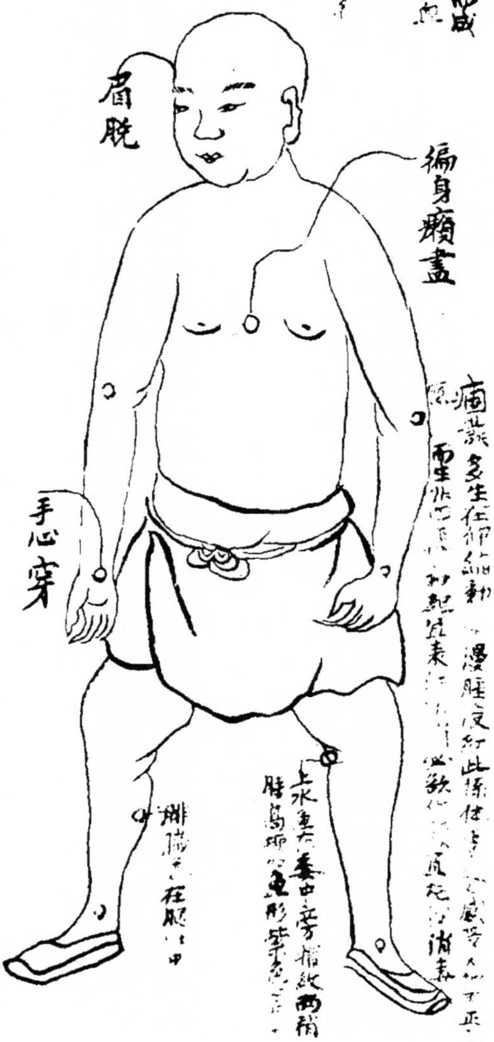


此圖大麻風邪中血脈若皮膚不裂四肢不壞用白花蛇丸消毒除氣飲追毒水銀膏敷之不可輕忽亂治切忌色慾酒醋鹽醬蔥蒜油膩麵食雞鵞鮮腥之物口吃淡飯若眉脫遍身盡癩用換骨膏鐵王酒又名醉仙散胡麻丸秦艽丸如聖散

手安背　遍身癩盡　手心穿　眉脫

# 第七十九形圖

骨瘀、瘡形如粟豈色紅漸大如梅如李黑毒而成血不出膿不生痛亦不止久則延亦傷身內外治法

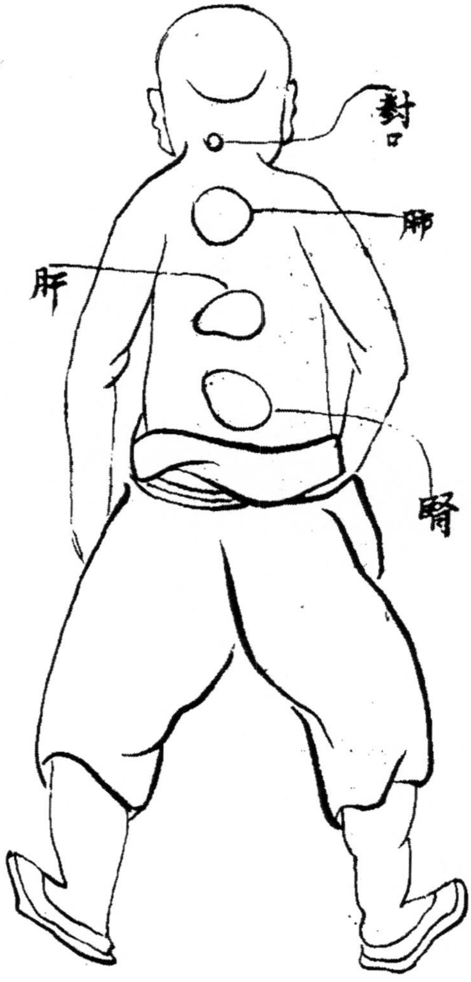


此圖對口疽病原治法列于二十七形圖內

發背者憂苦淫樂榮衛兩虛風熱邪毒注于筋骨氣血壅住濕痰壅滯元氣衰敗用當歸連翹散解毒丸乳香黃芪散瘡口敷蟾酥丸四边腫處貼乳香拔毒散如潰敷追毒烏金散後用桃花散收口

# 第八十形圖

疔瘡有數名者論陰陽分上下歎知經絡辨何方疔名火焰生於心經生於唇指中心痛麻癢炮泡 毒發肝經名紫燕疔生於爪甲 破流血水爛甲筋指[illegible]强神昏 黃鼓疔發於脾經多生口角與顴骨[illegible]泡光潤紅色[illegible]硬纏身嘔吐 白刃疔生於肺經白頭頂硬易腐[illegible]損眼喉吐痰涎[illegible]急甚 黑靨疔發腎經黑斑紫泡硬如釘[illegible]痰[illegible]驚悸沉昏露睛 又有紅絲一疔[illegible]疼斷黃紅若紅絲[illegible]至攻心必難救矣 若在上宜針[illegible]至針為砭若用鐵針有忌[illegible]之疔故用[illegible]在下宜灸 但疔疼[illegible]倘灸之[illegible]毒攻心[illegible]須要[illegible]酌 諸疔[illegible]分陰陽辨表實 切麻痹仔細用藥 又有暗[illegible]未發[illegible]堅硬 魚頭[illegible]陰囊[illegible]如筋頭[illegible]疼痛 又有內疔先發[illegible]痛數日[illegible]如[illegible]是也 又有羊毛疔狀[illegible]偏[illegible]但前心後心有紅點如疹形視其色紫[illegible]紅者為嫩 暗內一疔不宜針刺 凡疔宜針不宜灸 羊疔邊有小瘡[illegible]者滿天星 有此者纔無此者急

此圖黑疔膀胱虛熱腎受

風邪外攻兩耳端初起黑色麻木硬如石鐵紫黑嘔吐神昏心驚恍惚多

腫困疼先用当归連翹散外貼透骨膏

赤疔心火邪热毒盛發驚狂先踈通肉毒用馬蹄香散

白疔肺大腸風热乘虛初起白色外暈膿泡咳嗽嗄連聲痰涎稠粘臭

寸口 肺 肝 腎 黑疔 赤疔 足生火疔

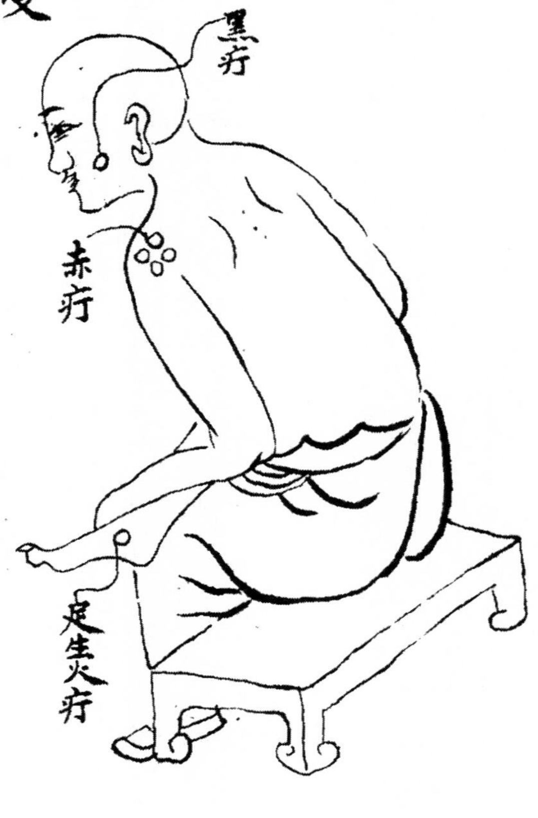

乾〃咽喉燥先服乳香黄芪散外貼針頭散蟾酥丸疼甚用追毒烏金丸

青疔肝胆火風注于經絡傳入於心火盛爍以致心驚舌强神昏語澀腎水虚寒〃作热用清肝流氣飲清心流氣飲追毒烏金丸外貼神应膏

黄〃疔風濕热毒在脾胃起於唇齒口端人中之側色黄四邊麻木四肢懈怠燥煩心驚嘔逆先服黄芪湯乳香黄芪散

足生大疔蓋膏粱之変湿热風毒安於手足太陰流注膝下初起如米粒漸潰成瘡色如敗血又似煤色經年骨節疼痛累歲不收口成陰蝕瘡先服黄〃耆湯乳香黄芪散瘡口敷鉄粉散追毒散去惡肉以桃花散收口痛則洗毒散洗之

琥珀蠟丸 此藥護心保膜之
[illegible]
白礬一兩 黄占一兩 雄黄一錢二分
琥珀一錢 朱砂一錢 [illegible]二錢
白蜜[illegible] [illegible]
先將蠟[illegible] 入上藥
[illegible]火上[illegible]丸
小粟米大 硃砂為衣
每服二三十丸
白滚水下[illegible]
二次

黍米寸金丹 此方護心托毒之藥 除毒之藥可用不可輕[illegible]最
射香[illegible] 没藥 雄黄
狗寶 輕粉 烏金石各一錢
蟾酥 粉霜 黄占 各二錢
硇砂一錢 鯉魚膽 [illegible]三個
狗膽一個 白丁香 [illegible]根
金頭蜈蚣 [illegible]
頭胎男乳[illegible]

# 枕藏外科必用諸方

## 内托千金散

人參三錢 肉桂三錢 甘草節三錢 連翹三錢 當歸 赤芍 白芷
川芎 羌活 黄連 桔梗 皂角刺四錢 山甲片四錢 各九分
酒二鍾煎服

## 千金化毒湯

歸尾五錢 赤芍三錢 白芷三錢 大黄一錢 木鱉去殼三錢 川山甲二錢 乳香各一錢
没藥七錢 乾姜五錢 天花粉五錢 酒水煎服

## 千金托裏散

連翹五錢 鼠粘子五錢 黄芪五錢 厚朴 川芎 白芷 官桂各二錢
赤芍五錢 防風 乳香 没藥各五錢 當歸 人參各二錢
每服五錢 酒水煎服

内托千金散 千金化毒湯 千金托裏散

右上為細末，除乳、[illegible]二味熬成[illegible]，[illegible]蒸[illegible]大[illegible]，重者五丸，冷痛用蔥[illegible]，[illegible]病用滚水送下，[illegible]重[illegible]汗出為度。

三發膽奇方 即神燈照法
方治寒毒不[illegible]最妙

雄黃 硃砂 血竭 沒藥 各[illegible]

研末

次宗每用三分，綿紙裹藥為撚，長尺許，麻油潤透，灼火離瘡半寸許，自外而內周圍徐徐照之，[illegible]用三[illegible]以至四[illegible]，每瘡[illegible]漸減，[illegible]次用[illegible]後大[illegible]，[illegible]不必用此法。

意金多散 [illegible]

圍藥

天花粉[illegible] 黃柏 大黃

姜黃 白芷各[illegible]

陳皮 甘草 厚朴 南星各[illegible]

共細末[illegible]

# 乳香定痛散 即內托清肝散

人參 黃芪 當歸 川芎 白芷 甘草 乳香 烏藥

防風 桔梗 枳殼 厚朴 生姜 大棗 等分煎服

# 柴胡獨活湯

柴胡 人參 獨活一 秦艽一 赤芍五 青皮八分 當歸一錢

青皮一 銀花五 天花粉一 水酒煎服

# 真人活命飲

貝母一 防風八分 歸尾一 陳皮錢半 天花粉一錢 金銀花三錢

皂角刺八分 甘草節八分 乳香一 沒藥八分 白芷八分 赤芍八分

山甲 壁土炒一

好酒煎服，飲者服後再飲數杯以助行藥氣

# 內消散

歸尾五 赤芍一 白芷一 大黃三錢 乳香一 木鱉子一

四虎散 此治[illegible]

南星 草烏 狼毒 半夏 [illegible]

為細末，用猪腦[illegible]調付瘡

上南星[illegible]

冲和膏 此[illegible]

青膏[illegible]重赤外科[illegible]

紫荊皮 [illegible] 独活 [illegible]

赤芍 [illegible] 白芷 [illegible] 石菖蒲 [illegible]

為細末，葱汁熱酒調付[illegible]

鐵桶膏 此收毒[illegible]

散漫之毒俱可用

銅綠 [illegible]

五倍子 [illegible] 白芨末 [illegible]

一錢 各等 [illegible]

為細末，用陳米醋一碗[illegible]

內慢火熬至一小杯[illegible]

色為度，待温用

上藥不拘多少，內[illegible]

溫用新筆蘸塗瘡根

上以濕紙蓋其瘡根[illegible]

出內收[illegible]

漸大

甘草末 天虫末 [illegible]毒末 金銀花末 天花粉末 皂角刺末

土木鱉去壳 川甲壁土炒 酒水各一碗煎服

化毒消腫托裏散 即消毒內托散

黄芪 天花粉 當歸 川芎 桔梗[illegible] 陳皮 紅花各[illegible]

白芷 厚朴姜炒 防風去蘆 銀花[illegible] 角刺炒[illegible] 山甲壁土炒[illegible]

水酒各三碗，煎七分，不飲酒者只水煎服

解毒生肌定痛散

乳香 末藥 兒茶 青黛各等 血竭[illegible] 龍骨[illegible] 冰片[illegible]

川連[illegible] 麝香[illegible] 輕粉[illegible] 胎骨[illegible]

追毒奪命湯

歸尾[illegible] 乳香[illegible] 角刺[illegible] 末藥[illegible] 防風[illegible] 貝母[illegible] 赤芍[illegible]

甘草[illegible] 陳皮[illegible] 白芷[illegible] 山甲[illegible] 銀花[illegible] 天花粉[illegible]

乳香定痛散 [illegible] 真人活命飲 [illegible] 化毒消腫托裡散 [illegible]

退表寒熱湯

右十三味為片用井水一盞酒二盞煎至八分蓋極口勿令走氣煎藥須迴避雞犬婦人病在上食後服在下食前服

此方出華陀青囊書中今刊袖珍方內人皆忽而不用真可惜也

加減鉄箍散

大黃　白芷　蒲黃　天花粉　連翹　五棓子　元參　黃柏

黃芩　白芨　白蘞　赤芍　經秋芙蓉葉　上十三味等分為末

二十四味流氣飲

人參　木香　甘草　黃芪　厚朴　柴胡　紫蘇　桔梗

枳殼　官桂　檳榔　川芎　白芷　赤芍　藁本　归尾

防風　烏藥　元胡　五靈脂　陳皮　半夏　茯苓　黃芩

右二十四味各等分用水煮升大砂鍋煎服

江子霜　即神豆霜

血餘　蓖麻子　巴豆各去殼　當歸尾　木鱉子去殼四十粒　山甲六十七片
松香六兩　川芎　連翹　槐子　大黃　苦參　杏仁
川椒　莪朮各末　乳香　丁香　木香　沉香各二錢
麝香錢　候油滴水成珠方可入之　麻油三斤　頭髮一兩　待髮化去渣椰
枝攪漸入紅丹十八兩收膏

羌活歸芎湯

獨活　秦艽　赤芍　當歸　貝母　黃芩　連翹　銀花
白芷　羌活　以上十味水煎分溫服

千金內托止痛散

黃芪蜜炙　人參　防風　川芎　桔梗　厚朴薑汁炒　蒼朮
肉桂　白芷　當歸尾　甘草　枳殼　以上十二味水煎分大盞
歛之如不進飲食加香附砂仁　痛加乳香　沒藥　毒盛未潰加
如潰膿難斂　二方出生氣集驗　一方至　羌活歸芎湯　千金內托止痛散

知母 貝母 咳嗽加陳皮 半夏 杏仁 不便加大黃 芒硝 小便不利加

麥冬 車前 木通 燈草

青皮 柴胡 桔梗飲

柴胡 青皮 桔梗 歸尾 白芷 貝母 黃芩 連翹

只殼 羌活 獨活

加減內托流氣飲

人參 黃芪 甘草 柴胡 桔梗 白芷 陳皮

半夏 貝母 川芎 連翹 右十一味等分水煎服在飯後

復元通氣散

木香 茴香 青皮去白 山甲炙 陳皮 白芷 貝母 香附

甘草 右九味等分水煎服 一方香附易漏蘆

又方

青皮 陈皮 甘草 白芷 生地 熟地各钱 山甲半
茯苓半 连翘钱 银花钱 右十味用陈酒煎服

海藻散 又名三因破结散

海藻洗 胆草炒 海蛤粉 通草一 枯矾各三钱 昆布三钱洗 松罗茶三钱
麦麴炒 贝母去心 半夏三钱 右研为细末每服二钱陈酒送下忌鲫鱼
猪肉切半 生姜汁 雄黄物

流氣飲

紫苏 桔梗 只壳 甘草 防风 柴胡 川芎 羌活
白芷 乌药 犀角 连翘 独活 当归 上药等分煎服

隔紙膏

白芷 川芎 黄丹炒 龙骨煅灰 轻粉少许 螵蛸 用油蒸就入老松香
右药共和油作膏
青囊散 桂枝饮 加味四物汤 流气饮 复元通气散 又方 海藻散 流气饮 隔纸膏

夾紙膏 大厚 桂心 [illegible] 藥 雄黄 血竭 藤黄 [illegible]

又方

黄芪末半 輕粉 乳香 末藥各半 銀硃半 血竭半 銅綠二下

右為末真香油調成膏攤油紙上再用油單紙一層以針刺孔數十掩

膏藥上貼之日一易其膏

又方

煅石羔 枯凡 等分為末用桐油調成羔作隔紙羔貼之

化毒活血湯 即萬金奪命湯

歸尾 山甲 角刺 陳皮各等 赤芍 甘草 防風 白芷

天花粉 銀花 貝母 末藥 乳香各等 上毒用桔梗 下毒用牛膝

已潰者用參芪

飛龍奪命丹

山甲 角刺 陳皮 穀芽各等 乳香 末藥 歸尾 赤芍

貝母各八 甘節八 白芷八 天花粉八 用水煎服

化毒祛風散 即定痛流氣飲加香附桔梗紫蘇

人參 黄芪 當歸 川芎 厚朴 枳殼 烏藥 防風

白芷 烏藥 香附 紫蘇 桔梗

九仙奪命丹 又名九仙散

南星姜製 半夏姜製 白礬枯過 枳殼麵炒 厚朴姜製 木香五分 人參三分

豆豉一兩 甘草三分 阿魏五分 檳球五分 研末搗為餅 臨上嚼下而服

餅細嚼姜湯送下

七味硇砂散

辰砂下 銀珠下 甘石下 瑪瑙下 麝香五厘 冰片五分 硇砂下

煉硇砂法 將硇砂同搗地坑一尺許 安鏡坑底鏡上以碗蓋之 坭築實周圍三七日

鏡上堂中結黑塊 以刀割下 豆腐內蒸化作水 以夾湯煎干 則成白塊 重 錢

化毒湯方 飛龍奪命丹 化毒祛風散 九仙奪命丹 七味硇砂散

十宣湯

人參 黃芪 白朮 當歸 白芷 防風 甘草 川芎 烏藥

官桂 白茯苓 生地 連翹 水二鍾煎服如身熱去官桂加黃芩柴胡

破血散 即南星膏

大南星杵粘手滴好醋為膏依瘤大小貼之覺痒切忌手去撥動

若紙上乘乳又換之頻頻貼效

苦參丸

苦參四 荊芥两 防風两 白芷两 川烏两 赤芍两 何首烏两 獨活两

梔子两 牙皂两 蔓荊子两 茯苓两 山茱两 蒺藜两 白附子 两 川芎两

右麵糊為丸梧子大空心酒送下三四十丸或在臨睡時服

清心流氣飲

茯苓 木通 豬苓 澤瀉 青皮 防風 柴胡 羌活 香附 川芎

紫草 甘草 赤芍 麥冬 等分水煎服

七寶湯

鵝管石 明礬 甘草 黃柏 沉香 白芷 歸尾 等分水煎服

乳香化毒湯 即內消沃雪湯

當歸 青皮 黃芪 桃節 射香 連翹 山甲 貝母

陳皮 乳香 赤藥 皂角刺 天花粉 銀花各八分 甚者加大黃

水煎服 又方有白芷 白芍 各八分

化毒丸

銀朱一錢 射香一錢 硼砂一錢 辰砂七分 雄黃五分 輕粉三錢 蟬退廿个

右加蟾酥丸共為末 放一丸於舌上取涎

如聖餅

雄黃三錢 人言一錢 乳香一錢 酒和搗餅如錢大 如瘡破只貼瘡邊

蟾酥 [illegible]丸 [illegible]飲 七寶湯 乳香化毒湯 化毒丸 如聖餅

二青草末飛丹散 治白禿瘡

青黛 銅青 羊末 飛丹 等分為末

敗毒流氣飲 即内托追毒飲

當歸 川芎 荊芥 羌活 獨活 白芷 紫蘇 秦艽

連翹 桔梗 蘿蔔 防風 甘草 烏藥 等分用姜棗二煎

蟾酥丸

蟾酥大豆許 白丁香一錢 寒水石少許 巴豆霜一錢 蒸食饅頭少許 寒丸菜豆大每服五六粒

狗寶丸

蟾酥一錢 麝香一錢 硃砂一錢 狗寶不癩狗內取者 酒為丸如粟米大每服用葱白二寸酒送下

白玉膏

甘石煉末取 白凡 乳香 沒藥各一錢 白蠟 滑石 石羔各一錢 白膠香

龍骨煉一錢 猪油二兩 先煎猪油熔膠蠟化入衆藥末為膏

紅玉膏

龍骨　赤石脂　兒茶　血竭　沒藥　乳香各半　輕粉半分或　冰片二分

用麻油四兩入当归半兩煎枯去渣入前四味再煎一二沸入乳沒黑煎匀後入黃丹末溶化冷定入輕粉冰片攤貼

三香內托散

人參　木香　黃芪　甘草　紫苏　厚朴　桔梗　只殼　官桂

防風　烏藥　芍藥　白芷　當归　乳香　川芎　丁香　等分煎服

敗毒流氣飲

人參　紫胡　防風　桔梗　只殼　川芎　羌活　獨活

芍藥　白芷　前胡　等分白水煎服

內托流氣飲

人參中　黃芪中　木香中　甘草　厚朴　苏葉　桔梗　防風　官桂　只殼

玄黃素龍丹散　敗毒流氣飲　蟾酥丸　狗寶丸　白玉膏　紅玉膏　三香內托散　敗毒流氣飲

内托流氣飲
烏藥各一錢 兵郎 當归 烏药 白芷 川芎各二 白芍 食遠服

連翹散
黄芪七 人參二下 甘草八下 漏芦七 升麻七 乳葛八下 連翹七 丹皮七
當归二下 生地 熟地 烏药各半 肉桂二下 柴胡八下 大力子八下 防風八下
羌活七 独活八下 昆布二下 三稜二下 莪朮二下 益智下 麦芽七 神曲二下
黄連二下 厚朴八下 黄栢二下 如腫刀去漏芦独活升麻乳葛加瞿麦

枳殼散
寒水石飛刃 白芨 白歛 地骨皮 白石脂 赤石脂各等

追風流氣飲 即追風流氣飲
紫苏 桔梗 前胡 羌活 防風 甘草 升麻 白芷
益母草 右各等分水煎服

清肝流氣飲 降心火 生腎水 養肝木

桔梗 只壳 甘草 防風 前胡 連翹 羌活 独活
赤芍 川芎 石羔 荊芥 薄荷 白芷 右各等分水煎服

加味流氣飲

紫蘇 桔梗 只壳 烏葯 甘草 防風 官桂 白芷 烏葯、厚朴
川芎 木瓜 香附 川楝 右各等分加姜棗引煎服

檳榔丸

只壳 厚朴 檳榔 紫蘇 甘草 防風 烏葯 陳皮
香附 大腹皮 右各等分加姜棗引水煎服

護心托裏散

乳香 木香 人參 黄芪 當归 川芎 白芷 甘草 烏葯 官桂
桔梗 防風 只壳 右共等分水煎服

追毒流氣飲 即內托流氣飲加味

追毒散·敗毒散 追毒流氣飲 清肝流氣飲 加味流氣飲 兵部丸 護心托裏散 追毒流氣飲

紫蘇 桔梗 只殼 甘草 防風 羌活 柴胡 白芷 烏藥
犀角 連翹 獨活 當歸 川芎 右各等分水煎服

定痛三黃散

乳香 木香 香附 人參 當歸 川芎 烏藥 防風
甘草 肉桂 黃芪 桔梗 只殼 厚朴 白芷 玄胡索
芍藥 右各等分水煎服

土苓散

土茯苓一兩 五靈脂七分 大黃五分 黃芩二錢 川山甲炙七分 木通七分 木瓜七分
白鮮皮五分 米仁五分 防風七分 人參二錢 歸尾七分 牛膝七分 白芷七分
赤芍一錢 皂角刺七分 右水煎服取汗為度効

清肺飲

連翹 川芎 白芷 黃連 黃芩 荊芥 桑皮

苦參　山巵　甘草　貝母　右等分水煎服

## 地榆槐花湯

升麻　陳皮　甘草　連翹　懷生地　秦艽　蒲黃　荊芥

當歸　天花粉　槐花　地榆　右等分水煎服

## 白花蛇丸

白花蛇（去頭尾四兩，酒浸三日去骨）　白附子二兩　牛膝二兩　當歸二兩酒浸　何首烏二兩　羌活二兩

姜蚕二兩　防風二兩　獨活二兩　萆薢二兩　荊芥二兩酒浸　石菖蒲二兩酒浸　赤芍二兩

蒼耳子四兩　炙甘草末　川芎二兩　雷丸二兩　威靈仙二兩　枳殼二兩　烏藥二兩

皂角二兩　雄黃末　苦參二兩酒浸　右研乳為末，蜜丸如梧子大，每空心服五十丸，用酒送下

## 換骨散

白花蛇　烏蛇　地龍（福建蚯蚓）　當歸　細辛　天麻　白芷　蔓荊

威靈仙　荊芥　菊花　苦參　沙參　木賊　蒺藜　不灰木

定痛三六八散　土苓散　清肺飲　地榆槐花湯　白花蛇散　換骨散

甘草 天冬 赤芍 菖蒲 防風草 何首烏 胡麻 木鱉
蒼朮 川烏 等分爲末空心每服七錢酒送下

胡麻丸

胡麻十二兩 苦參分 何首烏分 防風分 威靈仙分 甘草分 荊芥
蔓荊 石菖蒲 夕利各分 研末爲丸日服三次酒送下

秦艽丸

秦艽 川椒 人參 麥冬 蔓荊 細辛 草車 蜂房 麻黃 干姜
附子 杏仁 桔梗 桂心 獨活 當歸 羌活 黃芩 天雄 石楠 杜仲
皂子 柴胡 豬膏脂 烏頭 甘草 川芎 防風 等分酒浸飲三次另以白附子川芎
荊芥等分加馬鬃灰五錢共入油熬渣頭面即生鬚髮

當歸連翹二錢

當歸 白芷子 連翹 大黃 烏藥 生地 銀花 劉寄奴

二黄芪地丁 等分 姜三片 煎服 服（取）汤

乳香黄芪散

乳香钱半 末药钱半 黄芪钱半 丁香一钱 藿香四分 沉香一钱 木香钱半

研末 每服三钱 水一盅 煎六分 空心服 口渴便干 去丁木 加大黄、黄连

紫苏流气饮

紫苏 桔梗 只壳 厚朴 甘草 乌药 白芷 陈皮 兵郎

香附 大腹皮 等分 煎服

透骨散

蟾酥一钱 大黄一钱 硇砂三钱 射香一钱 巴豆霜 共为末 用磁小瓶收藏 每用

刺破疮头 点少许 自效 右加轻粉三钱 全入为末

又方

蟾酥 硇砂 轻粉 巴豆各一钱 蜗牛三个 射香一分 先将巴豆研如泥 次入蜗牛射香再研

黄芪丸 当归连翘散 乳香黄芪散 紫苏流气饮 透骨散 又方 胡麻丸

後入各藥研極細小研瓶收貯每用少許以乳汁化開先用針輕輕撥破毒頂挑藥粒許納于瘡口外用清涼膏貼之此潰膿藥外科不可缺

梅花散

寒水石一兩 龍骨二錢 玄丹二錢 血竭一錢 共研末

追毒水銀膏

水銀一兩 皂礬七錢 白鹽一錢 硃砂二錢 膽礬二錢 火硝二錢 鵝管石二錢 滑石二錢

研末不見星置瓦鍋內上以瓦碗蓋之用羊毛醋水敲細泥封口勿可露縫上放瓦一斤下坐炭火三四寸齊瓦上三炷香提出候冷或火焠了不必提出以刀輕輕刮下鵝毛掃之鍋中昇有不盡者又入水銀皂礬白鹽同研再昇用

蠻王酒 又名醉仙散

麻黃 木鱉 胡麻 風粃子 枸杞 防風 蔓荊 荊芥 生姜 苦參 輕粉

各等分共一劑藥一兩半止可用輕粉不每服每日服三次臭氣出即效

烏蛇丸

烏蛇肉（酒浸，焙） 露蜂房（炙，一兩） 苦參（半） 檳榔（半） 棗仁（半） 白蒺利（炒，半）

硃砂（研） 無名異（半） 雷丸（半） 胡麻（四） 皂角刺（炒黃） 蝦蟆（一個，去足，炙）

如聖散

蔓荊子 苦參 玄參 荊芥 厚朴 木鱉（炒） 胡麻 大力子

枸杞 防風 白芷 威靈仙 槐柳枝煎湯洗之

解毒丸

大黃 連翹 梔子 黃芩（各等分） 滑石（一兩） 為末糊丸

麝香蟬酥丸

麝香（半） 明信（半） 雄黃（半） 輕粉（八） 乳香（半） 巴豆（去油去殼） 白麥飯石（二錢）

爲末糊丸黍米大，量人大小每服白湯送下。其白麥飯石如雞子大，白色黑紋相間，

甚鬆脆，惟岳陽樓下有之，溪澗亦有。

梅瘡初起 追毒散主之 黃蘗 烏蛇丸 如聖散 解毒丸 麝香輕粉蟬酥丸

乳香援毒散

黄柏五 黄芩五 地骨皮刃 乳香五 末藥五 發來井水調傳

追風流氣飲　即前追毒流氣飲全

紫苏 桔梗 只壳 甘草 防風 川芎 柴胡 羌活 白芷

芍藥 犀角 連乔 独活 当归 等分煎服

麻黄散　即洗毒散

麻黄 地骨皮 蛇床子 紫花地丁 煎湯温洗

當归黄芪散

當归 黄芪 銀花 紫花地丁 瓜蔞 陳皮 甘草 大黄 等分 姜三片煎服

乳香輕粉散

乳香刃 白凡手 輕粉半 末藥刃 麝香六分 爲末數瘡口

消風散

荆芥穗 炙甘草 人參 白姜蚕 白蒺藜 防風 川芎 藿香
蟬蛻各等分 陳皮 厚朴姜製 羌活各等分 右末每服二钱清茶調服瘡癬溫酒
送下 此藥治一切風熱癍疹搔痒背熱或脫皮腫痒頭目昏眩鼻流
清水嚏噴重聲耳鳴諸症

鴨嘴射香輕粉散

枯礬半 輕粉半 紅丹半 射香少許 老鴉毛燒灰存性少許 研末敷之

鉄粉散

紅丹一兩 生鉄粉五錢 射香一分 輕粉半 松香半 爲末清油調貼

追毒烏金散

巴豆半 寒食麵一兩 好墨一錠 麵用水和包巴豆文武火燒黑研末敷

追毒散

巴豆半 輕粉三分 綠豆粉三分 研末

滲膿拔毒散 提膿生肌散 麻藥散 當歸黃芪散 乳香輕粉散 消風散 鴨嘴散

鐵粉一錢 巴豆烏梅一錢 巴豆霜

針頭散

人言半分 乳香一錢 末藥一錢 右爲末敷瘡口

麝香輕粉散

輕粉半分 乳香五分 沒藥五分 射香半分 飛丹半分 右爲末傅之

黃芪丸

黃芪五分 附子一錢 茴香一錢 兔絲子五分半 右爲末酒糊爲丸

如聖膏

巴豆一錢 當歸一錢 輕粉一錢 用清油一兩熬至滴水成珠去渣入黃丹二兩

文武火收之 此膏治一切惡瘡風癬疥癩瘡癢經年不愈者

乳香蓽撥散

乳香 天麻 防風 草烏 蓽茇 細辛 川芎 硼砂 薄荷 射香 如煎口噙

升麻和氣散

當归 陳皮各一錢 羌活五分 山茱萸 半夏製 桔梗七分 白芷 乳香 白茯苓 甘草

没藥七分 大黄各二錢 升麻一分 蒼朮一錢去皮米泔浸 水煎服

## 又乳香黄耆散

乳香一錢另研 没藥一錢另研 黄芪去芦 人參 甘草 川芎 归身 白芍

陳皮 麻黄各一錢 粟殼去筋膜蜜炒 水煎服 此方治一切癰疽發背諸毒疔

瘡疼痛不可忍者或未成者速散已成者速潰敗腐膿毒不假刀砭其

惡肉自然脫下并治跌打損傷筋骨疼痛等症

## 神應膏

蛇退一條 髮灰 乳香 没藥 雄黄 血竭各五分 当归 防風

羌活 独活 木鱉各一錢 入油內加猪脊髓槐柳桃枝熬油匙黑

擄起再入鍋內加黄丹末勻收好用之

## 又如聖散

斑蝥炒 蟬蛻炒各錢 黄丹 水銀 乳香草麻子 升麻輕粉各錢 又乳香黄芪五錢

川芎　桔梗　神應丸　又名查散　薄荷　甘草　硼砂　為末敷瘡

生肌散

枯白凡　檳榔各分　丁黃丹　血竭各半　輕粉半　密陀僧　三錢

又生肌散　治瘡口不合

赤石脂錢　黃丹半　枯凡半　輕粉錢　為細末用豬胆汁拌匀晒乾再研細摻患處

黃芪湯

黃芪剉　黃芩去　麥冬去焙　芍藥　甘草炙剉各兩半　生地兩

鱉甲炙　當歸切焙　大黃剉炒　石膏碎　川芎兩　人參兩

剉末每服半兩水一盞半竹葉七片煎至一盞去滓空心及晚點

又乳香定痛散　治諸瘡潰爛疼痛諸藥不効者

乳香錢　沒藥錢　滑石兩　寒水石煅兩　冰片一分　為末摻患處痛即止

又内消散

金銀花　知母　貝母　天花粉　白芨　製半夏

穿山甲　皂角刺　乳香各一

酒水各一碗煎八分隨病上下食前後服之留渣搗爛加秋

芙蓉葉研末入白蜜少許同渣調敷瘡上一宿自消重者再

用一服忌口効

生肌散　又生肌散　黃芪湯　又乳香定痛散　又内消散

〇治痘提徑法

諸痘初出見點未齊之際，不必分其經絡，恐日後所出之痘，不知何經耳。大概見点身涼者輕，身熱者重，若見点之時身涼者，即服以一換疕散；如不涼者，必先以疎消散，而後可托裏，熱者疎散也，清者隨其餘党也。散者發其本經之毒也，先疎散一劑，各經可到，然後可用以一換疕散，至於用何者散，觀其色以加減治之，如身熱不煩躁者，疎之而不用發肌之皮，治毒以疎消之散，治氣和通補益。

〇疎散方 二十味

當歸身 川芎 白芷 獨活 前胡 澤瀉 茯苓各五分

陳皮 防風 羌活 升麻 柴胡 猪苓 荆芥 連翹

赤芍 丹皮 骨皮各三分 通草 甘草節各二分

芎歸以活血，陳皮以消痰，防風走遍身皮毛，羌活解在上之毒，白芷解在裡之毒、獨活前胡解週身之毒、柴胡左陽、升麻右陽、甘草潤諸藥性、茯苓瀉利膀胱、荊芥味辛能散毒、連翹走心經、通行經絡上而行肺、丹皮入血分涼血中之毒、地骨皮入氣分解氣中之毒、赤芍引心與小腸之毒、（隨）茯苓滲毒氣於外。

○流氣飲 六味

當歸錢半 川芎辛 白芷辛 陳皮下 獨活朴 甘草節示

瘡既緊多、若直用寒涼以折毒、非惟毒不可折、且使毒氣伏、要不能驅之於外、若直用發散以攻毒、非惟毒不可攻、且使血氣衰敗、而不能拒守乎中、惟當歸甘辛而潤、甘能補血、辛能散邪、潤能滋燥、多用則補中有流通之機、惟瀉亦不宜少減、苟得邪散血少則泄瀉自止、佐以川芎芳香之氣、能走十二經絡、上至顛頂、下至湧泉、無微不達、味辛能散邪、甘能助當歸而益血、白芷独活皆（述）氣藥，白芷能散在表之邪，独活能散在裡之邪，陳皮味辛而氣香，能助芎芷之力，是皆速而易易，使以甘草節能緩以尋邪之所舍，邪去皆散，正氣內守，血又不耗，益因而血肉堅壯，參寔是其，此必生之道也，因而仍攢隱之难出，此先天無根矣，其生化之源雖紅活甚救矣。

○加味流氣飲 十三味 河水煎溫服

當歸 錢 川芎 錢 紫芍 八分 陳皮 五分 青皮 五分 独活 五分 茯苓 五分

白芷 五分 澤瀉 七分 羌活 七分 升麻 七分 甘草節 七分 前胡 五分

痘既稠密，須防夾有臍痘，隱在肉內，殊難辨識，臍痘必分之於外，斯為得。既慮毒之未伏，則寒涼不可用矣；又慮氣血衰弱，則攻毒不可用矣。故以當歸為君，川芎佐之，至發毒，以佐使皆發散之品，誘其列（陷）入血分，並邪可散，則誅伐太過，一定不已，存

斯可矣、前胡宜週身之邪、白芷從而佐之、柴胡左以升麻右以、
羌活除上三焦皆宜取邪、獨活沉下入裡以散邪、陳皮宜取腑中之邪、
青皮肅清臟中之邪、澤瀉補其門、茯苓從以滲之、必以甘草節
以瘡之毒久已淪入骨節、非甘草節以引之、不得到也、果有臟
瘡、是足以辟君因而脊起、是臟腑瘡矣、無臟腑瘡則毒勢太
盛、雖有參芪之功、亦難焉敵而不治矣、

○資源飲 七味 腎經之瘡用之

生地半 天冬分 甘 丹皮半 萸肉錢 澤瀉錢 茯苓錢 山藥下

水向東流、晝夜不絕、以其有源也、澤及草木、資遍群生、源泉
之泛也、腎為水臟而惡燥、生地天冬以潤之、丹皮去其邪火、
澤瀉茯苓通調水道、山萸酸而補肝以宣子、山藥甘平而補
脾以壯水、則水之源長、週身受其灌溉矣、故名曰資源飲、

腎精不足，則毒不起腐，因而内耗其真阳，以傷腎之神明，故昏目閉浮腫等症，至壯盛以制阳剛，理固然也，若氣虛泄瀉，至參用補脾之藥。

○換花煎 十八味 心經之痘用之

滑石五分 犀角一錢 丹皮一錢 紫草八分 前胡 陳皮 青皮 防風 猪苓各一錢 升麻一錢 骨皮八分 羌活 木通各一錢 紅花一錢 連翹 獨活 赤芍各一錢 澤瀉一錢

擒賊擒王，此知要者也。痘始出也，火其先發，而不在乎，見乎心經，則登壇矣。犀角走心而善解毒，丹皮解血中之毒，地骨皮解氣中之毒，羌活、升麻、紫草上以疏邪，獨活下以疏邪，猪苓、澤瀉、木通滲而利而利腑，青皮、陳皮肅清腹中之邪毒，防風清在表之肌膚之邪，連翹、紅花補犀角之不到，赤芍領木通、前胡從經以走腑，則週身無不解之毒矣。其成功先哉，毒解身涼則已，無過誅伐以亂天常。

痘科

○加減換肌散 十六味 肝經之症用之

生地 二錢 滑石 二錢 丹皮 二錢 花粉 一錢 羚羊角 一錢 骨皮 八分 防風 一錢 芎 一錢 羌活 八分

柴胡 一錢 荊芥 一錢 獨活 一錢 連翹 一錢 豬苓 一錢 升麻 一錢 青皮 一錢 胆草 一錢

火欲其寧靜，木欲其扶疏，木鬱其火搏，水涸則木柔，羚羊角驅除本經之火，生地、花粉滋養木之根荄，胆草、花粉去其所虐者而已，此應敵之兵也

○加味換肌散 十九味 脾經之症用之

滑石 二錢 大黃 製二錢 山查 神麯 丹皮 陳皮 青皮

葛根 羌活 各一錢 骨皮 升麻 各八分 枳實 川芎 各三錢 柴胡

荊芥 獨活 連翹 澤瀉 豬苓 各五分

河海不泄，則水必逆行，汎濫而邱陵壞，大黃秉獨往獨來之性，製之以法，益以山查、枳實、神麯，則曲折奔流，驅毒而由尾閭以去，地平天成，良可以矣。葛根、羌、獨、苓、瀉以泄其腑，川

芎辛發疏腠，以通達肌肉，是乎成而畢業矣。

〇六一換痘煎 廿四味 肺經之痘用之

山查 貝母 紫草茸 子黃芩 桑皮 製大黃 甘草節各等 羚羊角

犀角 羌活 前胡 紫蘇 猪苓各等 澤瀉 木通各等 連翹

青皮 獨活各等 滑石平 陳皮 芳皮 升麻 桔梗 丹皮各等

客衆而強，主寡而弱，以客凌主，登乎堂奧，遍其密室，不太可以驅除之鮮，不亡其家矣。貝母發表，桑皮泄肺，紫草透肌，黃芩救表邪，製大黃洩裡邪，是皆速而易愈，佐以甘草節緩以舒其毒之所舍，此只一之所由詳且盡也。及乎犀角、羚羊角者，以解木火之性，以搜旁黨也。山查、桔梗者，以發蘊結之勢，以除餘孽也。

〇免痘煎

凡係惡者，始則潰乎大勢，繼則伏乎應搜，三則平矣。痘於將出未

痘科

出之時、与各經秋底蓋、甚則以之換底蓋、則勢敗而不見、遇肘餘毒復作、再以收作之際服之、則大毒盡矣、謂之不再來者、則甚不再矣、再則症免也、亦不免者、亦輕如有一二者甚也、

○資水兩腸湯　八味　心肝之經之症用之

生地半　萸肉半　天冬五　麦冬　熟地　茯苓各半　澤瀉八　牡丹皮八

春霧夏雨秋露冬精、天之道也、反是者、殆症至起、胀其夏也、失天之兩澤、則亢旱而物焦矣、冬之地兩降之品也、蓋以五味則生之之兩矣、大用山萸者、樾具木也、兩而無木受之以叢、樾是徒兩也、雖之水氣、何益於腸者脹哉、又以茯苓澤瀉者、能使邪不固於內也、

○資火兩腸湯　八味　腎肺之經之症用之

生地　天冬　桔梗各五　山藥　萸肉各半　肉桂八分　附子製　木香各半

凡兩腸以肘、萬物生長、天氣不晴、萬物沉陰、人身之中、命門藏真陽

之火，下以此火生物，今以此火有生，不可以一息無也，下焦之生地絕乎矣，山藥、山萸兩輔之，附子回命門之焰，而益之以、以編四群，肉桂香暖肝脾，桔梗浮氣而上，木香溫潤贊成之，如不涸火不熾，兩腸之義旨哉

○扶氣回生散　十二味

腎勝瀉痢，非升補不可，扶氣上騰，乃可回生，服之切効，其收斂必停，聽之而已。

黃芪炙两　人參　白朮　當歸各半　川芎　甘草　陳皮

柴胡　木香各半　桔梗半　肉桂三分　升麻一分

塞乎周身，不離元陽，流動乎塞，氣中之機，不塞而塞，功在於補，塞而不塞，其在於滋，參芪氣藥也，朮塞乎氣乎也，芎歸流動之品也，陳皮、木香氣中之機也，肉桂益氣上行也，升柴扶氣上騰也，桔梗開提氣道，益以甘草，則上下和矣，是謂有功無過，毒從何攻，生從何滅，斯得回生之說，脾經之痘起脹者以此，

○化毒回生散　十二味　即完善湯

痘科

鬱滯而膿，與微稠而不膿者，皆氣虛而膿不迅也。須益之以火，以復其鬱。故大用參芪於附子，以煖氣，芎歸艾葉以溫血，白芷防風引諸藥達表而串毒，斯氣迅而鬱足，鬱足而毒化，尚焉有不回者哉。

人參錢　黃芪炙　當歸各錢　陳皮　白朮　白芷　艾葉各分

甘草炙　川芎　防風　附子各錢　白酒半杯

賊乘壅伺釁以攻我，防之者必鎮而密，且固。黃芪走皮毛以衛外，人參養營為次輔，白朮居中而善守，甘草陳皮協和之，當歸白芷辛芳而發串毒，防風無不及之服，艾葉川芎走十二經絡，附子運動而不停，白酒以助其勢，毒豈有不化乎，是謂完善之軍。

○驅熱回生散　十味

症聚而平薄，氣不充也，點紅而不澤，是身熱有火矣。回生而用驅熱之品，使氣不燥也，氣不燥則鬱發，氣盡而毒盛矣，其可舍乎。

生地　当归各五分　人参　元参　黄芪各二　甘草　桔梗各一　黄連各　黄芩各　丹皮　川芎各等分

万物不長，神不足也。氣者神之府也，氣不可爍，爍則殺物矣。黄芪均手氣，人參益中氣，当归合之為生動之氣，生地、丹皮、元参使氣不爍也。而加黄連、黄芩所以驅瘟熱之邪也，甘草、桔梗所以去甘也，故并及焉，則可回也。

○清道散　十一味

山查　白茯苓　陳皮　紫胡　桔梗　羌活各等

升麻等　桂枝　澤瀉　山梔　黄芩各等

毒勢太盛，可用攘厄道，衰而用之則誅伐太過矣。升麻、紫胡足以達表而走上，茯苓、澤瀉足以逐裡而走下，山查、陳皮清其留中之毒，山梔除熱，桔梗散邪，桂枝旁及肢末，黄芩散表邪，道自清而毒自去矣。　若熱甚便秘急，氣烈者，紫指毒酒濟惡寒，飲食不進，寒症惡候也，可用清道散。然毒勢太盛，則秋

瘟科

必煎為最已、

○百和湯 十味

生地三 當歸身 沙參 茯苓 白芍 麦冬 黃芪生 丹皮各二錢 紫花 川芎各卜

氣喘而毒盛、解毒而氣自充、丹皮解心毒、麦冬解肺毒、生地解腎毒、白芍
解肝毒、茯苓紫花解脾毒、當歸參芪和其氣也、氣和毒解、斯爲百和矣、
點微紅而潤者、甘草無已、若過紅而潤、雖有紫暗、此氣至毒甚之
症也、須投此劑、和而解之

○生生飲 十味

鹿茸 黃芪各錢 破故紙 當歸 人參各錢 杏仁 陳皮
甘草各卜 川芎各三卜 豆蔻一丁 肉桂三卜

雲從土出、而向下傾、而必降乎夏時者何也、以其時候沸騰、而氣蒸、
故氣復降而存、而百物生生不窮焉、今方用參芪歸茸氣血盈乎中矣、再

用故紙入命門，而世火同桂附而益之，木土之陽反火脾而上火州，若從而運之，甚矣。閉乎下竅之路，甘草緩其騰逆之性，氣焉乃不上騰而生者乎？氣生而症焉有不生者乎？萬物之生源乎於氣，而氣者土氣化為呂也，土氣不蒸則氣不盈，症平蕩而不能起，脹作緊者，四生散之所，斯藥其能免乎？然非果乃惡寒之症，不可用。

回升陽湯　六味

陽升之義，氣升則生，氣降則息，然所由之升降者，脾胃之運化也。

白术　一兩　人參　五錢　五味子　五分　廣皮　一錢　甘草　一錢　荳蔻　一錢

白术入脾而益氣，人參補肺而生氣，廣皮燥脾以助氣，五味子斂腎以固氣，因豆蔻溫澀以閉氣，甘草溫甜以和之，故氣得以中正之中足而後上升矣，否則猶汲空井，終日升提何益哉。

氣上躍則頭面不緊，氣不泄故大孔下氣，緩氣上騰，脾胃之真，補脾益腎，庶幾陽升。

瘧科

○回靨湯 八味

白芍炒 當歸炒 川黃連炒 生地 黃芪各一錢 人參 川芎 黃芩炒各五分

火勢太猛則必石而鎔，實生過則流而積，痘不回靨，病於火也。白芍酸收而斂火，當歸引血歸經，黃芩清表，黃連除裡，必以兩物者，防其燎原之機也。生地涼而生血，川芎不違其旋轉之性。再用參芪者，靨證款綏，護之不可不密也。斯得進能收功，退能補過之法。

緊稠不靨，火沸不停，當清不清，然後回靨。微稠不靨，氣虛不足，宜補不補，乃可回生。

○平麻湯 九味

黃芪三錢 白朮炒 鹿茸 紫河車 當歸 生薑 甘草各一錢 人參八分 附子三分

回劃則麻，盈則平矣。痘蝕良肉太甚，故於收靨之時，新肉須長，氣血不足供麻之所由不免也。乃用參朮大補肌肉，黃芪走皮毛，當歸長養人紫河車本一氣之所結也，以人而補人，焉得不平，鹿茸本蜀之品也，類以從類，斯為得配，孤又媛則生物，故用附子，固統乎脾，故用半夏，和以甘草，則氣血旺而能生新，陶以充其故窩也。

○大補湯 九味

黃芪錢 白朮錢 人參錢 熟地錢 茯神錢 當歸錢 麥冬錢 陳皮錢 甘草分

痘之屬後，如新產之婦，久病之夫，氣血未有不虧損者，況班白乎，黃芪補肺之藥，人參補脾以及肺，术草陳皮補脾，當歸麥冬補肺，茯神能補心，熟地能補腎，五臟均得其補，而元氣漸復矣，此爲痘後之要領也，班白血少而氣衰，宜實脾胃以補之，此要領也，丸痘後腎虛泄瀉者，宜用，懸空班白者，亦宜用。

○大補復神湯 十味

當歸身 黃芪錢 白朮錢 人參錢 紫蔻分 升麻分

蔓荆子钱　甘菊钱　茯苓一钱　甘草钱　川芎钱

此動生風，風動而火，自精之喪，卒本於此。然血旺則火滅，火息則風停，而所以旺其血者，其氣也。參芪但兼補氣，活血之藥也。升麻、柴胡、川芎上以循竅之藥也。蔓荆、甘菊，疎其邪；枸杞植其根，神之得復者，舍此其誰與歸。

痘後斑白，而又泄瀉，此腎氣衰憊，瞳神將壞矣，宜急用此方。或再資源飲大補，所用之猶可救，否則傷其目矣。

○七味飲　七味

生地　五味子　山藥　萸肉　丹皮　茯苓各等　澤瀉一钱

口瘡為疼，其標為火，其本為虛。丹皮、生地、茯苓、澤瀉、山藥、山萸性涼而潤且補，所謂壯水之資防火也。加之五味則斂火歸經，而瘡之源清矣。瘡勢安得不退者乎。腎不足而作瘡者，此腎之虛火遊以於外也，必壯水之劑以制防光，斯火不再至，而瘡勢平矣。作者忽之，毫不依文也。

○清瘀飲 八味

生地三 丹皮五 當歸一 皂角五 元參八分 川連七分 連翹一錢 升麻五分

形勢實而發瘀，非洩之不可，洩之者，洩其毒也，泄其火也。蓋連翹火之性，升麻上散火之勢，生地涼血而凉，丹皮涼血，皂角酸寒，斂火者歸宣血以制火之源，連翹以助毒，連元參人樞机其間，火清而瘀即消矣。緊要而成瘀者，形勢實而毒猶未甚清也，非專以清瘀之不可，或過清而復損其真，故又必用滋陰制火始得之矣。

○消毒飲 九味

當歸 甘草 黃芪各五 金銀花一兩 貝母一 連翹 赤芍 防風 柴胡各一錢

瘡成之毒，與常不同，雖疏必兼補，雖散必求益，平而不至寒，托而不至攻。當歸生散血中之邪，金銀花驅除諸經之毒，甘草大養脾胃，黃芪峻托於表，貝母解其結聚，連翹、赤芍、防風、柴胡，皆消毒之品也。以此消毒，庶保無未盡之患矣。

瘡科

斑紫而惡寒者，此邪熱而毒始作也，清之，然清毒要常補者，治
瘡之所異歟，清毒之除，即繼以十全，

○補血湯 出陳氏方

熟地二錢 黃芪二錢 肉桂二錢 人參二錢 當歸二錢 甘草五分

除寒熱者，必用清涼，除虛熱者，必用甘溫，蓋虛熱者，乃氣孤而炎
為炎，不能潛藏中宮也，補血則氣攝入而不熱矣，然血為氣所生，補氣斯
補血矣，參芪兼補氣，當歸引參芪之氣歸血，熟地資血，肉桂甘草甘溫，
得發生之正節，斯得補之要旨云，
斑白而發熱者，血虛也，血虛則氣孱，氣浮則熱矣，補血先補
氣者，以氣血相資為用也，熱安有不退者乎，

○十全湯 十味

熟地二錢 黃芪五分 人參 白朮 陳皮 當歸各二錢 川芎 木香 肉桂 甘草各五分

芎歸地黃乎養血之類，甘苓朮芪乎養氣之類歟，氣血皆調，賴脾為之主人，陳皮、桂心乎扶脾之類，故曰十全。

毒潰而膿清者，氣血不足也，補之。況瘡成氣血元虛，毒潰則又虛其虛矣，非十全不可。

○補脾湯 十一味

焦白朮 二錢　黃芪　破故紙　當歸 各一錢　肉桂 八分　甘草 五分　半夏

陳皮　人參　川芎 一錢　茯苓 各等分

膿清而瘡口不斂者，肌肉不長也。長肌肉者，脾而已矣。補脾者，甘煖香燥而已。半夏、茯苓所以燥，陳皮、川芎亦所燥，破故紙所以煖，甘草所以甘，肉桂煖而香，參、歸、芪、朮，大補之氣血也。脾得所補，肌肉自長，而瘡口平矣。

潰成而難以斂口者，總以先補氣血為主，然所以運氣血而長肌肉者，又以脾為主，補脾斯得其要矣。

○醉仙飲 七味

金銀花一兩 乳香一錢半 末藥三錢 當歸尾三錢 皂角刺八分 甘草八分 白芷一錢

臟腑而瘡不已，形勢雖遂，毒必多有蓄未發，而既發，勢必漸衰敗其形矣。銀花解木毒之毒，乳香沒藥通經活絡，利關節，止痛除結。當歸尾去邪而甘潤養血，白芷芳而善散，甘草和藥，煎之以酒，則無微不到，毒勢可以散矣。

臟腑毒可自已，其不已者，毒蘊於內，未發從血通達，瘡破結，散邪活血，而病斯痊。

○清解散 九味

當歸 甘草 黃芪各一錢 貝母一錢 連翹 赤芍 防風 紫蘇 陳皮各等分

熱未透則清之使退，毒未出則解之使出，故用紫蘇、赤芍、連翹、防風，皆清熱解毒之品；當歸、貝母、陳皮、甘草俱散其蘊結之勢；復有黃芪以托之，則出者不復返矣，此用藥之旨也。

斑紫發毒，發毒未清，血留於絡也。辛平血分之藥，盛飲亦無濁。

須陸續解毒，而又以托裡，則毒消而氣血平矣。

○松花散

痘破後出則洩氣，須補之，而後無慮。松爲東西方秋金之氣，其性收斂，且涼而長肌肉，又能解毒，且細軟不傷生肉，而無痛苦，他藥無有妙於此哉。

一單胎法，即單胎散 十九味不拘輕重用之

人參 白朮 赤苓 川芎 赤芍 當歸 白芍 只殼 黃芩 白芷
桔梗 陳皮 紫蘇 乾葛 防風 柴胡 荊芥 甘草 砂仁

孕婦出痘，已發未發，急用此藥，可以解毒，使不傷胎。

○又方

用乾柿頂一枚，甜瓜、野苧根七寸，尾罷蓋，以小荷葉蓋定，去隆蓋盛研米銀箔入內，仍用荷葉蓋定，候溫空心服。

痘科

○治頭歌語

○花紅羌木通、獨活共秦艽、赤芍連翹青陳麻荊風、獨苓澤瀉余柴為地骨、八分居中、犀角丹皮夾女五工、滑石三女、換花以終、

○丹皮殭蠶蘇薄偏、滑石淮原生三女、風六胆三羌骨八、柴前升獨女豬連青皮分六方中女、比方加減扶花蓋、

○加味換花羌芎丹查青陳香麯一錢的確、地骨升麻分可錄、柴前澤獨獨連女足、只賞川芎、惟三足度、滑石大黃四女終局、

●六一換花蓋宜早、貝紫桑芍梨查草、十分酌定無白曉、三女查香二陽好、獨活青翹四木少、木澤三分女下考、犀殭羌紫荊未到、獨活升陽丹芎枝四上分、數酌合巧、

○桂澤梔芍俱女分、二錢查肉六分升、羌紫荊桔陳皮一、請道何妨殺毒場、

痘科

○芪麦丹苓白芍全，淮原生地二钱偏，當歸钱半芎紫五，方解百和五臟安。

○桔梗生地与天冬，瀉火方中三五全，蓮藥一钱安桂八钱，附子五分墨。

○熟地冬苓各钱，防西五味五分全，怀生萸肉俱称之，三五天冬賓称先。

○滋原生地钱半平，萸肉丹参减一称，只要天冬钱五好，再加山藥五分匀。

○桔参歸术十分同，紫草十钱新会芎，揔是五分减之桂，分麻钱半是芪终。紧附须病容何治，扶氣回生奪化功。

○花粉當归钱半芪，术防艾芷十分宜，芎防附州俱称五，四倍人参倍倒提。

○生生飲，十二品，歸纸参，薮，定，州香陳五分，僅同桂芎减二分，鹿茸芪，三五信。

○驅熱芩連五最之，牡丹承上到川芎，参芪钱数元参少，三五當归生地终。

○甘三節，陳八皮，独五活，芷一豆，川三芎，當一归，流氣飲，六味齊。

○流氣十三加味各、甘麻羌牽撥三分、青陳前獨茴苓芷戟準四分不
用桂、紫八川芎の四好、當歸足之數四半、
○升陽散二甘真、柴八參決一稱、葛茯苓二分別四、還將固蒂個中尋、
○回瘡須尋味涼、八芎芍合分芳、連芪地須添半、白芍當歸三四良
○大補湯中术最研、必先三四後綿綿、神芪參朮陳皮、熟地還添白蔑元、瘡後
腎虛防風湯、惡寒斑白最牽纏、黃芪二桑甘膚減、甘草四分九味全、
○大補保後神湯枸杞二藏、當歸三四好、柴用八分良、蔓荊葯芎芩草、四分不
可忘、參芪术最安、只用半强、麻仁三分足、目睛自不傷
○補血湯中芪桂參、八木稱準不須輕、當歸熟地還加培、甘草四分熱過輕、
○湯中九味是平麻、參八附二至不差、芪二還將朮減半、一半夏草鹿歸車
○補脾緣瘡口不收、甘溫土燥藥難休、芎苓夏廣參皆四、歸芪黃
芪一上求、桂八蔘三至姜最二半白术始方周、
瘡科

○消風十全腸清涼、消翳隨症求桂枝茵連加生地黃、芎桂灯心甘草枝
○飲是七味治疳疾、黃芩丹參五味子、津液七分配合好、地黃獨用二錢、滑石
○發用清肝消疳八味並、當歸白芍下茶、丹皮半地二灵二、翹連甘用麻
亦須、若問元參八錢是、毒清必息可何拘
○痘後清毒飲良方、班紫惡瘡毒防、歸、草芪宜用三、銀花一
桂貝不藏、翹紫赤芍防風只、辣發透須補劑方、
○醉仙飲內羊錢先、又銀花破毒堅、乳藥當歸不足數、八分白芷草
透毒、膠稍瘡勢猶防作、活血通經病自痊、
○清解湯為九味尋、起初前毒未消清、氣盈血足故無禍、斑紫毒留邪有困、
紫芍防風歸身翹、陳皮草各留意、輕重裡酌誰人用、加熱辣瘡氣平、
○單胎先後用人參、並草芎、芎歸赤茯苓、桔梗、淡紫、蘇白芷、乾葛、防紫
草黃芩、砂仁赤白芍、劑齊十九原來要味真

○疏毒方中念味尋、防風翹芍當丹荊芥柴羌合桔苓通捴見些全上稱、
芎澤獨前苓白芷、等分、或多柳拆、當歸莫試二三錢、桔暗進須癒不輕、

○附製大黃方歌

羅菜雲苓蒼地膚、捴稱二兩豎柴胡、芎榔居一漫言少、相伴將軍分和、

○又附換肌散

紅花三分遍、羌木咲三奏、獨活芎尋黃連翹捴四分、青防蚕獨摩、
麻黃豎前陳、以上方求母、當歸蚕八分、冊摩十分足、濁再率子增、瘡
果心經現、㧞花必自爭、

# 祁氏家傳外科大羅二卷

〔清〕祁坤纂輯
稿本

# 祁氏家傳外科大羅二卷

本書爲中醫外科專著。清代祁坤纂輯，其孫祁文軿於清乾隆十年（一七四五）述録。祁坤，字廣生，號愧庵，别署生陽子，山陰（今浙江紹興）人。幼敏悟，通儒書，明亡後致力於醫學，順治中被召爲御醫，康熙時被擢爲院判。全書包括以瘡瘍外科爲主的三十八個專題。其行文淺顯易懂，因係家傳之書，内多獨門心法，世代傳承，故而稱著於外科醫籍。書名中『大羅』二字，其意即將外科技法理論大致畢羅。本書對於中醫外科學理論與臨床學創新具有重要參考價值。

# 祁氏家傳外科大羅 上

# 祁氏家傳外科大羅

祁坤廣生氏纂輯　乾隆十年歲次乙丑二月　族孫文翰與亭氏述録

## 論脉

脉數〻不時見當生悪瘡

脉數〻身無熱内有癰膿

脉數〻應當發熱而反悪寒若有痛處當發癰

脉浮〻而數〻焮腫在外宜先托裏恐邪入内

脉沉〻而實〻宜先䟽通以絶其源

脉不浮〻不沉〻無内外症知其在經宜和榮衛

脉數而痛者發於陽

脉不數不發熱而痛者發於陰

癰脉宜洪大而數若沉緊者死

疽脉宜沉而實若浮洪而散者死

癰疽無脉者氣閉也宜行氣其脉自見

## 癰疽之源

人身之氣血與天地同流人身之經絡與晝夜同度苟或六淫之感七情之傷飲食不時房勞不節致使陰陽乖錯榮衛鬱結

而成癰者揔不出於三因三因者內因外因不內外因也
外因者乃氣運外感如火邪助心為瘡瘍寒邪傷心為瘡瘍燥
邪傷肝為瘡瘍（音辛）濕邪瘡瘍皆天行時氣也此由外感故曰外因
蓋外因來之曰肌肉血脉筋骨受之其見症多寒熱交作筋骨
疼痛及濕痰流注風濕風温時毒等類治宜發之如蒼术復煎
飲紺珠丹之類經云汗之則瘡已使榮衛通行邪氣不得干於
內也 素問生氣通天論
又云陽氣者開闔不得寒氣從之乃生大僂又云寒氣之種種

蒼术復煎散
…錢黃柏加紅花葱紫蘇
…澤升麻各五分秤停準
蒼术四兩煎湯再煎佳

風之變四時之病以其勝者治之此六外因也

内因者由七情内鬱而成或兼竭力房勞陰虛所致又云形樂志苦病生於内此由内傷故曰内因蓋内傷之曰五臟收（受）之其見症瘡多堅硬根深蒂固二便不調飲食少進外軟内堅平陷無膿表實裏虛毒多難出治宜托裏以培其本禁用驅熱拔毒汗下之劑書云總得腫痛發之脉症但有虛弱便與滋補氣血無虧可保終吉素問厥論氣經云肺乘肝則為癰又云腎移寒於肝癰腫少氣脾移寒於肝癰腫筋攣此臟腑之變六屬内因及前

八風之變皆寒癰之例其形必堅硬如石或皮不變色或捻之不痛者是也治宜溫補如參附芪朮之類以回其陽

不内外因經云榮氣不從逆於肉裏乃生癰腫榮氣胃氣也有膏梁之變者則榮氣太過不能走空(同孔)竅而行皮毛反行陰道逆於腠裏而生癰腫此肌肉實滯而然也治宜大瀉以奪氣壅如貴金丹丸衛生散無憂散之類有藜藿之虧者則榮氣不及不能走空竅而充皮毛短而不盈凝於腠裏而生癰腫此肌肉虛澀而然也治宜大補以滋氣少如異功散十全大補湯之類素問

貴金丸
五兩炒甲十兩芷一斤姜酒製大黃水丸葱酒五更服痛加紅花汗下良

神授衛生散
羌芷石決炒山甲乳香沒藥生大黃以上一兩各秤下外加沉香蟬蚕防供五本共為末調服須用芍丹煎銀花湯嗽[illegible]良

一山甲川草烏苦食當歸一皁霜以上三兩歲一兩麻三兩一谷兩殊為末一本酒調服以醉為度病如無

異功散

丁木香桂當歸參泉半夏茯苓陳肉蔻附子共厚朴棗姜煎服效如神

生氣通天論經云膏粱之變足生大疔大疔者乃癰之最重者也或兼房勞不節致令腎水虧損反從濕化而上行其瘡多生於胸背此真陰虧損治宜托裏補虛禁用香燥等藥此三者不屬內外兩因故曰不內外因蓋不內外因脾腎二經受之外無六經之形症內無便溺之阻隔治宜審脈症之虛實辨形色之順逆知所從來用以補瀉則不失其宜矣

再瘰癧癧痰注氣瘤癭瘤之屬生於肉裏膜外者亦屬不內外因治法以養氣血調經脉行痰開鬱健胃和中為善

## 癰疽之别

癰發於六腑為表為陽為熱為實其發迅暴如燎原之火故熱痛高腫浸長廣大皮薄光軟以澤多有椒眼或作便閉發渴發逆以拒之此由正氣内固邪氣不能下陷是以五臟終不傷也

疽發於五臟為裏為陰為冷為虚其發停蓄如陶室之火内消骨髓故外無熱無腫無痛形如痞(音配)瘤色淡而堅甚如牛領之皮見七悪逆症者死

癰之初發也以潔古法為主表者散之裏者下之火以攻之藥

……引經曰陷者灸之是……必火以攻之也

以敷之毒未成者必消已成者速潰也

疽之初發也以鬼遺方為主補填臟腑令實勿使下陷致邪蔓延外以火灸引邪透出使有穴歸著而不亂則可轉死回生變凶為吉矣

陽中之陰者似熱非熱雖腫而虛赤而不焮痛而不膿浮而復消外盛而內腐其人多肥肉緊而內虛也

陰中之陽者似冷非冷不腫而實赤微而焮痛而有膿外不盛而內煩悶其人多瘦肉緩而內實也

陽症變而為陰者草醫涼藥之故也於十一日之前未有膿時投溫中健脾之藥如不應為純陰不治至十五日之後已出膿時投托裏溫中湯及十二味異攻散輕者十全大補湯倍加參芪桂附以救之須得瘡熱作痛膿出食進身溫脉起方為吉所謂原本於陽者故生

陰症變而為陽者大方熱藥之驗也雖得微紅微腫微痛微膿終不似真陽紅活亦不得稠厚黃膿其瘡不久復歸於陰矣所謂原本於陰者故死

陽症有熱則氣血行而生肌。陰症無熱則氣血滯而不斂。故云有熱。無熱。為生。死之決。觀此則知癰疽有陰陽表裏虛實之分。而無大小之別也。

癰疽陽症歌

癰疽不論上中下，惟在陰陽二症叅。發背雖有偏與正，要取高低兩樣看。純陽初起必焮(音暴)腫，更兼身熱有微寒。頂如尖字高突起，腫似彎弓根有盤。七日之間多焮痛，二七之期膿漸漫。動息自寧食知味，二便調勻無瀉乾。腫消膿潰精神爽，脫腐生新氣

血完五善並至、七惡無干、痛便隨膿減、腫退自肌寬、新肉以生
紅艷〻、腐皮自斂、白漫〻、一身多爽快、五臟盡和歡、此屬純陽
俱易治、百人百可保全安

癰疽陰症歌

(純陰)初起不知瘡累米之形、疕(音乞)癆僵不紅、不腫、不知痛、少熱、少
焮、少隄防、七朝之後身體倦、瘡根平大喜澆湯、頂不高、今根不
活、色不光、今腐不穰、陷軟無膿、空結聚、脉浮散大細飛颺、飲食
不飡身戰〻、嘗湯少許意忙〻、瘡上生衣如脫甲、孔中結子似

含芳膿多臭穢身難便舉動愴惶韻不長瘡形成紫黑面色變
青黄精神昏憒成嗅睡言語無人自發陽口乾多舌强痰喘定
身亡此屬純陰俱不治百人百可到泉鄉

癰疽半陰半陽歌

陰陽之症兩相交生死同兼事可指微熱微寒微赤腫半昏半
爽半平高脉来雖數多無力飲食雖餐便不消腫而不潰曰脾
弱潰而不斂為膿饒大便多溏小便數上身有汗下身焦五善
雖兼有七惡未全逃口渴喜茶腸腹痛面浮饕飲足心高心煩

不穩睡神亂怕音焦投方應病方為妙陰轉為陽漸可調

癰疽五善歌

(心)善精神爽言清舌潤鮮瘡疼兼不渴睡醒得安然

(肝)善身輕便曰煩自不煩指頭紅活色坐起覺平安

(脾)善唇滋潤飡憚蘭麝香凡餐俱有味膿厚更肥黃

(肺)善聲音響無痰韻更長肌膚多滑潤大便自尋常

(腎)善誠為要水升火自降口和兼不渴小水得稀長

癰疽七惡歌

一惡神昏憒心煩舌上乾瘡色多紫黑言語自呢喃
二惡腰身强目睛邪視人瘡頭流血水驚悸是肝逆
三惡形消瘦膿清臭穢生瘡形多軟陷脾敗不知疼
四惡皮膚槁聲嘶韻不長痰多兼喘急鼻動肺將亡
五惡成消渴隨飲即隨乾形容多慘黑囊縮腎家端
六惡身浮腫腸鳴嘔飽頻大腸多滑瀉臟腑並將傾
七惡瘡倒陷形如剝鱔同四肢多冷逆污水自流通
善屬腑疤病微邪淺更能慎起居則勿藥亦愈惡屬臟症多

曰元氣虛弱、或汗下失宜胃氣受傷、或寒、涼剋伐、以致邪氣愈實也法。當。純。補。胃氣。多有可生者宜於潰瘍主治諸方内對症施也治此外更有潰後、發熱惡寒作渴或怔忡驚悸寤寐不寧牙關緊急或頭目赤痛自汗盜汗寒戰咬牙手撒身熱脉洪大按之如無或身熱惡衣欲投水中其脉浮大按之微細此、氣、虛極、傳變、之惡症、也、又手足逆冷肚腹疼痛泄瀉腸鳴飲食不食呃逆嘔吐此陽、氣、虛、寒、氣、所、乘、之、惡、症也、又有汗而不惡寒或無汗而惡寒[illegible]噤足冷腰背反張頸項勁强此氣血虛極變痙之惡症也倘急用參芪歸术附子以救之間有得生者不可曰其症惡遂棄而不治

癰疽生死法

初生如粟裏可容穀外面如麻裏大如瓜外面如錢裏可容拳起勢大終無害未老先白頭無膿軟陷休瘡從疙瘩起有膿生方許腫潰氣昂昂不治自安康根高頂又高八十壽還饒焮腫易腐爛任大終無恙瘡高熱焮疼雖苦必然生瘡軟無神氣應

補方為利肉腫瘡不腫必竟生疑恐膿穢不進食泄瀉黃泉客
（瘡色猪肝紫）無膿必定死綿潰不腐爛肉怕葡萄嵌仰卧不知疼陰症命難
生腐盡有敗氣笑裏終生淚根散瘡平塌神仙無治法久病日
露神必竟命難存面色似塗脂十日後分離敗中有紅肉難重
生門路新肉如板片不食終須變手足皮枯槁血敗生難保唇
白眼無神腹脹瀉將傾作醃（音淹）氣不溺氣雖重多生意眼眶黑氣濃
癰疽怕此逢房中昏馥馥是病皆為福瘡熱身微熱輕病何須
說生死此中求片言即可決

## 察形色順逆

凡閱人之病必先視其形色而後與脉病相參誠識於始以決其終百無一失矣蓋陰病見陽色腮顴獻紅陽病見陰色指甲呈青此二者俱死又身熱脉細唇吻反青目珠直視者死面如塗脂色若土黃油膩黑氣塗抹者死唇舌乾焦鼻生烟煤眼神透露者死形容憔悴精神昏短身形縮小者死喘粗氣短鼻掀睛露言語譫妄者死尋衣摸床遺尿失禁撮空者死頭低項軟眼視無神吸吸短氣者死皮破血無血肉綻爛斑麻木不知痛癢

者死齒黃色如煮豆脣白反裹無紋耳黑枯焦不聽人中縮而坦平口張氣出無回閉鼻煽相隨呼吸行汗出如珠不散痰若膠而堅凝白血紅如肺色指甲彎而帶青神昏神浮神亂神離緇衣生滿面黑氣慘天庭逢之都沒命法在此中詳

## 内消内托

内消者減也於初起紅腫結聚之際施行氣活血解毒消腫之劑必分之以虛實如脈症俱實者汗利之脈症俱虛者滋補之次分部位佐以引經消毒之藥使氣血各得其常則可內消

也再如熱渴便閉邪在裏也疎導之寒熱焮痛邪在表也發散
之無表裏症邪在經也和解之
內托托者起也已成之時不能突起亦難潰膿或堅腫不赤或
不痛大痛或得膿根散或膿少膿清或瘡口不合者皆氣血虛
也主以大補佐以活血祛毒之品或加以芳香行其鬱滯或加
以溫熱禦其風寒如托裏消毒散隨時加減之候膿出腫消腐
淨用參芪歸朮大補之甚加大附子使氣血滋茂則新肉易生
是為內托也

托裏消毒散
人參 黃芪 白朮 茯苓
川芎 銀花 當歸 各一錢
白芷 皂刺 桔梗 甘草
各五分 水煎食遠服脾弱者去白芷倍人參

又云治癰以寒是為內消治疽以熱是為內托內消內托乃正治從治之義也

## 虛實

腫潰諸症須辨虛實隨行補瀉若或少差關係甚大假如腫起堅硬膿稠者癰疽之實也腫下軟漫膿稀者癰疽之虛也瀉利腸鳴食少嘔吐手足並冷脉弱皮寒小便自利或小便時難大便滑利聲音不出精神不爽者悉臟腑之虛也大便硬小便澀飲食如故腸滿脹悶肢節疼痛口苦咽乾煩渴

身熱脉大神昏者悉臟。腑。之實、也

膿水清稀瘡口不合聚腫不赤肌寒肉冷自汗色脫者氣。血。之虛、也

腫高色赤寒熱疼痛膿稠壯熱頭目昏重者氣。血。之實、也

頭痛鼻塞目赤心驚喉舌生瘡煩渴飲冷睡語咬牙者上。實、也

精滑便利腰脚沉重睡卧不寧者下。虛、也

肩項不便四肢沉重目視不正睛不了了食不知味音嘶聲敗四肢浮腫者真。氣。虛、也

焮腫痛甚日久不潰寒熱往来二便淋秘心神煩悶者邪氣虚也

又曰真氣奪則虚邪氣盛則實諸癢為虚諸痛為實脉微細軟者為虚洪大而数者為實也

脉症俱虚〻則補之和其氣托裏也

脉症俱實〻則瀉之導其氣疎利也

脉症俱緩〻則治本用和平之藥徐治之也

主治之法如腫高焮痛者神授衛生散解之次用托裏消毒散

四君合四物

人參　白朮　茯苓　甘草

當歸　白芍　生地　川芎

四君四物加黃芪肉桂

酒洗當歸　生地　芍藥　芎藭

四君子加黃芪山藥

熟地　丹皮　山茱肉　澤瀉　山藥　茯苓

漫腫微痛者用托裏散如不應加薑桂

膿出反痛氣血虛也宜八珍湯

不作膿不腐潰陽氣虛也宜四君子湯加歸芪肉桂

不生肌不收斂脾氣虛也宜四君子湯加芍藥木香

惡寒增寒陽氣虛也宜十全大補湯加薑附

晡熱內熱陰氣虛也宜四物湯加參朮

欲嘔作嘔胃氣虛也宜六君子湯加炮薑

自汗盜汗五臟虛也宜六味丸加五味子

黃芪一錢人參炙草各五分白朮
陳皮當歸各五分升麻柴胡各三分

食少體倦、脾氣虛也、宜補中益氣湯加茯苓半夏、

喘促咳嗽、脾肺虛也、宜補中益氣湯加五味子麥冬

欲嘔食少、脾胃虛也、宜人參理中湯 人參一錢 白朮 乾薑 炙草

腹痛泄瀉、脾胃虛寒也、宜附子理中湯 即理中湯加附子

小腹痞足脛腫、脾腎虛也、宜十全大補湯加山藥山萸

泄瀉足冷、脾腎虛寒也、宜十全大補湯加附子

喘嗽淋秘、肺腎虛火也、宜補中益氣湯加減八味丸 六味丸加五味子肉桂

熱渴淋秘、腎虛陰火也、宜加減八味丸

大凡怯弱之人不必分其腫潰惟宜先補胃氣或疑參芪滿中或泥氣質素實或爲有痰勿服補劑或間有用者又加發散敗毒等藥致使所補不償所損多致有悞殊不究瘡瘍之作緣陰陽已虧膿血既泄元氣已憊斯時也不行溫補將何以恃書云纔得腫痛焮之脈症見有虛弱便與滋補氣血無虧可保終吉此古今不易之確論也

## 經絡

人身之有經絡猶地理之有界分治病不知經絡猶捕盜不知

經絡行度直交上下旁午交錯、非畧舉大概所能盡、故後讀認菴老人經絡歌熟讀後、再以銅人圖內經考証之、庶幾症見何經用何經之藥以治之、

畧分其能無誅伐無過之咎乎岐黄問答以經絡為主惟經絡一明然後知症見何經用何經之藥以治之了然無謬如古之善射御者自有得心應手之妙焉假如腹之中行係任脉一經開兩旁係足少陰腎經又開兩旁係足陽明胃經又開兩旁係足太陰脾經此皆在腹中者其乳之在上在旁係手太陰肺經手足少陰心經手厥陰心包絡經也又開兩旁則在兩肋係足厥陰肝經又肋之後背之旁係足少陽胆經其脊之兩旁各兩行係足太陽膀胱經若脊之中行係督脉一經手之外廉係手

三陽經手之內廡係手三陰經足之外廡係足三陽經足之內廡係足三陰經頭乃手足六陽經所會如耳前後係手足太少陽經巔之上下係手足陽明經兩背旁係手足太陽經其鼻之上行仍係督脈一經又足厥陰隨督脈會於巔雖未得倫陳分寸起止實乃十四經之大略也內經所謂分肉者正指止耳至於奇經八脈亦皆有起止病患也假如肋痛便知其為肝經不分內外男女大小皆可識症用藥稍近後便知其為胆經則又當隨症加減矣由此言之則凡十四經所在皆可類推也

又凡各經支別交會與夫足三陰皆循喉嚨挾舌本

以手足陰陽論之手之三陰從手走至胸手之三陽從手走至頭足之三陽從足走至頭足之三陰從足走至胸周流不息以榮於一身者也

以十二時流注十二經論之歌曰肺寅大卯胃辰宮脾巳心午小未中申膀酉腎心包茂亥三子胆丑肝經

以手足十二經氣血多少論之歌曰多氣多血君須記手經大腸足經胃多氣多血有六經三焦胆腎心脾肺多血少氣心包絡膀胱小腸肝所異治以氣多者行其氣血多者破其血氣少

者難於起發補托之血少者難於收斂滋養之雖然厥陰經有相火難治少陽經有相火而更難治故足少陰當作氣血兩虛治也用藥之道如東垣之處方審有兼風兼痰兼濕兼氣兼血兼陰虛等症脉本不同治當求備較之世俗圖人形瘡樣而不分經絡者大相徑庭矣

陀云癰疽之作其行也有處其主也有歸如陰毒發於下得之緩陽毒發於上得之速腑之發于外易治臟之發于外難治療故內曰壞外曰潰上曰從下曰逆近骨者多冷久而不愈化血

陀云癰疽之作其行也有處其主也有歸如心之發于喉舌肺之發于皮膚脾之發于肌肉肝之發于筋肋腎之發于骨髓是也

生蟲〻則多癢少疼或先癢後疼〻近膚者多熱久而不愈傳氣成漏〻則多疼少癢或不疼不癢發于虛處者多險發於節而相應者不治應者為内外通潰也

針砭灸烙烘焰蒸拔等法

疽之發也所患者惟内攻與外潰耳蓋毒不得外發勢必内攻急宜護膜以托裏不能中出勢必旁潰必外熏針灸等法以提其毒此外科之首務要在各得其宜耳

針法　用針者譬之救火〻在屋下必穴其頂不爾則延爇盡

之矣故曰毒氣中陽內外不通不行針灸藥無全功又曰血實者決之先胗其脉緊而數者其膿未成緊去但數者其膿已成若膿未成而用針氣血已泄膿反難成膿已成而不針潰壞愈深瘡口難斂次輕按熱痛者膿淺而稠重按微痛者膿深而稀按之不痛俱硬者瘀血也俱軟者濕水也再按之陷而不起者膿未成按之軟隨手而起者膿已成按之四畔俱軟者膿大成矣針之

手法　針鋒宜隨經絡之橫竪不則難於收口部位宜下取便

於出膿腫高而軟者在肌肉針四五分腫下而堅者在筋脉針六七分腫平肉色不變者附於骨也針寸許毒生背腹肋脇等處宜遍針以斜入以防透膜之害入針在好肉之處則磁實而難進針至潰膿之處則虛軟而無阻針既透膿即視針口必有膿意如珠斯時也欲大開口則將針斜出欲小其口則將針直出所謂迎而奪之順而取之也隨以綿紙撚蘸玄珠膏之使膿會齊二三時取出撚則膿水速乾矣瘡口貼呼膿膏四圍敷潰膿散元氣虛者必先補而後針則膿一出而諸症悉退若膿出

反痛腫仍不消或消踈嘔逆者胃氣虛也治宜大補之

針灸之法有太乙人身尻（音考）神血忌之說犯之說犯之者其病難療理固然也但瘡瘍氣血已傷肌肉已壞宜迎而奪之順而取之非平人針灸之比又何忌焉然癰疽生於筋脉及骨節臍門并瘿瘤結核推之不動者俱不宜針又冬月閉藏水冰地折只宜用藥托裏而少針石蓋善行水者不能注冰善穿地者不能鑿凍善用針者亦不能取四厥所謂寒緻腠理以苦發之以辛散之如托裏溫中湯之類也

蜞針一法為開門放毒之捷徑然恐竭于外不能及于內即皮膚之疾恐血去而氣不能獨居也禁之

砭法　扁鵲云病在血脉治宜砭石此舉素問血實者决之也非止丹毒及紅絲疔走散但見紅腫色赤遊走不定者或時毒瘀血壅盛等症並宜砭之但忌其太深內經所謂刺皮無傷肉也

法用細磁器擊碎取有鋒鋩者劈筯頭夾之傳之以磁鋒對患處寸許方以筯頻擊之令毒遇血皆出依法敷貼之次日腫未全消再量砭之以腫消紅散為度

灸法　灸乃開結破硬之法蓋火性暢達引拔內毒有路而發外也然經曰陷者灸之陽症似不必灸也又頭為諸陽之首

法用蒜片置瘡頂上著艾灸之三壯一易蒜片痛灸至以痒不痛去蒜明灸至知痛漫腫者濕紙覆其上先乾處皆灸之先進護心散以防火氣入內又法炷隨腫根作圈勿令滲漏

蠟盆厚三四分厚銅漏杓炭火烘之蠟隨化隨添并滿為度皮不痛毒淺灸至痛度痛毒深灸至不知痛為度即噴冷水少許于蠟上俟冷起蠟〻底青黑毒出之徵也

凡生瘡腫由亢陽所致灸之則加大腫痰動必死又脾腎俞穴發瘡由腎水枯竭而成灸之則火爍其源黑陷必死又有元氣素虛瘡不高腫體倦神昏脉空虛浮散數而不鼓此内無真氣抵當火力灸之必昏憒而死世云艾火不傷人非通論也至真要論云陽氣湊能寒化為熱〻盛則肉腐為膿是毒乃寒氣所傷艾火攻之求其本也

烙法　古有烙法今罕用之蓋使患者駭然亦懼粗工之悞用耳

烘法　背疽初起腫痛重若負石堅而不潰者用之能解毒止

痛消腫散瘀出毒水即能内消若潰而不腐新肉不生痛疼不止者用之補陽氣散餘毒生肌肉骨移深居淺書云火有拔山之力惜乎治者之不用耳

法用新桑樹根或枝劈如指粗燃着吹滅向患処烘之火盡再易每烘三四枝日三次以腫潰肉腐為度若腐已去而新肉生遲者則于瘡四畔烘之其一切悪瘡久而不愈皆可烘也

焰法　發背初起七八日前後用之未成者自消已成者自潰不起者自起不腐者即腐誠良法也

法用硃砂雄黃血竭沒藥各二錢麝香四分每用三分綿紙裹為撚麻油浸透火頭向上自外向内徐徐照之三根加至四五根已潰大瀉膿時不必用照後敷貼依法

拔法　陰發背於十五日前後堅硬不潰不膿不得外發必致内攻乃生煩躁重如負石非此法拔提毒氣不出誠有回天之功為瘍醫者不可缺也如拔後即視器内膿血相粘鮮明紅黃

者可治純是敗血稀水氣纖紫黑者不治如陽瘡則不必用此恐傷氣血慎之法用鮮菖蒲羌活獨活紫蘇蘄艾白芷甘草各五錢連鬚葱三兩煎數十滾以鮮嫩竹段長七寸徑口寸三分一頭留節去青留白厚約分許靠節鑽一小孔杉木塞之入藥水內煮數十沸取筒傾出藥水再入浸之用披針于瘡頭一寸內品字放開三孔深入寸許取筒傾去藥水乘熱急合瘡眼上捺緊自然吸住待筒溫去木塞筒自落傾筒內之物視之

## 症治總訣

凡看大瘡先以見標日為始至今幾日看瘡與日期可否次看受病之源出何部位屬何臟腑再辨陰陽老幼并氣血之盛衰再診脉之虛實順逆以决其終

凡毒先視其頂高起者為氣盛根束者為血盛又視其色暈要

交會分明為元氣盛而邪無散漫也高腫者屬陽原無深毒治。宜。托。裏。以。速。其。膿。若。用。內。消。反。難。作。潰漫腫平塌者元氣本虛急。宜。溫。補。催。毒。出。外。忌。用。汗。下。庶。無。變。症。

凡初起頂平根散色黯微腫不熱不疼身體倦怠者逆

已成腫堅色紫不作膿不腐潰惟口乾多煩躁者逆

已潰皮爛肉堅不潰腫仍不消痛仍不減心煩者逆

潰後膿水清稀腐肉雖脫新肉不生色敗臭穢者死

初起元氣未虛症脉俱實者治。當。迎。刃。而。解。若。懼。悍。覇。定。不。能。

決於危急之時所謂若藥不瞑眩厥疾不瘳也然唯在中病則已蓋用藥之法如執權衡若大勢已退仍用悍霸爲誅伐無過失內經之旨矣

久病元氣虛者摠有餘症壞症又當先固其本而後調之和之散之所謂勢孤則守本立而道生也經云脉督脉經虛從項出膀胱經虛從背出陽明經虛從顖出是知瘡瘍諸毒由虛而出也治惟藉熱以發之雖陽症熱痛亦宜溫藥稍助微涼以劑（濟）之斯爲穩當

腫瘍諸症。不論首尾。但見腫赤煩躁引冷便閉作渴脈洪實數者為之五實。此邪氣在裏。治宜攻利。如內疎黄連湯之類。以杜其源。如身涼肢冷瀉利腸鳴嘔吐食少脈細者為之五虛。此元氣不足。治宜滋補。如托裏消毒散。十全大補湯之類。以培其本。五實者雖在嚴寒之時。必用大苦寒之藥。瀉其陽以救其陰。五虛者雖在盛暑之時。必用大辛熱之藥。散其陰以回其陽。經云用寒遠寒。用熱遠熱。有假者反之。雖違其時。必從其症。又云治病必察其下。二陰也。為時下之宜也。

日期次第

初起七日之前或已灸之後。未服他藥者。宜蟾酥丸或紺珠丹汗之。如汗之不出。由毒氣盛、表裏閉塞之故。則外兼神燈焰法。桑柴烘法。能使已成者速潰。不脫者自脫。再助湯劑。合表裏。以成功。

烘後以膏蓋頂上。提膿拔毒。以禦風寒。其根脚發腫。又在。敷貼之。加以束之。若潰後者則用鐵桶膏圍束瘡口。庶不開大。

如陽瘡腫痛。七日以後。自有黃色稠膿相粘膏上。每日用葱湯洗之。換膏貼之。其正膿出在十一日前後。如未經灸。內膿將結之際。皮厚無頭。而難穿者。用玄珠膏塗頂上。黑膏蓋之。三五日膿從毛孔吸出。久之裂界。其腐成片而落。若內肉已平。則換生肌藥。已潰而瘀腐不去者。塗之去腐如割。且無痛苦。勝他藥多矣。然必賴內托之功。方獲速效。

毒至十日以外。瘡雖不腐而紅腫焮痛者。由元氣不能充足。或失於補托。或誤用寒涼。或蓋覆不煖所致。治宜托裏大補。以得膿為效。若瘡口出黑血遍身汗出。乃補托之徵也。如期不作腐潰。形尚堅硬，乃瘡根閉固，為陰陽相半之症。必用神妙拔根法，不致內攻。倘內有膿，又便易出。

又以十五日至二十一日為期，過此外者，縱有稀膿，仍難歸結。若無膿，為純陰不治。故陽瘡以十四日為關，陰瘡以二十一日為節。斯時務要膿出勢定，不可過釀。候膿出方自腐脫，腐脫方自生肌，生肌方自收歛，收歛方自瘡平。此瘡之關節次第也。如期不得膿者，後必多變。

用藥之法，初起以散腫內消為主，已潰以排膿歛毒為主，膿盡

以去腐内塞為主腐盡以生肌斂口為主此治瘡之定例也

## 標本

夫症之有標本如五運為本六氣為標五臟為本六腑為標初病為本傳病為標元氣為本病氣為標治宜本而標之如有嘔吐泄瀉食少不寐等症宜先治之所謂内症愈而外症易痊是標而本之也仍兼外治

本而標之先治本後治標也瘍科主外症治宜先治内症是先標而後本也故曰標而本之仍兼外治

## 標使治宜

如腫瘍初起審症處方必以一藥為標使如神授衛生湯用金

銀花當歸蒼朮復煎散用蒼朮十全大補湯用夏枯草蠟礬丸用菊花湯通聖散用漏蘆之類每用一兩煎湯復煎群藥其應如響此飛霞子之秘訣也又如諸毒生於巔頂者諸藥俱用酒浸酒炒酒煎酒服為使為曰所謂在上者曰而射之也

## 汗

書云汗之則瘡已為外有六經之形症內無便溺之阻隔飲食如故便清自調知不在裏也在脉洪緩肝脉带弦外感客邪也故宜汗之使榮衛通行邪氣去矣若冬月寒緻腠理必用辛溫

仲景曰瘡家雖傷寒身痛不可發汗汗之則表虛熱聚故生瘡汗之則表益虛熱愈極而生風故變痙

之劑以托之如托裏溫中湯紺珠丹之類又云助表不以取汗為功為蟾酥硃砂雄黃等解毒之類乃取汗之峻劑也又云瘡家雖不疼痛不可發汗汗之則痙為無表症也即有表症亦不可大腹汗大汗則表虛不膿後必難治汗出不利小便汗止則陽氣復小便自利也

下

腫瘍時見五實者為邪氣在裏宜寒涼藥攻利之如內疎黃連湯之類次以托裏排膿之藥補之如癰疽之虛者旬日半月大

便秘實不知其為氣不降便以為實而用大黃此小寒熱不知其為氣血不和便以為有外感而行表散如此害人甚速

潰瘍時雖有口乾便秘等症由內無津液所致必脉細而數口和而乾食少喜熱乃虛火也惟補氣血養津液健脾胃則二便自和庶無變症如小便閉雖腫瘍時不必豬苓澤瀉以導水惟用參芪歸地及托裏消毒散消息之自效

瘡瘍面赤火鬱也發之見風脉風症者散之大便燥結者潤之鬱冒者為昏迷也俱宜汗之以上之症慎不可下蓋瘡瘍惟在閉而

不。結。通。而。不。瀉。為。規。

嘔

瘡瘍作嘔不問已潰未潰惟以脉實而数喜飲冷者為毒氣内攻下之。脉弱而喜温者為陽氣不足補之。

寒熱

身熱而欲衣者熱在皮毛寒在骨髓。温之。身不熱而欲去衣者寒在皮毛熱在骨髓。清之。

痛

寒熱虛實皆能為痛，止痛之法殊非一端。如熱毒焮痛者下之，便閉作痛者導之，瘀血作痛者和之，更以桑柴烘之；寒邪作痛者溫散之，濕腫作痛者滲導之，燥搐攣痛者滋潤之，勞而作痛者益之，膿脹作痛者針之，膿出反痛者虛也，補之；瘀腐蝕痛者去之，穢氣觸痛者和之，風寒逼痛者溫散之。隨症施治，其痛自止，不必拘拘於乳沒也。

又瘡瘍不可不痛，不痛為胃氣虛極也，不治。不可大痛，兼煩悶者不治。再麻癢者更為惡候。

## 飲食

腫時不食為痛傷胃氣潰後痛止自能食也垣云瘡瘍食肉反補胃氣乃自棄也此禁之膏粱丹石之變非藜藿及虛弱者之通論也若脾胃弱者即有所禁忌亦當少與之不與則逆其胃氣及不思食

禁忌之要在生冷傷脾硬物難化肥膩滑腸惟宜斟酌與之可也

又服藥後忌飲冷水犯之効遲膿必再作

飲食宜甘淡勿令香美香美者但能起火經以熱傷肝熱傷氣為戒若遺後恐有發濕熱損傷真陰之患

辨暈

真暈生於瘡口之旁如紅筋之狀乃銳毒非腫痕也二三暈猶可四五暈難醫

辨舌

舌紅濕潤如常者吉青黃赤白黑胎者重乾燥碎裂疼痛者死

内陷

始則高腫至十數日內外忽平塌者此內攻之候也急宜托裏

## 潰瘍

腫瘍之作由胃氣不從既已潰時則氣血不足故托裏者必養脾助胃蓋為潰由胃氣腐化歛由胃氣榮養法當純補之也

如發熱惡寒膿多自汗作痛者十全大補湯

虛熱少睡飲食不甘者黃芪人參湯蒼白朮參芪歸麦冬升陳味草神黃柏

皮寒虛熱咳嗽有痰者托裏清中湯即六君子湯加桔梗麦冬五味子

四肢倦怠肌肉消瘦面黃氣短者人參養榮湯

膿多心煩食少發熱不睡者聖愈湯芎歸二地加參芪

脾虧氣弱身涼脉細大便溏瀉者托裏溫中湯六君丁香與木香附子炮薑益智蔥

飲食不甘惡心嘔吐者香砂六君子湯

脾虛下陷食少虛熱間作者補中益氣湯

腎虛作渴起居如常者胃火也竹葉黃芪湯四物麥冬芩淡竹甘草參芪半石膏

再如潰時虛弱甚者參朮膏八仙膏

陽虛自汗食少者人參膏或六君子湯加木香砂仁甚者加大附子。

泄瀉腸鳴胃虛嘔逆者參苓白术散加豆蔻山藥木香柿蒂
脾虛下陷冷瀉及肛門重墜者補中益氣湯加山藥山萸五味
子隨症增損觸類而長之也
潰後發熱作渴宜用益榮生津之劑如脉浮弱而熱或惡寒者
陽氣虛也補中益氣湯
脉濇氣熱者血虛也人參養榮湯聖愈湯
午前熱補氣為主四君子湯
午後熱補血為主聖愈湯

瘧愈後發熱誤用苦寒藥寒熱益甚欲冷水浴身脉浮大按之全無此陽氣虛浮於肌表無根之火也服六君子湯加大附子立愈

## 膿

濕熱相合則生肌肉而為膿遠取諸物以比之一歲之中大熱無過於夏當是時諸物皆不壞爛壞爛者交秋濕冷大行之際也

肥人膿多如少是肉未腐瘦人膿少如多是肉敗壞膿出多身

大熱不休者難治蓋毒之得膿如傷寒之得汗汗已而反大熱為壞傷寒矣

凡潰後發熱作渴脉大而膿反多者由氣血虛而不能禁止也以其為邪氣實不治

膿成體弱者必先補之如膿出一碗須服參三錢為率元氣虛弱更須大補若損大補小尚生變症況無補乎故曰若無補養之功其禍多在結痂之後

先出稠白膿次流桃花膿再次流淡紅水方為膿盡生肌之兆

膿腐作臭者惟補氣血腐盡則臭自止忌用止臭藥

血

瘡口出血或漸大而不歛者氣不守血也故云潰而出血不作膿者死

瘡口

肉赤而不歛及膿多而帶赤者為血虛有熱宜八珍湯加丹皮

肉黯而不歛者為陽氣虛寒宜十全大補湯加白歛

瘡口皮白綻而不收及久不合口肉多膿少再瘡無血色四圍

血暈不散者皆由風寒外襲或涼藥太過致使氣血不潮俱用參芪補之桂附溫之艾湯滌之神燈焰之桑柴烘之

瘡口開大膿清不生肌者裏虛也恐生變症峻補之再瘡口開大由七情房勞穢氣所致者用白鹽皂角燒存性為末發熱茶清調敷不發熱薑醋調敷四圍立效由砒硇蝕藥所致者用皮硝靛青水敷之

瘡口緊硬貼膏無膿者風毒也蝎蚣散摻之見去腐門

瘡口發癢用細茶食鹽湯洗之或以細鹽摩口四圍自止

肉雖長其色紫者遺毒也地榆活血散敷之

瘡口已合悞犯房勞或暴怒復崩潰者仍助氣血

瘡口易收乃熱毒所致必防流注之患

## 生肌

肌肉者脾胃之所主收斂遲速由氣血之盛衰惟補脾胃此內治也

腐不盡不可以言生肌驟用生肌反增潰爛務令毒盡則肌自生加以生肌藥此外治也

肌生如榴子紅艷或有白膜爲善若肌白而平且無紋理或膿清穢氣爲毒連五臟氣血枯竭也危

驗膜

潰瘍驗膜用軟薄綿紙封瘡口令患者用意呼吸之紙不動者膜未透也忌用哴法恐鼓破膜不救

四言脉訣　宋南康紫虚隱君崔嘉彥希範撰

脉乃血脈。氣血之先。血之隧道。氣息應焉。資始於腎。資生於胃。陽中之陰。本乎營衛。十二經中。皆有動脉。惟手太陰。寸口取决。此經屬肺。上系吭嗌。脉之大會。息之出入。原脉

初持脉時。令仰其掌。掌後高骨。是謂關上。關前為陽。關後為陰。陽寸陰尺。先後推尋。診法

胞絡與心。左寸之應。惟胆與肝。左關所認。膀胱及腎。左尺為定。胸中及肺。右寸昭彰。胃與脾脉。屬在右關。大腸并腎。右尺班班。

分配臟腑脉法

男子之脉。左大為順。女子之脉。右大為順。男尺恒虛。女尺恒盛。

脉分男女

関前一分。人命之主。左為人迎。右為氣口。人迎氣口

神門屬腎。両在関後。人無二脉。必死不救。神門

脉有七診。曰浮中沉。上下左右。七法推尋。七診

又有九候。即浮中沉。三部各三。合而為名。每候五十。方合於經。

九候

五臟不同。各有本脉。左寸之心浮大而散。右寸之肺浮濇而短。
肝在左關沉而弦長。腎在左尺沉實而濡。右關屬脾脉象和緩。
右尺相火。與心同斷。五臟本脉
若夫時令。亦有平脉。春弦夏洪。秋毛冬石。四季之末。和緩不忒。
四時平脉
太過實強。病生於外。不及虛微。病生於內。四時脉病
四時百病。胃氣為本。脉貴有神。不可不審。胃氣
一呼一吸。合為一息。脉來四至。和平之則。五至無疴。閏以太息。
三至為遲。遲則為冷。六至為數。數即熱証。轉遲轉冷。轉數轉熱。

呼吸定息

遲數既明。浮沉須別。浮沉二脉。辨內外因。外曰於天。內曰於人。

內外天有陰陽。風雨晦明。人喜怒憂思悲恐驚。六氣七情

曰浮沉遲數。表裏寒熱。既得提綱。理象須別。遲數二脉曰論呼吸至數而及之也。浮沉二脉。曰論外感內傷而及之也。至浮沉遲數之迹象與神理未之及也。故下文分二十八字縷析詳言之

浮在皮毛。如水漂木。舉之有餘。按之不足。經脉浮。脉為陽。府病所。居有力。表實無力。表虛寸浮。傷風頭痛鼻塞。關主木旺。風痰在膈。尺部得浮。下焦風客。小便不利。大便秘澁。此獨舉浮脉所主之病也。浮遲

腫瘍為虛為風
潰瘍為虛宜補

腫瘍為邪氣深
潰瘍為遺毒在
內

表冷。浮數風熱。浮緊風寒。浮緩風濕。浮虛傷暑。浮芤失血。浮洪
虛火。浮微勞極。浮濡陰虛。浮散虛劇。浮弦痰飲。浮滑痰熱。浮短氣
病。浮濇傷血。浮大為滿。心胸脹烈。此明浮之兼脉為病也
沉行筋骨。如水投石。按之有餘。舉之不足。沉脉主陰。為寒。為
積。有力。痰食。無力。氣鬱。寸沉短氣。胸痛引脇。或為痰飲。或水與
血。關主中寒。因而痛結。或為滿悶。吞酸筋急。尺主背痛。亦主腰
膝。陰下濕癢。淋濁痢泄。此獨舉沉脉所主之病 沉遲虛寒。沉數熱伏。沉緊
冷痛。沉緩水畜。沉牢錮冷。沉實熱極。沉弱陰虧。沉細虛濕。沉濇

血結。或為氣鬱。沉弦飲痛。沉滑食滯。沉伏吐利。陰毒積聚。此言沉之兼脉為病

腫瘍為寒為虛潰瘍亦為寒為虛

遲脉屬陰象。為不及。往來遲慢。三至一息。遲脉主臟。陽氣伏潛。有力冷痛。無力虛寒。寸遲上寒。心痛停凝。関遲中寒。痛結筋攣。尺遲火衰。溲便不禁。或病腰足疝痛牽陰。此獨舉遲脉所主之病 浮遲表冷。沉遲裏寒。遲濇血少。遲緩濕寒。遲滑脹滿。遲微難安。此言遲之兼脉為病

腫瘍為熱兼洪者

數脉為陽象。為太過。一息六至。往來越度。數脉主腑。主吐。主

欲膿潰瘍爲病進甚者難治

腫瘍爲熱爲痰潰瘍爲熱爲虛爲邪氣未退

狂。有加實熱無加虛瘡寸數喘欬口瘡肺癰關數胃熱邪火上攻。尺爲相火遺濁淋癃（此獨舉數脈所主之病）浮數表熱沉數裏熱陽數君火陰數相火右數火亢左數陰戕（此言數之兼脈爲病）

滑脈替替往來流利盤珠之形荷露之義 滑脈爲陽多主痰液寸滑咳嗽胸滿吐逆關滑胃熱壅氣傷食尺滑病淋或爲痢積男子溺血婦人經鬱（此主病）浮滑風痰沉滑痰食滑數痰火滑短氣塞滑而浮大尿則陰痛滑而浮散中風癱瘓滑而冲和娠孕可斷（此兼脈爲病）

腫瘍爲氣實氣滯潰瘍爲血虛爲脉病相應

腫瘍宜内托潰瘍宜大補

腫瘍爲邪氣太盛

濇脉蹇滯。如刀刮竹。遲細而短。三象俱足。濇爲血少。亦主精傷。寸濇心痛。自汗怔忡。關濇陰虛。或爲寒濕。右關反胃。左關脇脹。尺濇遺淋。血利可決。孕爲胎病。無孕血竭。

虛合四形。浮大遲耎。及乎細按。幾不可見。虛主血虛。又主傷暑。左寸心虧。驚悸怔忡。右寸肺虧。自汗氣怯。左關肝傷。血不榮筋。右關脾寒。食不消化。左尺水衰。腰膝痿痺。右尺火衰。寒症蜂起。

實脉有力。長大而堅。應指愊愊。三候皆然。血實脉實。火熱壅

# 祁氏家傳外科大羅 下

潰瘍爲邪氣未退

結。左寸心勞舌強氣湧。右寸肺病嘔逆咽疼。左關見實肝火脇痛。右關見實中滿氣疼。左尺見之便閉腹疼。右尺見之相火亢逆。此病主實而且緊。陰寒積聚。實而且滑。痰凝食滯。此熏脈爲病

腫瘍爲有餘宜內消潰瘍爲氣治易愈

長脈迢迢。首尾俱端。直上直下。如循長竿。長主有餘。氣逆火盛。左寸見長。君火爲病。右寸見長。滿逆爲病。左關長兮。木實之殃。右關長兮。胃土鬱脹。左尺見之。奔豚沖競。右尺見之。相火專令。

腫瘍爲元氣不足潰瘍爲大虛宜大補

短脈濇小。首尾俱俯。中間突起。不能滿部。短主不及。爲氣虛

㾮。短居左寸。心神不定。短現右寸。肺虚頭痛。短在左関。肝氣有傷。短在右関。膈悶爲殃。左尺短時。少腹必疼。右尺短時。真火不降。

洪脉、極大。狀如、洪水、来盛、去衰。滔〻、滿指。洪。爲。盛。滿。氣。壅。火。亢。左寸洪大。心煩舌破。右寸洪大。胸滿氣逆。左関見洪。肝木太過。右関見洪。脾土脹熱。左尺洪兮。水枯便難。右尺洪兮。龍火灼燔。

腫瘍爲熱盛宜宣熱拔毒吐實者下之潰瘍爲邪氣盛藥之不退者難愈

微脉、極細。而又、極軟。似有、若無。欲絶、非絶。微。脉。模。糊。氣。血。大。

腫瘍爲虚服藥漸充者佳潰瘍亦爲虚若

微而匀者為脉病相應

細為氣聚血少有此症

者逆

衰。左寸驚怯。右寸氣促。左関寒攣。右関胃冷。左尺得微。精枯髓竭。右尺得微。陽衰命絶。女人為崩中帶下

細直而軟。縈縈纍纍。狀如絲線。較顯於微。細。主氣衰。諸虛勞損。細居左寸。怔忡不寐。細居右寸。嘔吐氣怯。細入左関。肝陰枯竭。細入右関。胃虛脹滿。左尺若細。洩利遺精。右尺若細。下元憊〻。

濡脉細軟。見於浮分。舉之乃見。按之即空。濡。主陰虛。髓竭精枯。左寸見濡。健忘驚悸。右寸見濡。自汗淋漓。左関逢之。血不榮

筋。右関逢之。脾虚湿侵。左尺得濡。精血虚寒。右尺得之。火敗難堪。

腫瘍宜托裏潰瘍為脉病相應宜補

弱。脉細小。見於沉分。舉之則無。按之乃得。弱。為陽陷。真氣衰。弱。左寸心虚。驚悸健忘。右寸肺虚。自汗短氣。左関木枯。必苦攣急。右関上寒。脾虚悪食。左尺弱形。涸流可徵。右尺若見。陽陷可驗。

腫瘍脉浮緊發熱悪寒或有痛處是為癰疽潰瘍主氣沉滞為有外寒

緊。脉有力。左右彈人。如絞轉索。如切緊繩。緊。主寒邪。亦主諸痛。左寸逢緊。心滿急痛。右寸逢緊。咳嗽冷痰。左関人迎。浮緊傷寒。右關氣口沉緊傷食。左尺見之臍下痛極。右尺見之奔豚疝疾。

腫瘍爲虛潰瘍爲有胃氣脉病相應

緩脉四至來往和勻微風輕颭春初楊柳。緩爲胃氣不主於病取其兼見方可斷症。緩大風虛緩細濕痺緩濇血傷緩滑濕痰右寸浮緩風邪所居左寸濇緩少陰血虛左關浮緩肝風內鼓右關沉緩土弱濕侵左尺緩濇精宮不及右尺細緩真陽衰極。

腫瘍主血氣不和爲痛潰瘍爲血虛雙弦爲賊

弦脉迢迢狀類弓弦端直以長指下挺然。弦爲肝風木侮脾

侵脾加數則危

絃。主。痛。主。瘧。主。痰。主。飲。弦在左寸。心中必痛。弦在右寸。胸及頭痛。左關弦兮。痰瘧癥瘕。右關弦兮。胃寒腸痛。左尺逢弦。飲在下焦。右尺逢弦。足攣疝痛。此主痛浮弦支飲。沉弦懸飲。弦數多熱。弦遲多寒。弦大主虛。弦細拘急。陽弦頭痛。陰弦腹痛。單弦飲癖。雙弦寒痼。此弦之兼脉為病

動無頭尾。其形如豆。厥厥動搖。必兼滑數。動脉。主痛。亦主。於驚。左寸得動。驚悸可斷。右寸得動。自汗無疑。右關若動。心脾疼痛。左關若動。驚及拘攣。左尺見之。亡精為病。右尺見之。龍火奮

主痛陽動汗之陰動溫之

迅。

腫瘍為熱為病進
潰瘍為熱不退漸
進者死

促為急促，數時一止，如趨而蹶，進則必死。促曰火亢，亦曰物停。左寸見促，心火炎炎。右寸見促，肺鳴咯咯。促見左關，血滯為殃。促居右關，脾宮食滯。左尺逢之，遺精堪憂。右尺逢之，灼熱為定。

腫瘍為氣結潰瘍為
氣不調危

結為凝結，緩時一止，徐行而怠，頗得其旨。結屬陰寒，亦曰凝積。左寸心寒，疼痛可決。右寸肺虛，氣寒痰結。左關結見，疝瘕必見。右關結形，痰滯食停。左尺結兮，痿躄之疴。右尺結兮，陰寒為

腫潰俱不利

楚。

代為禅代，止有常數，不能自還，良久復動。代主臟衰，危惡之候。脾主敗壞，吐利為咎。中寒不食，腹疼難救。兩動一止，三四日死。四動一止，六七日死。次第推求，不失經旨。

革大弦急，浮取即得，按之乃空，渾如鼓革。革主表寒，亦屬中虛。左寸之革，心血虛痛。右寸之革，金衰氣壅。左關遇之，疝瘕為患。右關遇之，土虛而痛。男尺診革，亡血失精。女尺診革，半產漏下。

腫瘍為邪盛潰瘍為邪氣不退

牢在沉分，大而弦實，浮中二候，了不可得。牢主堅積，病在乎內。左寸之牢，伏梁為病；右寸之牢，息奔可定。左關見牢，肝家血積；右關見牢，陰寒痞癖。左尺牢形，奔豚為患；右尺牢形，疝瘕痛甚。

腫瘍為氣虛不收潰瘍獨見者死

散脉浮亂，有表無裏，中候見空，按則絕矣。散為本傷，見則危殆。左寸之散，怔忡不寐；右寸之散，自汗淋漓。左關之散，當有溢飲；右關之散，脹滿胻腫。呈於左尺，北方水竭；呈於右尺，陽衰命絕。

腫瘍為血虛潰瘍為脉病相應

腫瘍為陰中伏陽邪潰瘍為陽伏陰中為内蝕為流注浸淫雖治宜溫補

芤乃草名。絕類慈葱。浮沉俱有。中候獨空。芤。脉中空。故主失血。左寸呈芤。心主喪血。右寸呈芤。相傳陰亡。芤入左關。肝血不藏。芤入右關。脾血不攝。左尺如芤。便紅為咎。右尺如芤。火炎精漏。

伏為隱伏。更下於沉。推筋至骨。始得其形。伏。脉為陰。受病入深。伏犯左寸。血鬱之愆。伏犯右寸。氣鬱之殃。左關值伏。肝血在腹。右關值伏。寒凝水穀。左尺伏見。疝瘕可驗。右尺伏藏。少火消亡。

疾為疾急數之至極七至八至脉流薄疾。疾為陽極陰氣欲竭。脉號離經。虛魂將絕。漸進漸疾。旦夕殞滅。左寸見疾。弗戢自焚。右寸若疾。金被火乘。左關疾也。肝脉已絕。右關疾也。脾陰消竭。左尺疾耶。涸轍難濡。右尺疾耶。赫曦過極。

諸臟之脉。復有劉柔搏堅。突散致疾之由。脉理浩繁。以上二十八字。舉其要者言之耳

脉之主病。有宜不宜。陰陽逆從。吉凶可推。

中風浮緩。急實則忌。浮滑中痰。沉遲中氣。尸厥沉滑。卒不知人。入臟身冷。入腑身溫。中風

傷寒熱病。脉喜浮洪。沉微濇小。證反必凶。汗後脉静。身凉則安。
汗後脉躁。熱甚必難。陽證見陰。命必危殆。陰證見陽。雖困無害。
傷寒

風傷於衛。浮緩有汗。寒傷於營。浮緊無汗。傷風

暑傷於氣。身熱脉虚。弦細芤遲。體状無餘。傷暑

或濇或細。或濡或緩。是皆中濕。可得而斷。濕

燥為枯涸。脉芤而遲。若見洪數。金為火逼。燥

火熱之證。洪數為宜。沉微而熱。根本脫離。火

飲食内傷。氣口急滑。勞倦内傷。脾脉虚弱。飲食 勞倦

欲知是氣。下手脉沉。沉極則伏。濇入久深。氣

六鬱多沉。滑痰緊食。氣濇血芤。數火細濕。鬱

滑主多痰。弦主留飲。熱則滑數。寒則弦緊。浮滑兼風。沉滑兼氣。

食傷短疾。濕留濡細。痰飲

瘧脉自弦。〻數者熱。弦遲者寒。代散者折。瘧

痢脉多滑。沉小微弱。實大浮洪。發熱則悪。痢疾

瀉因脾虚。不能勝濕。沉小為順。浮洪者逆。泄瀉

反胃噎膈。寸緊尺濇。緊芤或弦。虛寒之厄。沉滑有痰。浮濇脾積。浮大而弱。氣虛是覈。濇小無力。血虛是積責。若濇而沉。七情致膈。噎膈 反胃

嘔吐無他。寸緊滑數。浮洪氣逆。沉遲寒薄。浮弦胃積。氣食併作。微數血虛。最忌濇弱。嘔吐

霍亂之候。脉代勿訝。厥逆遲微。是則可嗟。霍亂

嗽脉多浮。浮濡易治。沉伏而緊。死期將至。咳嗽

喘息擡肩。浮滑者順。沉濇支寒。散為逆證。喘

左部寸尺浪
有根不剛
不治

骨蒸發熱。脉数而虛。熱而濇小。必殞其軀。骨蒸
勞極諸虛。浮軟微弱。土敗雙弦。火炎則数。勞極
失血諸症。脉必見芤。緩小可喜。数大堪憂。失血
畜血在中。牢大却宜。沉微濇小。速愈者希。畜血
三消之脉。数大者生。細微短濇。應手堪驚。三消
遺精白濁。微濇而弱。火盛陰虛。芤濡洪数。遺精
小便淋閉。鼻色必黄。實大可療。濇小知亡。淋閉
大便秘結。須分氣血。陽数而實。陰遲而濇。秘結

癲乃重陰。狂乃重陽。浮洪吉兆。沉急凶殃。癲狂

癎宜虛緩。急實者凶。陰陽須別。疾火宜攻。癎

痿屬脾虛。脉多微緩。或濇而緊。或細而濡。痿

風寒濕氣。合而為痺。浮濇而緊。三脉乃備。痺

痙分剛柔。由於風濕。剛脉弦長。柔弦遲濇。痙

脉得諸沉。責其有水。浮氣與風。沉石或裏。沉数為陽。沉遲為陰。

浮大出厄。虛小堪驚。水腫

脹滿脉弦。土制於木。濕熱数洪。陰寒遲弱。浮為虛滿。緊則中實。

浮洪可治。沉微危極。脹滿

五臟為積。六腑為聚。實强可生。沉息難愈。積聚

五疸實熱。脉必洪數。濇微屬虛。最忌發渴。五疸

中悪腹脹。緊細者生。脉若浮大。邪氣已深。中悪

頭眩旋運。痰火居多。或氣與血。分經治可。頭眩

頭痛多弦。浮風緊寒。熱洪湿細。緩滑厥痰。氣虛弦濡。血虛微濇。

腎厥弦堅。真痛短濇。頭痛

心腹之痛。其類有九。細遲速愈。浮大延久。心腹痛

腰痛之脉。多沉而弦。兼浮者風。兼緊者寒。弦滑痰飲。濡細腎著。大乃腎虚。沉實閃肭。腰痛

疝氣弦急。積聚在裏。牢急者生。弱急者死。疝氣

脚氣有四。遲寒数熱。浮滑者風。濡細者濕。脚氣

喉痺之脉。数熱遲寒。纏喉走馬。微伏則難。喉痺

癰疽未潰。脉宜洪大。及其已潰。洪大乃戒。癰疽

肺癰已成。寸数而實。肺痿之形。数而無力。肺癰色白。脉宜短濇。浮大相逢。氣損血失。肺癰

腸癰實熱。滑數可知。數而不熱。關脉芤虛。微濇而緊。未膿當下。緊數膿成。切不可下。腸癰

婦人有子。陰搏陽別。少陰動甚。其胎已結。滑疾不散。胎必三月。但疾不散。五月可別。左疾為男。右疾為女。女腹如箕。男腹如釜。

孕脉

欲產之脉。必見離經。水下乃產。未下勿驚。臨產

新產之脉。緩滑為應。實大弦牢。其凶可明。新產

奇經八脉。不可不察。直上直下。尺寸俱牢。中央緊實。衝脉昭昭。

胸中有寒。逆氣裏急。疝氣攻心。支滿溺失。

直上直下。尺寸俱浮。中央浮起。督脉可求。腰背强痛。風癎為憂。

寸口丸丸。緊細實長。男疝女瘕。任脉可詳。

寸左右彈。陽蹻可決。尺左右彈。陰蹻可別。関左右彈。帶脉之訣。

陽蹻為病。陰緩陽急。陰蹻為病。陽緩陰急。癲癎瘈瘲。寒熱恍惚。

帶主帶下。臍痛精失。

尺外斜上。至寸陰維。尺内斜上。至寸陽維。　陽維寒熱。目眩僵仆。陰維心痛。胸脇刺築。以上五條八脉主病

脉有反関。動在臂後。别由列缺。不干證候。（反関）

經脉病脉。業已昭詳。将絶之形。更當度量。心脉之絶。如操帯鉤。轉豆躁疾。一日可憂。肝絶之脉。循刀責責。新張弓弦。死在八日。脾絶雀啄。又同屋漏。一似水流。還同杯覆。肺絶維何。如風吹毛。毛羽中膚。三日而號。腎脉将絶。發如奪索。辟辟彈石。四日而作。命脉絶也。魚翔蝦遊。至如湧泉。莫可挽留。（絶脉）

察色。望氣。四診之先。能合色脉。可以萬全。（色診）

載諮載詢。病始有準。詳症察脉。合度之診。（問病）

知病終始。乃尋脉理。八正九候。診必副矣。切脉證之於與病。有從不從。或詳或畧。孰重孰輕。疑似之症。細覓其蹤。盛〻虛〻。立兆諸凶。從症從脉

診必。上。下。度。民。君卿。工不知道。病何以明。診分貴賤

醫之所難。尤在人情。期於不失。操術乃精。不失人情

# 經絡歌訣 休寧汪昂訒菴增潤古本加註詳釋

## 十二經絡歌

手太陰肺脉中焦起下絡大腸肺與大腸相表裏胃口行胃之上脘即賁門上膈屬肺從肺系即喉管橫從腋下臑內縈膊下對腋處名臑音柔前于心與心包脉行少陰心主之前下肘循臂骨上廉臑盡處為肘肘以下為臂遂入寸口上魚際關前動脉為寸口大指後肉隆起處名魚魚際其間穴名也大指內側爪甲根少商穴止支絡還從腕後出臂骨盡處為腕接次指交陽明經大腸此經多氣而少血是動則為喘滿欬肺主氣膨膨肺脹缺盆痛肩下橫骨陷中名缺盆陽明胃經穴

兩手交瞀音茂為臂厥肺所生病欬上氣喘渴金不生水。煩心心脈上肺胸滿結脈布胸中。臑臂之內前廉痛為厥或為掌中熱脈行少陰心主之前掌心勞宮穴。屬心包。肩背痛是氣盛有餘絡脈交於手上肩背。小便數而欠便頻而短或汗出肺主皮毛。氣虛亦痛肩背寒痛溺色變母病及子。少氣不足以報息肺虛

手陽明經大腸脈次指內側起商陽本經穴名循指上廉出合谷俗名虎口兩骨兩指岐骨間兩筋中間行手背外側兩筋陷中陽谿穴循臂入肘外廉行臑外廉肩髃音隅肩端兩骨前廉柱骨傍上出膀胱經之天柱骨。會於督脈之大椎會此六陽經皆會於大椎。故經文云上出於椎骨之會上。下入缺盆內肩下橫骨陷中絡肺下膈屬大腸

髀補委切音彼

相為表裏支從缺盆上入頸斜貫兩頰下齒當挾口人中鼻下溝洫交左右上挾鼻孔盡迎香本經穴終交足陽明此經血盛氣亢盛是動齒痛頸亢腫是主津液病所生大腸主津目黃大腸內熱口乾無津鼽衄動鼽音求鼻水衄鼻血喉痺金燥痛在前肩臑大指次指痛不用不隨人用皆經脈所過

足陽明胃脈鼻頞起山根下循鼻外入上齒環唇挾口交承漿唇下陷中頤後大迎頰車裏腮下為頷、頷下為頤耳下為頰車大迎頷下穴名耳前髮際至額顱支循喉嚨缺盆入下膈屬胃絡脾宮相為表裏直者下乳挾臍中支起胃口循腹裏下行直合氣街逢即氣衝遂由髀關抵伏兔下膝髕挾膝兩筋為髕一曰膝蓋循脛外廉下足跗足面中指通㊀從中指入大指屬兌之穴經盡矣交太陰從匕、經、多、氣、復、多、血振寒呻欠呻吟呵欠而顏黑病至惡見火與人血氣盛而熱甚忌聞木聲心惕惕陽明土惡木也閉戶塞牖欲獨處甚則登高而歌棄衣而走賁奔響腹脹脉循腹裏水火相激而成聲為骭音干厥足脛為骭狂瘧溫淫及汗出陽明法多汗鼽衄口喎脣胗音軫脣瘍脉挾口環脣頸腫喉痺循喉嚨腹水腫土不制水循膺乳膺窗乳中乳根皆本經乳間穴膝髕股伏兔膝上六寸肉起處骭外足跗上皆痛氣盛熱在身以前陽明行身之前有餘消穀善飢溺黃甚不足身以前皆寒胃中寒而腹脹壅

踝戶瓦切音華上聲

太陰脾脉起足大指循指內側白肉際過核骨後（孤拐骨張景岳曰非也即大指後圓骨）內踝前（脛旁曰踝）上腨（音善足肚也一作踹音短足根也然經中二字通用）循脛膝股裏股內前廉入腹中屬脾絡胃（相為表裏）上膈通挾咽連本（本舌根也）散舌下支者從胃（上膈）注心宮此經血少而氣旺是動即病舌本強（上聲）食則嘔出胃脘痛心中善噫（噫噯）即而腹脹得後與氣（大便噯氣）快然衰（病衰）脾病身重（脾主肌肉）不能動搖瘕泄（瘕積泄瀉）水閉及黃疸（脾濕）煩心〻痛（即胃脘痛）食難消（食不下）強立股膝內多腫（脾旺四肢）不能卧曰胃不和

手少陰心　脉起心経下膈直絡小腸承(相為表裏)支者挾咽繫目系
直者従心系上肺騰下腋循臑後廉出太陰(肺)心主(心包)之後行
(行二脉之後)下肘循臂内後廉抵掌後鋭骨之端(掌後尖骨)小指停(少冲穴交手太陽)
此経少血而多氣是動咽乾(少陰脉挾咽)心痛應目黄脇痛(繫目出脇)
渇欲飲臂臑内後廉痛掌熱蒸

手太陽経小腸脉小指之端起少澤(本経穴)循手外側上腕(臂骨盡處為腕)
出踝中(掌側腕下鋭骨為踝)上臂骨下廉出肘内側兩筋之間臑外後廉出
肩解(脊傍為膂膂上兩角為肩解)而繞肩胛(肩下成片骨)交骨之上入缺盆(肩下横骨)

陷中直絡心中循嗌音柳咽下膈抵胃屬小腸小腸為表裏與心支從缺盆
上頸頰至目銳眥入耳中至本經聽宮穴支者別頰復上䪼音拙目下抵鼻
至於目內眥內角絡顴交足太陽接嗌痛頷腫循咽循頭頭難回不可以顧
肩似拔分臑似折出肩循臑耳聾目黃腫頰間入耳至眥上頰是所生病為
主液小腸主液頸頷肩臑肘臂外廉痛此經少氣而多血
足太陽經膀胱脉目內眥上額交巔上巔支者從巔入耳上角直者
從巔絡腦間還出下項循肩髆肩後之下為髆挾脊去脊各一寸五分行十二俞等穴
抵腰循膂旋脊傍為膂絡腎正屬膀胱府相為表裏一支貫臀入膕音國傳

從腰脊下中行、上中下髎等穴　一支從膊別貫胛膂為胛內挾脊
入膕委中穴膝後曲處為膕
去脊各三寸行附循髀樞股外為髀合膕行與前入膕者合貫腨足肚出踝脛傍
分魄戶膏肓等穴
日踝循京骨本經穴足外側赤白肉際小指外側至陰穴全交足少陰此經少氣而
多血頭痛脊痛腰如折目似脫兮項似拔膕如結兮腨如裂痔
脉入肛瘧太陽瘧狂癲疾並生癲狂篇之有太陽經者刺鼽衄太陽經氣不能循經下行上冲於腦
而鼽為衄目黃而淚出顖項背腰尻切苦高膕腨病若動時為痛徹以上
病皆經脉所過

足腎經脉屬少陰斜從小指趨足心湧泉穴出於然骨一作然谷足內踝骨陷

中衝內踝入跟（足後跟）上腨膕內（廉）尋上股（內）後廉。直貫脊（會于督脈）長強（穴）屬腎下絡膀胱（深相為表裏）。直者從腎貫肝膈入肺挾舌本循喉嚨。支者從肺絡心上注於胸中（膻中）交手厥陰（心包絡）。此經多氣而少血。是動病飢不欲食（腹內飢而不嗜食）咳唾有血（脈主肺故咳腎主唾腎擾故見血）喝喝喘（腎氣上奔）目䀮䀮（瞳子屬腎）心懸（脈絡心水不濟火）坐起輒（坐而欲起陰虛不寧）善恐心惕惕如人將捕之（腎志恐）咽腫舌乾薰口熱（少陰火）上氣（腎水溢而為腫）心痛或心煩（心脈絡）黃疸（腎水乘脾為女勞疸）或腸澼（腎移熱于脾胃大腸）或痢或便血及痿骨痿厥（下不足則上厥）脊股後廉之內痛嗜臥（少陰病但欲寐）足下熱痛切

手厥陰經心主標心包下膈絡三焦心包與三焦為表裏起自胸中膻音袒中

支者出脇下腋三寸循臑內迆太陰肺少陰心中間走入肘下

臂兩筋起掌後橫紋兩筋隔中行掌心勞宮穴從中指出中冲穴支從小指次

指交小指內之次指交三焦經是經少氣原多血是動則病手心熱肘臂攣

急腋下腫甚則支滿在胸脇心中憺憺音淡去聲時大動面赤目黃

笑不歇是主脉所生病者心主脉掌熱心煩心痛掣皆經脉所過

手少陽經三焦脉起於小指次指間無名指關冲穴循腕表手背出臂外

之兩骨天井穴貫肘循臑外上肩交出足少陽胆之後入缺盆布

膻中之傳（兩乳中間）散絡心包而下膈循屬三焦表裏聯（三焦與心包為表裏）
支從膻中傳缺盆出上項出耳上角巔以屈下頰而至䪼支從
耳後入耳中緣出走耳前（過胆經客主人穴）交兩頰至目銳眥（外角）脛經
連（交足少陽）是經少血還多氣耳聾嗌腫及喉痺（少陽相火）氣所生病（氣分）
皆（三焦心包主相火）汗出多（火蒸為汗）頰腫痛及目銳眥耳後肩臑肘臂外皆
痛癈及小次指（小指次指不用）
足少陽脈胆之經經起於兩目銳眥邊上抵頭角下耳後循頸
行手少陽前（三焦）至肩却出少陽後入缺盆中支者分耳後入耳

中耳前走(支)別銳眥下大迎胃經穴在頷前一寸三分脈動陷中合手少陽抵於
䪼目下下加頰車下頸連復合缺盆下胸貫膈絡肝屬胆表裏縈
相為表裏循脅裏向氣街出挾臍四寸動脈繞毛際入髀厭橫橫入髀厭即髀樞(直)
者從缺盆下腋循胸季脅過章門脅骨下為季脅即肝經章門穴下合髀厭即髀
樞髀陽外循髀外行太陽陽明之間出膝外廉外輔骨即膝下兩傍高骨緣下抵絕骨
出外踝外踝以上為絕骨少陽行身側故每言外循跗足面入小次指間(支)者別跗入
大指循指岐骨出其端足大指本節後為岐骨交肝經此經多氣而少血是動
口苦胆汁上溢善太息不和舒氣心脅疼痛轉側難足熱足外反熱面塵體無

澤（木鬱不能生榮）頭痛頷痛銳眥痛缺盆腫痛穴腫脇馬刀挾癭頸腋生（少陽瘡瘍，堅而不潰）汗出（少陽相火）振寒多瘧疾（少陽居半表半裏，故瘧發寒熱，多屬少陽）胸脇髀膝外脛絕骨外踝皆痛及諸節（皆經脈所過）。

足厥陰肝脈所終大指之端毛際叢（起大敦穴）循足跗上（廉）上內踝中封穴出太陰後（脾脈之後）入膕中（內廉）循股（陰）入毛中繞陰器上抵小腹挾胃屬肝絡膽（相為表裏）上貫膈布於脇肋循喉嚨之後上入頏顙（咽顙，本篇後又云絡舌本）連目系出額會督頂巔（逢與督脈會於巔百會穴）支者復從目系出下行頰裏交環唇支者從肝別貫膈上注於肺乃交

宮交於肺經是經血多而氣少腰痛俯仰難為工不可俯仰婦少腹腫男
㿗疝脉抵小腹環陰器嗌乾脉絡喉嚨脫色面塵蒙和木鬱胸滿嘔逆及飧泄和木剋
土狐疝遺尿和明靈或閉癃和肺明火

奇經八脉 汪認菴補輯

任脉起於中極底臍下四寸穴名中極任脉起於其下二陰之交會陰之穴任由會陰而行腹督由會陰而
行背以上毛際循腹裏行中極穴上於關元臍下三寸穴名至咽喉上頤循面
入目是絡於承泣衝脉起氣街並少陰腎脉挾臍上行胸中至任脉當臍中而
上衝脉挾臍旁而上以衝為五藏六府海衝為血海五藏六府所稟
上並出素問骨空論

氣上滲諸陽經灌諸精（上出頏顙）從下衝上取茲義（故名衝）亦有並腎下行者注少陰絡氣街出陰股內廉入膕中（膝後曲處）伏行䯒（行音）骨內踝際下滲三陰（肝脾腎）灌諸絡以溫肌肉至跗指（循足面下湧泉入足大指）（此段出靈樞順逆肥瘦篇）督脈起少腹骨中央入繫廷孔（女人陰廷溺孔之端即竅漏穴）絡陰器合篡（二陰之交名篡）至後別繞臀與巨陽絡（太陽中絡）少陰比（與膀胱腎二脈）相合上股內（廉）後貫脊屬腎行上同太陽起目內眥上額交巔絡腦間下項循肩（髆內）仍挾脊抵腰絡腎（此督脈並太陽而行者）循男莖（男子陰莖）下篡亦與女子類又從少腹貫臍中央貫心入喉頤及唇（環唇）上繫

目下中央際此為並任此督脈並任脈而行者亦同衝脈大抵三脈同一本衝任督三脈皆起於會陰之下一源而三岐異名而同體靈素言之每錯綜靈樞五經音五味篇衝脈任脈皆起於胸中上循背裏是又言衝任行背故經亦有謂衝脈為督任者古圖經有以任脈循背者謂之督自少腹直上者謂之任亦謂之督今人大率以行身背者為督行身前者為任從中起者為衝然考任督二經所行穴道一在身前一在身後而衝脈中居則無穴道似當以此說為正督病少腹上衝心痛不得前後二便不通衝疝攻此督脈為病同於衝脈者其在女子為不孕衝為血海任主胞胎嗌乾脈循咽喉遺溺及痔癃絡陰器合篡間此督脈為病同于衝任者任病男疝內結七疝女瘕帶帶下瘕聚即婦人之疝衝病裏急氣逆沖血不足故急氣不足故逆此段出素問骨空論○督者督領諸經之脈也○

衝者具氣上衝也。任者女子浮之以任養也。蹻陰蹻脈乃少陰腎之別脈，起於前骨足內踝大骨之下照海穴，至內踝直上陰股，入陰間，上循胸，入缺盆，過出人迎前胃經頭旁動脈，入頄葵去音顴眥目內眥睛明穴，合於太陽、蹻和陽蹻脈始於膀胱經之申脈穴足外踝下陷中。此段出靈樞脈度篇。此皆靈素說奇經。任脈、衝脈、督脈、帶脈、陽蹻、陰蹻、陽維、陰維，謂之奇經八脈也。帶及二維未說破。帶脈約束一身如帶。陽維陰維，內周維一身之脈，內經俱未言其行度。

## 腫瘍門湯頭歌

神授衛生湯　沉香翘甲紅花芷石決防風羌乳香皂刺銀花甘草節歸尾天花酒大黄酒炒大黄脉虚便利者不用宣熱散風解毒腫行瘀活血最為良一切能消復能潰疎通臟腑首用方

内消沃雪湯　翘芷射干花粉貝當歸乳沒木香芪草節銀花皂刺甲大黄白芍青陳皮癰毒但當膿未出堅硬痛甚此相宜

内踈黄連湯　梔桔薄荷草木香三黄芩連大黄翘芍歸梹榔癰疽發熱腫嘔秘舌乾口苦飲氷凉六脉沉實而有力邪毒在臟内

除良

雙解復生散　人参滑石梔翹薄芎芍歸芪硝大黄甘草麻黄
並白术銀花羌活共荊防裏症甚者加生蜜表症甚者葱頭薑
癰疽腫毒當初起發表攻裏兩相當

清熱消風散　芎芪歸芍芩花粉皂刺柴胡陳草翹銀花紅花
防蒼术婦人便製香附饒不悪寒兮不便秘有頭焮痛腫紅高
凡毒未成形體實和解用之前七朝七日以後形勢就托裏速
膿此不勞

内固清心散　辰砂荳粉乳參苓白蔻玄明雄草水餘俱一錢
粉二两共為細末莫丸成癰疽疔毒痛飲冷蜜調服錢半防内
攻

托裏消毒散　芎芪歸朮茯苓參芷草銀花桔梗芍能消能潰
又能生癰疽已成亦能托最忌泄氣與寒凉倍參去芷為脾弱

護心散　乳香三錢荳粉一两甘草硃砂各一錢瘡毒内攻曰嘔
吐悪心煩躁口中乾每服二錢滾水下早晚二次莫等閒

琥珀蠟礬丸　一两黄蠟两二礬雄黄錢二珀一錢二錢蜂蜜

同蠟化衣用硃砂一錢二分急〻丸癰疽已成膿尚未毒不外發内
相干護膜護心散血毒白湯送下如小寒荳大二三十丸病甚早晚日進二次保
平安
排膿内托散　芎歸香附參陳皮茯苓朮芍桂草芪項上加芷
胸上桔下部五分川牛膝癰疽腦後潰流膿加薑煎服建奇功
乳香定痛散　四物參芪乳沒藥甘草陳皮蜜炒粟殼去筋膜不
獨癰疽諸毒疔兼治傷損與打撲速潰速膿速止疼不假刀砭
惡肉脱

神功內托散　四物四君除地黃加入附子與木香更有黃芪
川山甲引用大棗共煨薑諸發已到二七後不高不腫脉細身
凉是時當潰而不潰食遠服此最相當

透膿散　芪四甲一歸二錢芎三皂刺減半焉臨服更入一杯
酒只爲膿成不破尖

竹葉黃芪湯　四物麦冬芩淡竹甘草参芪半石膏灯心廿寸
薑三片疔腫諸般熱渴消

回陽三建湯　参苓枸杞芎歸朴紅花蒼朮草陳皮紫草木香

兼獨活山萸附子共黄芪引用生薑煨三片還加皂樹根白皮
陰疽若在十日外如有壞症各相宜
立應紺珠丹　半斤蒼朮六錢雄黄蝎草歸芎石斛羌川烏草
烏並何首天麻〻黄細辛荆防以上稱停各一兩審丸硃衣磁
器藏一丸兩份作四丸或六丸九丸引用連鬚葱白湯瘡疽但當
膿未出種〻形勢類寒傷服後汗必如淋洗未成消去已成昂
若無表症雖發散熱酒冲開服便良年歲老壯勢緩急只在丸
數多寡傷商偏正頭疼時疫症破傷風與癱瘓僵偏身走痛雖

步履發汗踈通並效彰

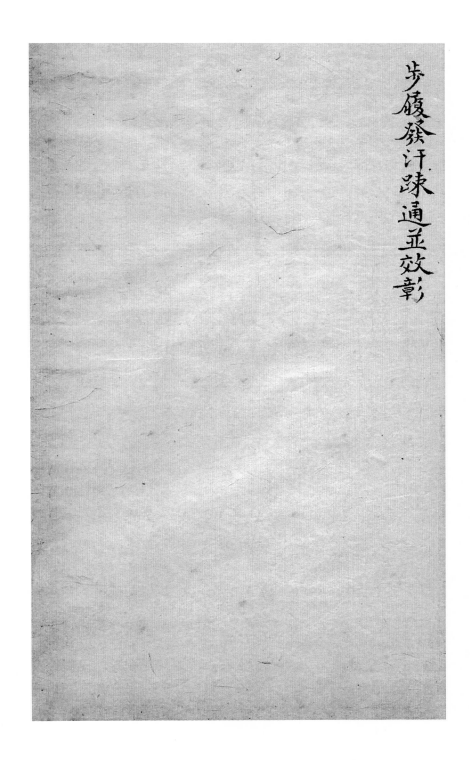

潰瘍門湯頭歌

十全大補湯　潰瘍發熱或惡寒膿水或清或多自汗盜汗膿成不潰〻不斂諸瘡如徧身流注瘰癧便毒病久作膿難四君四君加芪桂薑棗煎成效莫殲結腫不膿因不足宜加翹半香陳附看

八珍湯　潰瘍虛熱氣血虛四物四君薑棗須進飲食〻和表裏順理陰陽榮衛舒

補中益氣湯　瘡瘍元氣有不足體倦舌乾脉洪弱更兼身熱食無味頭痛惡寒煩喘促參芪歸朮草麦冬陳味升柴薑棗服

人參養榮湯　潰瘍寒熱體倦瘦面黃氣短飲難能味子桂心芪遠志四君四物不須芎更用陳皮加薑棗易收易歛變無從

人參黃芪湯　潰瘍痛因穢氣觸虛熱懶食睡難熟蒼白朮參芪歸麥冬升陳五味神草黃柏引加大棗與生姜煎成須在食遠服

內補黃芪湯　瘡疽破後虛無力懶言體倦口多乾精神短少食無味自汗脉濇不成眠四物四君除白朮桂芪門麥冬遠志棗姜煎

托裏清中湯　癰疽脾胃或虛弱惡食嗽痰氣不清六君桔梗
麥冬味棗薑煎服自安平
托裏和中湯　癰疽氣弱飲食少潰不歛腫不消六君煨姜
木香入水煎還有棗姜饒
托裏建中湯　癰疽元氣如不足損傷脾胃因寒涼凡飧無味
或嘔瀉四君熟附半炮姜引加煨姜與大棗欲建中氣此為良
托裏温中湯　癰疽陽弱而陰寒身冷脉虛卧不安膿水清稀
心下痞腸鳴腹痛便無乾時發昏憒或嘔逆不疼不痛為寒干

六君丁香與木香附子炮姜益智羌寒氣逼陽〻氣脫陰疽發
熱煩燥渴即此姜附以投之津液頓生煩熱歇
聖愈湯　潰瘍虛極出膿多細空無力脉如何心煩不睡五心
蒸芎歸二地參芪鹽水炒瘥
保安大成湯　潰瘍昏倦多出膿足冷身涼脉細逢大便溏秋
舌津少瘡弦不緊肉微紅八珍減却川芎地砂仁木香陳芪萸
味從還有白芍煨姜棗服去壞症始爲功
獨參湯　潰瘍膿出氣血虛發熱惡寒汗有餘甲青身涼而脉

細獨參十棗煎一鍾徐服若稠厚為膏用温酒開化服之除

香砂六君子湯　潰瘍脾胃虛而弱飲食不思嘔吐頻棗姜煎服六君子莫遺藿香與砂仁

清震湯　潰瘍脾胃多虛弱悮傷生冷氣惱役入房火邪乘中脘致生呃逆當急服六君去朮加智仁香附柿蒂澤瀉足三片姜公了二枚棗更加灯心一小束身熱口乾便燥火呃加黃連四肢冷附子須用熟

醒脾益胃湯　潰瘍胸膈不能寬肢面浮腫生冷起更兼小水

有不利參朴查蕪木香老黄米蒼白陳皮猪茯苓半澤麥芽炒無

比

托裏定痛湯　血虛痛甚因瘡潰四物乳沒粟壳泡去筋膜蜜炒二錢桂

神應異功散　潰瘍陽虛而陰盛發熱作渴手足涼脉虛無力

大便利不知所飲是沸湯參苓歸朮陳半朴桂附肉蔻丁木香

陰症雜症陽氣脫陷寒氣逼外陽于乾渴燥熱此相當

參朮膏　治癰疽發背等症大膿後氣血大虛急宜服之

人參半斤　白朮六兩　熟地六兩　以上三味各熬成膏

用三磁器容貯。精神短少，懶於言動，短氣自汗者，參膏三匙，朮膏二匙，地膏一匙；脾虛食減，食不知味，已食不化者，朮膏一匙，參膏二匙，地膏一匙；腰酸膝軟，腿脚無力，皮膚手足粗澀枯槁者，三膏各三匙；氣血脾胃無偏勝者，三膏各二匙。俱於清晨及臨睡用好酒化服，自然新肉易生，瘡口易合，終無變症。

八仙糕　治癰疽脾胃虛弱，精神短少，飲食無味，食不作味，及平常無病、久病但脾虛食少嘔泄者並妙。

人參　山藥　茯苓　芡實　蓮肉各六兩　糯米三升　粳米七升

白糖二斤半 白蜜一斤 先将人参等各為細末次将糯粳為粉與上藥和匀将白糖和蜜湯中頓化随将粉藥乘熱和匀攤鋪箭籠內切成糕條蒸熟火上烘乾磁器收貯清晨湯泡乾用俱可飢時随用甚便

胃愛丸 治潰瘍脾胃虛弱用開胃進食之藥不効者此脾崩之象宜服之食進為吉

白朮米泔浸去澀水切片晒乾同麦芽拌炒一两 山藥切两片用男乳拌湿候潤透晒微焙一两

白苓切一分厚片用砂仁二錢飯鍋上拌蒸去砂仁一两 人參一两

白蔻三錢陳皮用陳老米先炒黄色方入同炒微燥勿焦六錢小薊蜜炒透晒乾微穌蒸連梗葉切片五錢蓮肉去皮心五錢甘草炙三錢共為細末用老米二合微焙碾粉荷葉湯打糊丸梧子大每服八十丸清米湯不拘時服

# 藥性緫義

凡藥酸屬木入肝苦屬心火入心甘屬土入脾辛屬金入肺鹹屬水入腎此五味之義也

凡藥青屬木入肝赤屬火入心黃屬土入脾白屬金入肺黑屬水入腎此五色之義也

凡藥酸者能濇能収苦者能瀉能燥能堅甘者能補能和能緩辛者能散能潤能橫行鹹者能下能耎堅淡者能利竅能滲泄此五味之用也

凡藥寒熱温凉氣也酸苦甘辛鹹味也氣爲陽味爲陰氣厚者陽中之陽薄者陽中之陰味厚者陰中之陰薄者陰中之陽氣薄則發散泄表散厚則發熱温燥味厚則泄降瀉薄則通利竅滲濕辛甘發散爲陽酸苦涌泄爲陰酸味涌泄爲陰淡味滲泄爲陽輕清升浮爲陽重濁沉降爲陰陽氣出上竅陰味出下竅清陽發腠理濁陰走五藏清陽寔四肢濁陰歸六腑此陰陽之義也

凡藥輕虛者浮而升重實者沉而降味薄者升而生象春氣薄者降而收象秋氣厚者浮而長象夏味厚者沉而藏象冬味平者化而成

象土

氣厚味薄者浮而升味厚氣薄者沉而降氣味俱厚者能浮能沉氣味俱薄者可升可降酸鹹無升辛甘無降寒無浮熱無沉此升降浮沉之義也李時珍曰升者引之以鹹寒則沉而直達下焦沉者引之以酒則浮而上至巔頂一物之中有根升稍降生升熟降者是升降在物亦在人也

凡藥根之在土中者半身以上則上升半身以下則下降以生苗者為根以入土者為稍上焦用根下焦用稍半身以上用頭中焦用身半身以下用稍雖一藥而根稍各別用之或差服亦罔効

藥之為枝者達四肢為皮者達皮膚為心為幹者內行藏腑質之輕者上入心肺重者下入肝腎中空者發表內寔者攻裏枯

燥者入氣分潤澤者入血分此上下內外各以其類相從也

凡藥色青味酸氣臊性屬木者皆入足厥陰肝足少陽膽經（肝與膽相表裏膽為甲木肝為乙木）色赤味苦氣焦性屬火者皆入手少陰心手太陽小腸經（心與小腸相表裏小腸為丙火心為丁火）色黃味甘氣香性屬土者皆入足太陰脾足陽明胃經（脾與胃相表裏胃為戊土脾為辛金）色黑味鹹氣腐性屬水者皆入足少陰腎足太陽膀胱經（腎與膀胱相表裏膀胱為壬水腎為癸水凡一藏配一府〻皆屬陽故為甲丙戊庚壬藏皆屬陰故為乙丁己辛癸也）十二經中惟手厥陰心包手少陽三焦經無所主其經通於足厥陰少陽厥陰主血諸藥入

肝經血分者併入心包少陽主氣諸藥入膽經氣分者併入三焦命門相火散行於膽三焦心包絡故入命門者併入三焦此諸藥入諸經之部分也

藥有相須者同類而不可離也如黃柏知母破故紙胡桃之類相使者我之佐使也相惡者奪我之能也相畏者受彼之制也相反者兩不相合也相殺者制彼之毒也此異同之義也

肝苦急血燥故急急食甘以緩之肝欲散木喜條達急食辛以散之以辛補之以酸瀉之以散為補以斂為瀉心苦緩緩則散逸急食酸以收之心欲耎

急食鹹以耎之以鹹補之（按水能剋火然心以下交於腎為補取既濟之義也）以甘瀉之脾苦濕急食苦以燥之脾欲緩（舒和）急食甘以緩之以甘補之以苦瀉之肺苦氣上逆（火旺剋金）急食苦以瀉之肺欲收急食酸以收之以酸補之以辛泄之腎苦燥急食辛以潤之腎欲堅（堅固則無狂蕩之患）急食苦以堅之以苦補之以鹹瀉之此五藏補瀉之義也

風淫於內治以辛涼佐以苦甘以甘緩之以辛散之（風屬木辛屬金金能勝木故治以辛涼過辛恐傷真氣故佐以苦甘苦勝辛甘益氣也木性急故以甘緩之木喜條達故以辛散之）熱淫於內治以鹹寒佐以苦甘以酸收之以苦發之（水勝火故治以鹹寒甘勝鹹佐之所

以防其過必甘苦者防鹹之過而又以瀉熱氣作寔也熱淫故以酸收之熱結故以苦發之濕淫於內治以苦熱佐以酸寒淡以苦燥之以淡泄之濕為土氣苦熱皆能燥濕淡能利竅滲濕用酸者木能制土也火淫於內治以鹹冷佐以苦辛以酸收之以苦發之相火畏火也故治以鹹冷辛能滋潤酸能收斂苦能泄熱或從其性而升發之也燥淫於內治以苦溫佐以甘辛以苦下之燥屬金苦屬火火能勝金故治以苦溫甘能緩辛能潤苦能下故以為佐也寒淫於內治以甘熱佐以苦辛以鹹瀉之以辛潤之以苦堅之土能制水熱能勝寒故治以甘熱苦而辛亦熱品也傷寒內熱者以鹹瀉之內燥者以辛潤之苦能瀉熱而堅腎瀉中有補也此六淫主治各有所宜故藥性宜明而施用貴審也

人之五藏應五行金木水火土子母相生經曰虛則補其母實則瀉其子又曰子能令母寔如腎為肝母心為肝子故入肝者併入腎與心肝為心母脾為心子故入心者併入肝與脾心為脾母肺為脾子故入脾者併入心與肺脾為肺母腎為肺子故入肺者併入脾與腎肺為腎母肝為腎子故入腎者併入肺與肝此五行相生子母相應之義也

酸傷筋（斂則筋縮）辛勝酸苦傷氣（苦能瀉氣）鹹勝苦甘傷肉酸勝甘辛傷皮毛（踈散腠理）苦勝辛鹹傷血（鹹能滲泄）甘勝鹹此五行相合之義也

酸走筋〻病毋多食酸筋得酸則拘攣收引益甚也苦走骨〻病毋多食苦骨得苦則陰益甚重而難舉也甘走肉〻病毋多食甘肉得甘則壅氣臚脹益甚也辛走氣〻病毋多食辛氣得辛則散而益虛也鹹走血〻病毋多食鹹血得鹹則凝澀而口渴也鹹能滲泄津液此五病之所禁也

多食鹹則脉凝泣澀而變色脉即血也心合脉水克火多食苦則皮槁而毛拔肺合皮毛火剋金多食辛則筋急而爪枯肝合筋爪者筋之餘為金剋木按肝喜散故辛能補肝惟多則為害多食酸則肉胝𦛗而唇揭脾合肉其華在唇木剋土胝音支皮厚也多食甘

則骨痛而髮落（腎合骨其華在髮土尅水）此五味之所傷也

藥之為物各有形性氣質其入諸經有曰形相類者（如連翹似心而入心荔枝核似睪丸而入腎之類）有曰性相從者（如屬木者入肝屬水者入腎屬潤者走血分燥者入氣分本天者親上本地者親下之義）有曰氣相求者（如氣香入脾氣焦入心之類）有曰質相同者（如藥之頭入頭幹入身枝入肢皮行皮又如紅花蘇木汁似血而入血之類）自然之理可以意得也

藥有以形名者人參狗脊之類是也有以色名者黃連黑參之類是也有以氣名者豨薟香薷之類是也有以味名者甘草苦參之類是也有以質名者石膏石脂歸身歸尾之類是也有以

時名者夏枯款冬之類是也有以能名者何首烏骨碎補之類是也

凡藥火製四煅煨炙炒也水製三浸泡洗也水火共製二蒸煮也酒製升提薑製溫散入鹽走腎而軟堅用醋注肝而收斂童便製除劣性而降下米泔製去燥性而和中乳製潤枯生血蜜製甘緩益元陳壁土製藉土氣以補中州麸煨麯製抑酷性勿傷上膈烏豆甘草湯漬並解毒致令平和羊酥猪脂塗燒咸滲骨容易脆斷去穰者免脹去心者除煩此製各有所宜也

凡藥之為用或地道不真則美惡迥異或市肆飾僞則氣味全乖或收採非時則良楛異質或頭尾悞用則呼應不靈或製治不精則功力大減用者不察顧歸咎於藥之罔功譬之兵不精練思以盪寇克敵適以覆衆輿尸也治療之家其可忽諸

凡藥須治擇熬炮畢然後秤用不淂生秤濕潤藥皆先增分兩燥乃秤之千金

凡藥有宣上升下行曰宣通補瀉濇滑燥濕濕即潤也輕重十種此藥之大體也此十劑也陶弘景加寒熱二劑

# 七、臨證各科

## （三）女科

# 安胎保産全書一卷

〔明〕錢養庶輯　〔清〕金存庵校訂

清抄本

# 安胎保産全書一卷

本書爲中醫女科專著。錢養庶，號小休居士，明末武林（今浙江杭州）人，擅長産科，曾將蘄陽（今湖北蘄春）陳氏所著保産之書增訂爲《綉閣保生書》。本書約成書於明末，由金昌金存庵校訂，初刊於清康熙四十四年（一七〇五），嘉慶十二年（一八〇七）重修。全書包括胎教、受胎保護法、難産七因、保産經驗諸方、經驗催生方、臨産須知、産後須知等，詳述胎産調理、預防疾病及各種病證治療方法。末附經驗良方。全書内容精當，要言不煩，足堪參考。此抄本據嘉慶十二年吴門金氏重修本抄録，卷尾附金存庵之孫金紹溥跋文題記。惜此校刻重修本未見流傳，僅存此抄本。

# 安胎保产全书

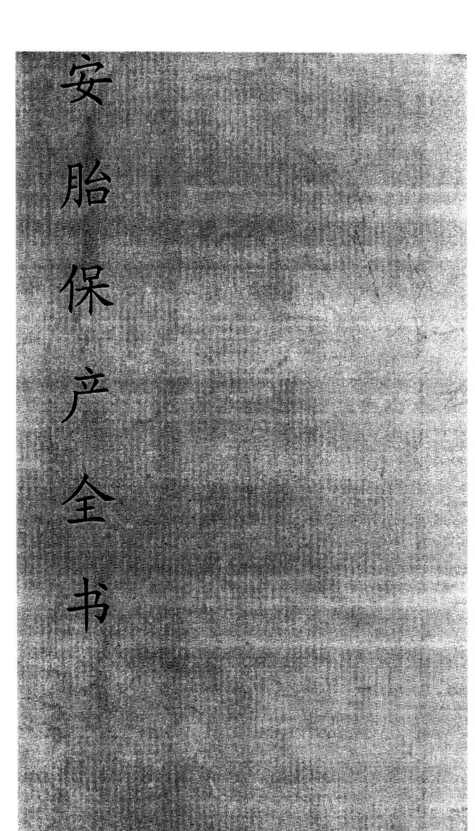

# 小叙

凡物之生天必始終以遂其性而使生生於不窮微物尚然而况人爲萬物之靈尤爲天心所篤厚者歟然人之生也時或難於物非無故也蓋萬物莫不順

乎造化自然之理而無拂而人則搖之以嗜慾撼之以思慮氣壯者過縱體弱者太拘成胎以後或失乎調護臨産之時復參以人爲其與造化生息之機相違相戾非一端矣此産難所由致也詩

歌后稷誕生之異曰誕彌厥月先生如達不折不副無災無害則知凡人之生苟非神聖在母無不震動而折副災害之患胥所不免其可不預慎於平時周詳於倉猝以致調度乖方反疑乎生物

二

二

之理之有殊哉余內子每苦墮胎幸獲武林秘書始得全產驗之親明靡不輒效因以質當世高明之士詳參考訂錄寫成帙付之梨棗其所為調養之宜培護之方以及變異諸產起死回生之術

莫不備具凡以謹於始以養其原慎於猝以周其變務使無拂乎造化自然之理以遂夫生生之道求之無難得之不費開卷了然其益甚大閱者無以其平易而置之庶不致忽畧於居恆皇遽於

二

俄頃其常者既無或悮之愆而變者亦可轉危為安也其於造物生人之意不無小補云　皆

三

康熙乙酉孟秋吳门周　存菴謹序

# 安胎保產全書

武林　錢養庶先生原輯

金陵　李濟菴

雲間　何似宗　兩先生鑒定

金昌金存菴較訂

## 胎教

古者婦人娠子坐不偏立不蹕食不邪味割不正不食席不正不坐目不視邪色耳不聽淫聲則生子形容端正而易產矣尤不可共夫寢及迎神看戲日月蝕恐感胎多怪異也

## 受胎保護法

受胎後最忌暴怒蓋怒傷氣血不能養胎多有因此墮胎者且怒氣入胎子生多疾性亦暴戾

婦人孕子與鷄覆卵相似雛在殼中臨出乃雛自破殼而出兒在胞中臨生乃兒自吮開胞衣而生其中有難艱遲延者多爲胞衣太厚胎氣肥大故也如娘子者能曉此理寧小勞毋過逸薄滋味戒嗜慾自然胞不厚胎不肥産乃不難

受胎後忌食蝦蟇鱔羊羊肝犬兎雀鴨子螃蠏鳥魚

鯉魚乾團魚及無鱗魚薑椒煎炒炙煿辛辣等物一切異類宜謹戒之

受胎四五月宜用軟帛常緊束身腰夏月宜少沐浴恐胎放大此要着也

受胎後切不可登高上梯恐跌撲有損又不可伸手向高取物使胎脱落血亂致子鳴腹中若子鳴腹中不可驚惶但令母鞠躬片時自安昔有擲豆于地令婦逐粒拾取以安胎者載古今醫說

受胎後臨月時遇夏月酷暑不宜樓居如居樓日

間必宜行坐磚土地上若已産在樓遇酷熱亦宜暫移榻泥地以免汗暈致傷元氣如遇冬月産室宜煖不致氣血遲滯兒即易生凡産婦畏寒須預做用襠綿褲臨産着之此褲必宜備

受胎六七個月或八九個月胎或亂動三兩日間或痛或止或有水下但腰不甚痛者名曰弄産不可驚惶又有臨産一〻月前忽然腰痛却又不産此是胎轉名曰試月胎水有無俱不妨但宜身行立坐臥不可驚憂逼迫以〻致誤事二者俱非正産必因曲身觸犯

所致平時宜一一守戒

難產七因

一因安逸蓋婦人懷胎血以養之氣以護之宜時常行動令氣血周流胞胎活動如久坐久卧以致氣不運行血不流通胎亦沉滯不活動故致難產常見田野勞苦之婦易產可悟矣

二因淫慾古者婦人懷孕即居別室不共夫寢以淫慾最所當忌如五月以前犯之多致胎動小產五月以後犯之胞衣太厚而難產子身蒙白而不壽

三

且出胎多瘡毒痘疹重密難醫○夫人與物均稟氣以生然物之易育者以畜類受胎絕不再交故耳可以人而不如畜類乎

三因奉養蓋胎之肥瘦氣通於母母之所嗜即胎之所養如恣食五辛厚味不知減節多致胎肥難產常見糟糠之婦易產可悟矣

四因憂疑今人求子之心雖切保胎之計甚疎婦人無識易信神鬼聞有產變者必懷憂懼致心驚氣怯產亦艱難故預宜禁師巫邪說為上

五因軟怯如少婦初産者神氣怯弱子戸未舒更腰曲屈不伸展轉傾側兒不得出中年婦人生育既多血氣亦損臨産氣血少生亦艱難

六因倉皇娠婦臨産有等愚蠢穩婆不審正産弄産但見腹痛遽令努力産婦無主只得聽從以致横生倒生子母有傷皆因於此

七因虛乏姙婦當産時兒未欲出用力太早及兒欲出母力已乏之因而産戸乾澁産亦艱難

保産經驗諸方錄後

四

安胎勝金飲子

於白术炒黄二錢　條黄芩酒炒一錢五分

右二味水煎服二次或爲細末以清米飲調服

如血不足用當歸身一錢五分酒炒加之

大安胎飲子

當歸二錢　人參五分　甘草炙五分

荆芥穗五分蘇油拌炒　續斷二錢酒蒸　砂仁炒去衣

川芎　白术土炒焦　白芍酒炒

條芩即黄芩酒炒　熟地黄酒洗各一錢

右一劑水煎服二次如覺氣不順而微喘加紫蘇梗一錢

懷娠兩月多有氣血不足胎氣始甚逆動胃氣惡阻嘔吐不進飲食者附加減方於後以便檢閱

陳皮大半夏湯

廣皮去白鹽水炒　茯苓各一錢　條芩酒炒

枳殼麩炒　紫蘇各八分　甘草炙五分

半夏湯泡七次薑汁炒一錢　肥人用之用則必要炒黃

右一劑薑一小片水煎食遠溫服

五

懷娠三月惡阻不止飲食不進胎動腹痛前方為主煎湯下抑清丸按三月胎隨屬心經火盛寒家百藥不効服至川連三四兩獲全濟預先十日服起

用川黃連薑汁炒三次

右為末米糊為丸如菉荳大不拘多少服之

懷娠四月無他故則止藥如覺倦卧不安或口苦頭痛脚弱反腫急服安胎和氣飲

白术土炒一錢五分　廣皮去白鹽水炒一錢　香附鹽水炒研碎二錢　茯苓

條芩酒炒各八分　白芍煨一錢　甘草炙　川芎各五分

歸身酒洗一錢五分

右一劑水煎服二次熱多加炒黑山梔一錢

懷娠五月覺胎長腹重睡卧不寧當服養胎飲子

歸身酒洗一錢　白朮土炒一錢五分　白芍酒炒一錢

澤瀉一錢　川芎煨八分　黃芩煨八分

枳殼麩炒八分　甘草炙四分

右水煎服兩次

懷娠六月自覺氣不調和或微痛或脹悶或胎動不

安當服大安胎如勝飲子六日進一服

下

當歸二錢　白朮土炒一錢五分　茯苓一錢
子芩一錢酒炒　白芍一錢酒炒　砂仁去衣一錢炒研
續斷一錢酒蒸　甘草五分
右水二次煎服
懷娠七月兗胎氣不安或損傷漏血或腹大重墜急
服清胎萬全飲子
當歸　白朮土炒　續斷酒洗炒各一錢五分
子芩酒炒　白芍酒炒　熟地黃
真阿膠蛤粉炒各一錢　茯苓　荊芥炒各八分

甘草五分

右水煎服兩次

八月覺胎氣大不安氣喘腫脹不問有無外感

宜服束胎調氣飲子七八日一服

陳皮二錢炒　子芩一錢五分酒炒　枳殼八分麩炒

茯苓一錢　白朮一錢土炒　甘草三分

右水煎服兩次

懷娠九月雖無他症亦宜順氣和中安胃使無難産

之患宜服順胎和氣飲子八日進一服

七

當歸二钱　白术土炒一钱五分　子芩炒八分酒
滑石研末八分　蘇梗八分　白芍炒八分酒
大腹皮酒洗淨去筋八分
右水煎服二次

懷娠十月宜服滑胎飲子二三日一服
當歸一钱五分　白茯苓一钱五分　川芎煨
白术土炒　廣皮　香附製各一钱
黃芩炒五分　蘇梗八分　甘草三分
右水煎服二次氣虛者加人參一钱胎肥者加

枳殼一錢黃楊頭七箇

達生丹

人參五分　歸身八分　益母草二錢忌鐵器日色

滑石五分　枳殼五分　生地黃一錢

冬葵子四錢要真正　甘草三分　生芝蔴研破八分

童便壹盞白蜜蘇油各少許入藥中將彌月可

先服二帖臨產肚痛可服一帖不可多用

經驗催生方此方平易寒家必用傳之親友效驗如神若面白無神食少倦怠宜加人參同

用若大便瀉不

可多用歸身

八

雲苓一錢　廣皮五分　益母草二錢
歸身二錢　川芎一錢　枳殼麩炒透八分
甘草五分
右水煎食遠服交九箇月隔二三日服一帖交十個月照前方加秋葵子四十九粒生芝蔴半小酒杯俱研破入前藥煎服每日服一帖或間日服一帖産下方止如氣弱者加人參五七分臨産養元氣並不肚腹痛但腰酸速産依法服之神効

佛手散　治胎痛服之即安胎損服之即下

真川芎三錢　當歸五錢

右二味加酒沖童便煎服　又加人參三錢益母草頭三錢名加味佛手散以回味煎濃頻服催生神効且無產後之患婦人體弱病後此方多服

無難產產後無病神驗

臨產須知斟酌

一臨產腹痛而腰不甚痛者產未急也須扶起直身行動若行不得則倚物而立此第一要也

一臨時生產以進飲食為本有臨產不能飲食則精

九

氣不旺何以用力必臨產前預買好人參二三錢收貯待腹痛時即煎濃汁一鍾服大助精力勝過肉食百倍產下人參不可用若面白無神自汗氣短倦怠元氣虧損非參不救

一穩婆逼迫有二有不知時候惟恐後時者有急完此家要復往他家者極悞大事

一臨產時凡孝服穢濁人莫令入房致產不利俗忌人知多亦難產以多一人入房則多一時遲延

一臨產切戒響動喧鬧若產婦受驚恐就提氣縮住

惟宜專靜

一臨產腹痛須審胞衣破否子出胞否轉身否斷不可急最忌用力太早脉訣云夜半覺痛應分娩來朝日午定知生由此言之則身痛半日後恰當產也須知難易人各不同時亦有異有素易產有素難產者有先難後易先易後難者俱無一定如臨產腹痛不生非是難生還是子未出胞產婦切勿懼怕即一日二日以至三五日無妨安心定氣任其自然勉强忍痛頻進飲食要坐則坐要行則行

要睡則睡莫聽穩婆逼迫用力太早自已亦勿求速傍人切勿多言驚慌恐懼以亂其心時至自然分娩譬如登廁未急則難既急則易此理雖俗知此可以免患

一未產前幾個時辰子亦要出產戶轉身至手被母用力一逼即手先出轉身至腳母力逼着即腳先出橫生倒生皆因錯於用力其實無手足先出之理但於將產時穩婆以意揣度產婦以意審詳必是臍腹痛急腰間重痛眼中如火糞門迸急四症

俱到胞水與血俱下此時子已出胞產婦方用努力厥不悞事如四樣症未到即一日半日不好有眼中見火腰腹少痛非四樣症全者乃兒轉身宜扶起直行不可早坐切不可老少驚惶求神問卜許愿恐產母見之必生憂慮一有憂慮自然胆怯力衰飲食難進亦不可惘其痛楚急欲離身強之用力用力太早關係母子性命可不畏哉

將產最戒曲身眠卧蓋產婦畏痛多不肯直身行動以致胎元轉動不順小兒身到產门被產母曲

十一

腰遮閉再轉又再閉則子必無力不能轉動決至難產人見其不動則謂胎死其實因無力非死也此時𢡟有良方妙藥不能令子有力而動只要產婦心安氣和漸漸調理可保無虞勉進飲食候兒元氣稍復轉動即生又有胞水已下子忽不動停一二日三五日者不妨調治之外切戒驚恐憂懼躁暴蓋驚則神散憂則氣結躁暴則氣不順而必妄行多致昏悶知此善調自然無患

一有用力太早致令胎衣先破被風所吹因而產戶

腫脹乾澁狹小者但從容俟之無妨○又有穩婆無知或有私意害人以手指掐破衣者極要隄防

一治横生倒生法凡手先出名曰横生足先出名曰倒生相傳手出者曰覓鹽生此亦有理葢鹽主收斂緊縮又驚人痛兒手得鹽且痛且縮自然轉身順下覓鹽之說誠可味也其治法如手足先出者急令産婦仰臥略以鹽塗兒手心足心仍以香油抹之輕輕送入兒自轉順下然不可太久久則手足青而子傷難以送入亦不可妄用催生方藥切

不可聽兇惡穩婆用刀割斷手足致令子在母腹中亂攪恐傷母矣○曾屢見有死胎亦遲遲生下而不傷者蓋人腹中極熱食物入內俱化其胎雖死人不必迫產婦安心飲食腹內薰蒸胎自柔軟腐化亦生而不傷母此可見死胎不必用力況活胎乎屢見無知穩婆輕易用刀動傷兩命可不慎哉○又見有怪胎人不驚慌亦自然生下穩婆有見識者勿令產婦知之○又產婦危急時當看面舌面青母傷舌青子傷面舌俱赤者子母無恙唇

三二

口俱青者子母難保

一治礙產法如門戶俱正兒亦露頂而不下者此必因兒轉身臍帶絆其肩也名曰礙產治法令產婦仰卧輕輕推兒向上以手中指按兒肩去其臍帶候兒順正用力送下

一治偏產法兒方轉身生路未正被母用力一逼令兒偏住左右腿畔兒頂雖露而不下其實非頭頂乃額角也名曰偏產治法令產婦仰卧輕輕推兒往上以手扶其頭頂端正用力一逼即下

三

十三

一治棖後產又有兒頭後骨偏住穀道乃露額名曰棖後治法以綿衣裹手急於穀道外傍輕輕推兒頭令正然後用力逼送即下或用膝頭令產婦抵住亦可

以上三產之難皆母平日曲腰眠卧用力太早之故用三手法者非經練有分曉之人不可輕易

一治坐臀生法言兒臀先露名曰坐臀生治法當從高處牢繫汗巾一條令產婦以手攀之輕輕屈坐蓋母身既鬆則兒自順下切不可坐實祇住兒路

一治悶臍生法穩婆知治者少即相傳有呼父乳名手拍兒股者兒即啼蓋兒冥門有一膜往往兒氣故不能出聲拍之則膜破而能叫哭拍之猶不破須用女人輕巧手指以銀簪脚輕輕挑破甚便或不能挑急用煖衣緊包勿令散放以熱水浸其胞衣寒天則加火熱之久則熱氣内攻其膜自破膜破則聲出而甦矣

又嘗見兒產下昏悶不啼者用草紙燒煙薰鼻即啼

又見有用棉衣包煖偎抱身邊一周時兒氣轉攻
膜自破者切勿輕棄
一治盤腸生法有未產腸先盤出其治法急將淨盆
盛温水冬月則水要熱入香油少許養潤待兒并
胞衣下遇急令產婦畧畧仰卧產婦自吸氣上升
穩婆香油塗手徐徐送入○又一法用人立產婦
後口含冷水噀噴頭面令產婦驚寒則氣上提腸
住上縮而安噴水法須善用亦當與產婦言明若
是腸莾干係不小 又見有用光滑舊米篩揩抹

極淨用香油塗遍承腸完併胞產下後取熱水放篩下使熱氣上燻令產婦提氣上升徐徐收入但盆篩須極淨若有灰塵碎屑沾腸日後作癢不安

又有兒併胞衣下後膀胱俗名尿胞墜出產戶者同前法送入此皆用力太早內臟動搖之故產後當服安臟藥

子出戶時入郎以兩手抱產婦胸前產婦亦自以兩手緊抱肚腹令胞衣下墜如胞衣不下切勿慌忙以草紙燒烟薰鼻即下如再遲只管斷臍洗兒

須用軟帛拴住臍帶此帶極脆繫時尤宜輕巧牢固然後截斷小心爲上○若不即斷臍帶恐血反潮入胞中脹而不下攻心則傷如有穩婆諳事者能以手指取下甚便○近見一産婦胞衣不下用黑牛糞畧焙帶潤以布裹束於腹上即下

一治産暈臨月時置荆芥末一囊常佩在身不時聞之臨盆將荆芥焚燒自無暈患如已暈者將荆芥焚置産婦鼻前即愈

一兒産下穩婆以綿裹手指繳去兒口中惡物若遲

則嚥下必生諸疾臍帶以線紮緊須用軟帛絹裹束日開視之勿令兒尿濕臍洗兒亦防濕及此預防臍風第一要緊○兒生次日即當看口中上腭如有白泡子即以銀挖耳尖輕輕刮破其泡必須刮出勿令落入喉中仍以金墨搽之此泡一老非惟難刮且兒不能乳最悞事○若有馬牙疳亦須挑破取出以墨搽之○藏胞衣瓶忌安太歲方三殺方既礶宜用稍大要平穩器小令兒吐乳安穩則兒不驚○母血衣不可日晒兒濕衣不可夜露

卜八

夜有烏糞水洒投衣上致生毒瘡不可治

兒生三日相傳洗三謂不洗三則長大皮粗起粃但煖天可洗寒天切不可洗恐洗時風入臍中臍風由此而起曾屢見有不洗三者至老不起粃皮粗有識者不洗三可也且初生時宜少浴保全真元北方人不浴故元氣獨厚

一產後小兒開乳用甘草節一寸搥末金銀花二錢煎水服幾匙又用好硃砂一二分研細水飛將白蜜調置兒口中以去驚邪然後吃乳

產後須知

一產畢不可伸足側卧令血不行宜用棉被衣物靠住或令人抱住曲膝仰卧謹避四圍賊風更以手從心下至臍輕輕按摩日五七次則惡血盡下次日乃止不可令產婦獨宿恐致虛驚產婦切勿多言泄氣

一產後最忌喜怒喜則氣散或生紅汗怒則氣逆或生癥瘕之疾有怒傷肝者致血入氣分則下白汚治同紅汚

七

一産後不問有無疾病每日煎益母草湯攪童便服
數次此法最佳

一産後切不可食蘿蔔耗血忌食寒冷物

一産婦在五六朝内服炒黑山查末五錢加黑砂糖
攪服能除兒枕痛可免雜症手按疼緩者乃血虚
作痛不宜服

一産次日可飲酒一二杯酒能行血逆入四肢然臟
氣方虚須少飲

一治産後心煩血暈惡心敗血上冲腹痛不寧急用

生韭菜一把搗爛放入小口缾內用米醋煎滾傾
入壺瓶內對鼻燻之其血下即醒或用紅花二錢
好酒半碗水半碗煎服或搗藕汁半碗熱服或燒
舊漆器傘衣漆紙或醋炭頻淬俱止血冲

一治血奔神效如血奔不止急擣藕汁一碗溫服立
止或藕節煎湯亦可

一乳乃血氣所成產後不可食鹽鹽能止血令人無
乳若乳不來用王不留行川山甲研末熱酒調服
或用通草煨猪前蹄食之亦效

一產後凡夏月切忌貪涼用扇食冷坐卧不可當風
更宜防四圍賊風
一產後一月古以爲小滿月兩月爲大滿月此兩月
間夫婦不共寢戒暴怒勞碌終身無病且多生子

## 附刻經驗良方

治難産方

當歸一兩　荆芥穗五錢

右二味水煎服即下

又方用黄葵花子三五錢研末入麝香少許酒服即下

小兒開乳宜先化毒稀痘丹

川黄連三分　硃砂三分水飛　鈎藤五分

甘草二分　燈心十根

右用河水煎濃汁加白蜜少許茶匙送入口中然後開乳

回生散　治交骨不開產後陰戶不開元氣不足服之神効

真川芎一兩　當歸一兩　敗大龜板一個酥炙研細如飯敗龜灼過者亦可用

婦人亂頭髮一握燒灰存性

右每服用一兩水煎服此方能下胎又能催生如虛火上炎面熱耳紅加童便一杯如仍未下少頃

再進一服　如水下胞乾用此亦効若面白無神
自汗宜加上參三錢甚者五錢

## 生化湯論

産後氣血暴虛理當大補但恐惡露未盡用補恐
致滯血惟生化湯行中有補能生又能化眞萬全
之劑也如四物湯産後悞人多矣何也地黄性滯
白芍酸寒伐生氣生化湯除此二味加以温中行
血之藥如産後兒枕作痛世多用消塊散血之劑
然後議補又有消與補混施不知舊血雖當消化

新血亦當生養若專攻舊則新轉傷世以四生丹治攻血塊下胞衣落死胎雖見速効元氣未免虧損生化湯因藥性功用而立名也多芎歸桃仁三味善攻舊血驟生新血佐以黑薑炙甘草引三味入于肺肝生血利氣五味共方行中有補實產後之聖方也若惡露多去桃仁

生化湯方

川芎二錢　當歸二錢　桃仁一錢去尖研爛

黑薑灰五分　炙甘草五分　水煎服

二十一

按是方凡産後一切症俱以是爲加減最穩當良法如胞衣一破速煎一帖兒下地不拘半産正産雖平安少婦無恙者宜服一兩帖以消血塊而生新血自無血暈之患如胎前素弱至産危症不厭頻服病退即止以是方能續將絶之氣血也如寒月凍産加肉桂八分乳香八分如夏月熱産加辰砂六一散兩錢均用童便半盞沖服如氣虛加人參如血塊痛加肉桂叁分紅花三分益母草五分如産後血崩血暈形色俱脱者加人參三四分至

若汗出如雨及氣虛喘促人參倍加倘非血崩虛極形色備甚者人參不可輕投慎之

吹乳者因兒食乳兒忽熟捷呼氣不通乳不時洩蓄積在內遂成腫硬痛疼亦有不疼痛者皆曰吹乳腫甚成癰或斷乳兒既不飲乳又未洩或脹者名乳脹其症有兩輕則為吹脹重則為癰宜服十宣散使氣通而脹自消矣

十宣散　治乳消毒

赤小荳　玄參　漏蘆　白芷　連翹

當歸鬚　瓜蔞仁　人參　香附　花粉
廣皮　赤芍　桔梗　滑石　防風
穿山甲　川芎　甘草　七日外去赤芍
當歸鬚加茯苓白芍當歸枳殼有熱如柴胡黃芩
痛甚加乳香没藥
薛立齋曰凡氣血方盛乳房作脹或無兒飲乳則痛
脹寒熱者用麥芽二三兩炒熟水煎服立消若氣
血虛而乳汁自出者宜服十全大補湯
新安周大年傳并附

三

三

一小兒初生落地咬臍受風遂不能啼哭不能食乳七日即死何以治之此症有青筋一條現於心胸方用蘄艾圓如米粒大放在筋頭上灸一次則筋縮一寸直灸至臍處縮不見形即啼哭食乳無恙矣

起死回生丹方

柯集庵曰回生丹保産仙方也製藥須齋戒虔心如法修合產難諸症無不立效今敢公之於世幸勿輕視製法湯引詳述於左

回生丹

錦紋大黃一斤研末

蘇木三兩打碎河水五碗煎汁三碗聽用

大黑豆三升水浸取殼用絹袋盛殼同豆煮熟去豆（將殼晒乾其汁留用）

紅花三兩炒黃入好酒四碗煎三四沸去渣存汁

二三

三

米醋九斤陳者良

將大黄末一斤入淨鍋下米醋三斤醋要紅文火熬以長木筋不住手攪成膏再加醋三斤熬又加醋三斤次第加畢然後下黑豆汁三碗再熬次下蘇木汁次下紅花汁熬成大黄膏取入瓦盆盛之大黄鍋粑亦鏟下入後藥同磨

人參二兩

當歸一兩酒洗

川芎一兩酒洗

香附一兩醋炒

玄胡索一兩醋炒

蒼朮一兩米泔浸炒

蒲黄一兩紙隔炒

茯苓一兩

桃仁一兩去尖由皮

牛膝五錢酒洗

甘草五錢炙

地榆五錢酒洗

川羌活五錢　廣橘紅五錢　白芍藥酒洗五錢　木瓜三錢
青皮三錢去穰炒　白术三錢米泔浸炒　烏藥一兩半去皮　良姜四錢
廣木香四錢　乳香二錢　没藥二錢　益母草二兩
馬鞭草五錢　秋葵子三錢　淮熟地一兩酒蒸　三稜五錢醋浸透紙裹煨
五靈脂五錢醋煮化焙乾研細　山茱萸五錢酒浸蒸搗爛入藥
右三十味并前黑豆殼共晒乾爲末入石臼内下
大黄膏拌匀再下煉熟蜜一斤共搗千杵取起爲
丸每丸重二錢七八分靜室陰乾須二十餘日不
可日晒火烘乾後止重二錢有零鎔蠟護之所謂

蠟丸也用將去蠟殼調服其湯又各有所宜開列於左

一臨產用參湯化服一丸則分娩全不費力如無參用淡淡炒鹽湯論曰凡胎已成子食母血足月血成塊謂之兒枕將產兒枕先破血裹其子故難產服此丹逐去敗血須臾自生橫生逆產同治○亦有因氣血虛損難產者宜多用人參妙甚

一子死腹中因產母染熱病所致用車前子一錢煎湯調服一丸二丸或至三丸無不下者若因血下

太早于死用人參車前子各一錢煎湯服如無參用陳酒少許煎車前湯

一胞衣不下用炒鹽少許泡湯調服一丸或二三丸即下

李濟庵曰胞衣不下用回生丹果妙若胞衣破而不得分娩用保生無憂散補其血順其氣自然生息如血已大耗益母草煎湯再煎大劑八珍湯數碗不時飲之多有得生者。或有胞衣不下有因惡露入胞衣令胞脹而不出有因元氣虧損而不能

二五

送出若惡血入胞衣腹中脹痛用奪命丹或失笑散若腹中不脹痛用保生無憂散其効如神此是前賢已試之法余常用之立建奇功以附 金子書中爲普濟羣生之德

一產畢血暈用薄荷湯調服回生丹

以上四條乃臨產緊要關頭一時即有名醫措手不及起死回生此丹必須預備

產後三日血氣未定還走五臟奔充於肝血暈起止不得眼見黑花以滚水調服此丹即愈

一產後七日血氣未定因食物與血結聚胸中口乾心悶煩渴滾水化下此丹即愈

一產後虛羸血入於心肺熱入於脾胃寒熱似瘧實非瘧也滾水化下此丹即愈

一產後敗血走注五臟轉滿四肢停留化爲浮腫渴而四肢覺寒乃血腫非水腫也服此丹愈

一產後敗血熱極中心煩燥言語顛狂非風邪也滾水化服此丹

一產後敗血流入心孔閉塞失音用甘菊花三分桔

梗兩分煎湯化服

一産未滿月悞食酸寒堅硬之物與血相搏流入大腸不得翻花泄痢膿血用山查煎湯調服

一産時百節開張血入經絡停留日久虛脹酸疼非濕症也用蘇梗三分煎湯調服此丹

一産後月中飲食不時兼致怒氣餘血流入小腸閉却水道小便澁結溺血似雞肝用水通四分煎湯調服此丹。又或流入大腸閉却肛门大便澁難有瘀而成塊如雞用者用廣皮三分煎湯調服此

丹

一產後惡露未淨飲食寒熱不得調和以致崩漏形如肝色潮熱煩悶背膊拘急用白术三分廣皮二分煎湯調服

一產後血停於脾胃脹滿嘔吐非濕胃也用陳皮煎湯服

一產後敗血入五臟六腑并走肌膚四肢面黃口乾鼻中流血徧身撥熱危症也陳酒化服此丹可愈

一產後小便澁大便閉乍寒乍熱如醉如痴滾水調

服此丹

以上十三條皆産後敗血為害也故此丹最有奇功至産後一切異症醫所不識書所不載者但服此丹無不立安一丸未應二丸三丸必效無疑胎前常服此丹壯氣養胎滋陰順産調和臟腑平理陰陽更為神妙至於室女經閉月水不調帶疾亦效

保生無憂散　臨産服之補其血順其氣使易産又治小産瘀血腹痛

一五七

南木香一錢　當歸二錢　川芎一錢　白芍藥一錢酒炒
枳殼一錢麩炒　乳香八分　血餘一錢即頭髮煅
水煎服
若胞衣既破其血已涸或元氣困憊急用八珍湯料
斤許水煎數碗時時飲之飲盡再製亦有得生者

八珍湯

人參　白朮　茯苓　當歸　白芍酒炒
熟地　川芎　甘草炙　人參減半亦可如力
有不能竟去之可也　大率富貴之家內氣必虛人

參必不可缺　而藜藿之輩內氣多實故人參不用可耳前云安佚之家必多難產格言可味

奪命丹　治瘀血入於胞衣令胞脹滿難下急服此藥血消衣下　用回生未愈役此丹必效無疑

附子製五錢　牡丹皮一兩　乾漆一兩碎之炒令烟盡

右為細末好醋一升大黃末兩許同熬成膏和藥丸如梧子大溫酒下三十五丸如末下再服二十丸必下

失笑散　治産後心腹絞痛或血迷心竅不知人事

服之立安

五靈脂　蒲黄等分俱炒

右每服三錢酒煎熱服

達生散　凡孕婦八九十月須進數劑扶元氣散滯氣免難産

人參五分不用亦可　廣陳皮一錢　蘇梗一錢　白术一錢土炒

炙甘草五分　枳殼八分麩炒　大腹皮二錢去粗筋水洗淨　當歸一錢

白芍藥酒炒一錢　胡葱葉五葉　黄楊頭三枚

河水二碗煎八分空心服

○如胎大體肥或母氣喘促加前胡一錢 黃楊頭七枚

枳殼加倍原方八分至一錢六分加此三味乃瘦胎之要藥

○如春加川芎一錢 防風一錢

○如夏加條芩一錢酒炒 熱甚加川連八分酒炒 北五味三分研

○如秋加麥冬一錢去心

○如冬加砂仁六分炒去衣研細沖服

○如母虛弱飲食少進倍人參白术

○如母氣壯旺倍廣皮加香附一錢五分酢炒研

○如母平日血虛內熱倍當歸加熟地二錢

○如性躁多怒加柴胡一錢

○如有痰加川貝母一錢去心研　嫩鈎藤三錢

○如嘔吐加半夏一錢半姜製透　生薑三片

○如腹痛加廣木香五分磨冲

○如大便不實去當歸倍白朮加茯苓一錢

三下

婦女之厄莫甚于胎產故仲景著書特爲孕婦傷寒立法以保其母子此誠拯危慈幼之盛心然未有全書也至趙宋陳自明始有婦人大全良方最爲詳備而非專爲胎產設郭稽中所定產育寶慶方頗爲簡明而流傳蓋寡至于產寶諸方不著撰人名氏而用藥稍

爲峻利未可徧施也近世如大生要旨達生
編諸書節次詳明議論精當蓋亦不讓古人
余 先曾祖存菴公意切延嗣志期利物博
采兼資久而始得武林秘本藥性中和而奏
功神效爰授之梓顏之曰安胎保產全書遵
用之者歷有明驗茲以歲久原板不無殘缺

紹溥爲更付剖劂以廣其傳至于祈嗣之道亦略有可論者根之茂者其實遂則寡慾爲先和平則婦人樂有子則型家宜急天地生物之心未嘗或息斷一樹殺一獸不以其時非孝也則當戒殺以養生機墻薄則急壞酒薄則急酸則當從厚以基景福此非紹溥之

私言也聞之先正云爾故附述之以諗世之
君子
嘉慶拾二年仲冬月甲子日曾孫男紹溥謹
跋

二

# 鄭氏秘傳女科方一卷

〔清〕鄭假山撰

清抄本

## 鄭氏秘傳女科方一卷

本書爲中醫女科專著。又名《假山鄭氏秘傳女科胎前産後問答方》《鄭氏女科秘傳經症胎前産後問答方書》，爲昆山鄭氏女科傳本之一。江蘇昆山鄭氏女科始於南宋，據鄭氏家譜記載，鄭憶年的五世孫鄭公顯，得其妻之外祖薛將仕所傳醫術，遂精於女科。鄭氏女科學術傳承主要以抄本爲載體，至今已歷二十九世，薪火不息，獨樹一幟。本書將女科疾病分爲月經、胎前、産後三大類，全部以問答形式論述，包括《經症十八問》《胎前三十四問》《産後三十四問》《随症問答》等篇。每一問答後皆附方藥，有的没有方名。本書與《産寶百問》（陳猶興重訂本）一書具有同源性，應是據同一底本抄録而成。如將《産寶百問》的《産後問答》篇與本書的《産後三十四問》篇對照，後者的三十四條問答中有二十二條與前者基本相同。書後還附有外科、傷科驗方。

鄭氏秘傳女科方

假山鄭氏秘傳女科胎前產後問答方

一問婦人室女一生經閉不通者當服何藥

答曰視其血氣不足應服補腎之劑脈有餘而氣相併者宜服順氣生血之劑

養榮補腎湯

當歸　生地　川芎　白芍　杜仲　續斷

香附　陳皮　茯苓　知母　黃芩　甘草

順氣生血湯

當歸　川芎　生地　烏藥　香附　陳皮

花粉　木香　甘草　延胡　丹皮

二問室女經閉成癆者服何藥

答曰男子精盛則懷女女子之精則懷胎故陰陽和而雨澤降速與配偶可也宜服補中益氣湯

人參　黄芪　當歸　茯苓　陳皮　白术

柴胡　甘草　升麻　白芍　香附

三問寡婦尼姑經閉者服何藥

答曰此獨陰無陽也宜服養血之劑

當歸　川芎　生地　白芍　陳皮　知母

茯苓　甘草　香附　黄柏　杜仲

四問娼婦経閉服何藥

答曰娼婦無経閉之理因元氣不足只為男人所傷故経不通宜服補血之劑

當歸　川芎　白芍　熟地　杜仲　續斷

茯苓　香附　陳皮　甘草

五問婦人室女経事過期而来者服何藥

答曰此症有氣血澁滞者有血虛者肚不痛身微熱宜服清熱養榮之劑氣血澁滞者肚痛腰疼胸膈不寬宜服順氣和榮湯

清热養榮湯

生地　當歸　白芍　茯苓　陳皮　前胡

知母　黄芩　甘草　香附

順氣和榮湯

烏藥　香附　木香　陳皮　甘草　川芎

當歸　延胡　丹皮　紅花

六問經事不及期而来者何服藥

答曰此症也有血热者亦有氣多而傷血海若血热宜服凉血地黄湯氣多傷血海者服益氣養榮湯大抵血热之症多耳

凉血地黄湯

犀角　生地　白芍　黄芩　知母　梔子

茯苓　当归

益氣養榮湯

当归　生地　川芎　白芍炒　茯苓　香附

陳皮　杜仲　川斷　甘草

夲草云婦人経水參前不住者乃血热之故也服後藥

当归　川芎　白芍酒炒　熟地　生地　知母

地骨皮　黄芩酒炒　黄柏蜜拌炒各八分

水二鍾煎七分空心溫服後以調經服之

調經丸

當歸二兩 川芎兩半 芍藥兩半 生地二兩 知母兩半 白芷一兩

黃芩一兩酒炒 茱萸肉二兩 共為末煉蜜丸空心白滾湯送下百丸

本草云婦人經水過期不准者乃血虛之故服後藥

當歸 川芎 白芍 熟地 艾葉 香附醋炒

人參 黃芪蜜炙各八分 水煎空心服

婦人經水不准切其脉滑乃痰塞子宮也服後藥

茯苓 半夏 海石 澤瀉 香附米泔水浸炒各八分

陳皮六分　甘草二分　青皮二分　滑石八分

　水煎八分空心熱服倘血虛服調經丸

當歸二錢　川芎一錢半　白芍一錢半　熟地二錢　肉桂半　人參一錢

黃芪蜜炙一錢　烏藥一錢　香附醋炒二錢　吳茱萸半

　右為末蜜丸空心白滚湯送下七八十丸

七問經事將來而小腹作痛者服何藥

答曰此氣血澁滯者當服順氣和榮湯若過期而作痛者乃血

虛宜服養榮之劑

順氣和榮湯

烏藥　香附　枳殼　藕梗　陳皮　甘草
當歸　川芎　白芍　茯苓　延胡　丹皮
木香

養榮補腎湯

當歸　生地　川芎　白芍　杜仲　續斷
茯苓　香附　陳皮　知母　黄芩　甘草

八問經水有紫黑色者有淡紅色者服何藥

答曰紫黑有二或氣血相併或熱而成若氣血相併肚痛是也熱而成者肚不痛若淡紅色者此血虛也三者皆用四物湯

當歸身二兩　熟地二兩　白芍二兩　川芎一兩半

九問婦人月水淋漓不斷者服何藥

答曰此症屬氣亦有行經時服生冷之物每有此症宜服

歸附丸

當歸四兩酒浸拌炒　香附四兩酒洗炒

右末醋糊為丸每服三錢空心大酒送下

十問老年經水不斷者服何藥

答曰經水不斷者則成淋症此氣血俱盛者也雖老年不斷亦無妨也宜服加減補中益氣湯

人参　白术　甘草　結紅　柴胡　升麻
帰身　川芎　香附

十一問婦人淋症者服何藥

荅曰淋者腎虚而膀胱有热也腎虚之辨便數膀胱之热則便澁其狀小腹疼痛澁数淋漓故淋者有五　曰赤　曰白　曰热　曰石　曰沙　当辨其湿热虚実而治之不可执一而論也若小便頻頻欲去而不多者此腎與膀胱俱虚而热乘之也宜服滋陰抑火之劑不可以淋症治也

滋陰抑火湯

當歸　生地　知母　黄柏　柴胡　升麻
陳皮　甘草　防已　山梔子

十二問婦人白帶者服何藥
答曰濕氣流注下焦滲泄膀胱故變爲白帶其症形瘦腰疼四肢少力宜服後藥
加減四物湯

歸身　川芎　白芍　生地　茯苓　陳皮
知母　杜仲　蓮肉　牡蠣　牛膝　甘草
川斷

婦人室女白帶时下小腹小腹不痛者

歸身　川芎　白芍酒炒　白术　柴胡　澤瀉

蒼术米泔浸炒各六分　牡蠣煅不　升麻五分　五味子七粒　水煎空心服

腹痛加細辛　白芷　吴茱萸　艾葉

婦人氣食傷脾胸脇脹痛不思飲食氣口脉心緊此是有餘症也先須看其虛实量其老幼不可峻用利藥致傷元氣

茯苓　半夏　麦芽　厚朴姜炒　香附姜炒　檳榔各八分

陳皮六分　甘艸三分　山查不　藿香七分　枳壳七分　木香磨汁

姜三片水煎食遠服

婦人小水欲出不能通利自然流出名曰尿淋

當歸　川芎　茯苓　澤瀉　車前子　滑石研各八分

羌活六分　青皮六分麸炒　烏藥五分　甘草節三分　水煎空心服

如不見加萆薢　石蓮　再若不驗加柴胡　升麻即愈　大抵

年老之人不能全愈

婦人子宮久冷小腹吊痛經水過期不准者

當歸八分　川芎六分　熟地不　白芍八分酒炒　艾葉醋炙　吳茱萸

肉桂五分　水煎服後服烏骨鷄丸即受孕矣

烏骨鷄丸

香附去毛一斤净　蘄艾去梗一斤净　二味分作四分每一分各用大酒醋童便米泔水各浸煮以石臼杵搗碎成薄片晒乾磨盎細末聽用

雄烏骨鷄一隻去毛血将肚雜洗净不見生水　川芎二两　当帰二两

白芍二两酒拌蒸　熟地二两酒蒸　人参二两　黄芪七錢蜜炙　白术二两土炒

白茯一两　橘紅一两　砂仁一两　神麯錢　甘草錢

右十二味為末并肚雜俱入鷄内以線縫固仍用老酒米醋童便米泔水各等分砂鍋内煮盎爛将石臼杵搗爛捏成餅晒乾為末聽用再以木香錢　烏藥錢　官桂錢俱不見火　乾姜錢火煨

共前藥十八味同石臼杵為細末煉蜜為丸如桐子大每服百

丸陳酒或鹽湯送下　此丸常治婦人氣虛血少難受孕者即受孕難足月者即可保全凡脾胃虛弱頭目眩暈飲食不貪怕寒怕熱四肢無力筋骨疼痛經水不調或赤白帶下一併治之

經水或紫或黑或有塊無塊小腹或痛或不痛俱是火症也宜

當歸　川芎　白芍酒炒　黄芩酒炒　黄連姜炒　澤瀉各八分

生地錢　木通六分　水煎空心熱服　前八味有一方

婦人臍下有塊更動作痛乃血塊也急宜調治久則不動牢難治矣先服湯藥定痛活血次以石燕子丸以消其塊

歸尾　川芎　檳榔　香附米泔浸炒　没藥去油　玄胡炒

紅花九八分　三稜醋拌炒炙　莪朮醋拌炒炙　青皮七分麩炒

水酒各一碗煎七分空心服

石燕子丸

歸尾二兩　川芎一兩炙　青皮一兩麩炒　玄胡一兩　檳榔一兩　香附醋炒一兩

三稜醋炒炙　蓬朮醋拌炒炙　山查一兩炙　白朮一兩麩炒　鱉甲一兩醋炙　石燕子一對醋煅七次

為末醋糊丸每服六十丸酒下服完其塊自消

十三問婦人暴崩而血不止者服何藥

答曰陰陽相搏謂之崩血不歸經故下血不止耳宜服

調榮益氣湯

歸身　川芎　茯苓　白芍　杜仲　地榆
阿膠　川斷　人參　生地　甘草　香附
荊芥　蒲黄

十四問血崩而小腹作痛者服何藥

答曰血崩而脉急者死遲者生緊大者死虚而小者生崩而腹痛醫者甚難治之崩時而腹愈痛若治腹痛而崩愈甚余即前補榮益氣湯加小茴香一錢服之頻效然醫家明此症者鮮矣

補榮益氣湯

歸身　川芎　茯苓　白芍　杜仲　地榆

續斷　阿膠　人參　蒲黄　生地　甘草
香附　荆芥　小茴炙不

室女或早晚時覺惡寒熱心中嘈痛肚脹作响名曰似瘧非瘧切宜早治久則轉成癆症矣

當歸　川芎　白芍酒炒　蒼朮姜汁拌炒　黄芩酒拌炒　小柴胡
乾葛　知母　半夏炙八分　陳皮六分　甘草三分　白茯苓八分

姜三片水煎食遠服，服此藥後寒熱稍緩去干葛黄芩加生地旋覆花若不飽少加人參川貝母倘咳嗽加天门冬麦门冬五味子去半夏多服幾劑則無懦弱之患大抵

弱症初起先是惡寒熱久後變成骨蒸須早治之

十五問婦人月水准而不成胎者何故

答曰有子宮受寒者或男子精冷不能入子宮故不受服胎宜

暖宮種子補榮之劑

人參二兩　生地三兩　熟地三兩　當歸　茯苓　杜仲

續斷　牛膝　黃柏　知母　萸肉　杞子

川芎各三兩　蘄艾二兩醋炙　香附四兩四製　木香少許

十六問婦人咳嗽吐血腹痛泄瀉胸膈痞滿喉嚨痰塞飲食

少進手足麻木如此之症當服何藥

答曰人以脾胃為主胃為水穀之海脾為傳化之器而血氣精光皆賴飲食以滋養若夫質禀素弱兼之則氣鬱不舒至脾胃必傷而精神隨減故成前症所由也咳嗽吐血乃肺熱生痰而肝不納血也腹痛作瀉者暴注于下迫或有痰或有食疼而復瀉瀉而復瀉疼乃虧損乎脾土之氣也胸膈痞塞隨火上升而礙塞咽喉之間故飲食少進脾胃弱而不能運化也手足麻木濕痰滯于經絡如此之症受病多端若不早治恐後難為也用藥亦不輕易以熱藥治之反助火而生痰以寒藥治之必損脾而成瀉矣若用順氣寬中之劑而體愈虛若補血則中益滿而

腸必滑宜服平肝之劑以制心火滋腎水清肺金健脾土之藥
方拔去病根厥絕疾可矣須戒惱怒節飲食省勞碌為度

平肝清肺健脾湯

黃連　貝母　木通　澤瀉　桔梗　茯苓
陳皮　白芍　柴胡　花粉　山查　白术
甘草

十七問婦人久患崩症而兼之泄瀉當服何藥
答曰宜服補血調榮之劑

歸身　生地　茯苓　白芍　杜仲　續斷

川連　澤瀉　山藥　白术　陳皮　甘草

蒲黄

婦人痢疾初起雖與男子同治丹溪等書法多有不愈延今不痊切不可遲治恐有脾血兩虛久則滑泄不能收斂惟有此方屢驗

白术卜　芍藥酒炒卜　甘草二下　柴胡　檳榔　澤瀉

川黄連姜炒　車前子五分　木通不　赤茯苓不

加姜三片燈心十根水煎空心服　倘腹痛少加木香

婦人吐血衄血無分新舊此方即愈倘經水逆行不用此方

生地木 丹皮八分 白芍八分 山梔八分 貝母卜 茅花八分
薄荷卜 鬱金八分 橘紅七分 犀角磨冲 地骨皮八分 水煎食後服

婦人經水過期不行血從口鼻衝来此逆行也

生地 紅花 桃仁去皮 青皮麸炒 香附醋炒 歸尾
荆芥 丹皮 澤蘭 地骨皮 俻水酒各一碗煎空心熱服

婦人怒氣左脇大疼者

陳皮 青皮麸炒 貝母去心 柴胡 黃芩酒炒 枳殼麸炒
龍胆艸各八分 甘艸三分 水煎食遠熱服

婦人右脇大疼收氣不拘肥瘦此屬火

半夏　陳皮　茯苓　黄柏蜜炙　黄芩酒炒　柴胡
青皮　白芥子炒各八分　甘草三分
水二鍾姜三片食遠服后服安胎和氣飲

十八問傷寒何治
答曰婦人傷寒與男子不同治男子調其氣婦人調其血况婦人以血為本氣血宣行其神自清倘經后産后去血過多津液燥故使陰陽俱虚作寒作熱有類于傷寒當服清熱養血之劑以和解之

當歸　川芎　柴胡　黄芩　陳皮　甘草

紫蘇　防風　花粉

胎前三十四問

第一問胎前不語者何故

答曰大凡聲出于肺不語者多痰益氣閉于心竅也亦有啞胎不必服藥　宜用砂仁一兩水煎空心服

二問胎前傷寒服何藥

答曰宜服紫蘇飲以發其邪

紫蘇　枳殼　黄芩　柴胡　陳皮　甘草

川芎　香附　羌活　防風

婦姙傷寒一二日大發熱頭眩骨疼出微汗即愈不可大表恐傷胎氣

川芎 不 白芷 半夏 陳皮 天麻 羌活

防風 桔梗 紫蘇 荊子 各八分 甘草 三分

姜三片葱三個水二鍾煎七分熱服〻后出微汗倘無汗少加麻黃亦不妨汗出身凉后服安胎散數貼

安胎散

芎歸 川芎 茯苓 陳皮 香附 黃芩

白术 大腹皮 各分 甘草 三分 柴胡 少加

水煎温服如腹痛加砂仁七粒倘若变症宜以安胎為主兼以傷寒書脉参用切不可動胎

三問胎前霍亂吐瀉服何藥

荅曰孕婦因飲食不節感冒風邪寒冷致使陰陽不和清濁相感於胃腸以致虛冷故霍乱也若吐瀉或心腹痛則風邪入于腹胃以致吐瀉並發甚則傷胎急服後藥

人参　帰身　橘紅　厚朴　乾姜　香附

娠婦泄瀉急宜早治延久脾虛恐傷胎氣此方多服即愈

白朮土炒　陳皮　赤茯苓不多　甘草二分　猪苓　澤瀉

蒼朮米泔浸炒七分　木通　白芍藥酒炒　枳殼麸炒七分　檳榔　柴胡

黃芩酒炒各八分　水二鍾加砂仁一錢糯米一撮黑棗二枚去核同煎服

倘內熱加川黃連予或五分姜汁炒久不愈加人參作麻腹

痛加肉菓

四問胎前大小便不通者服何藥

答曰因肺臟氣盛而生寒熱熱即隨停而成病矣若熱入大腸

則大便閉宜服後藥以潤之

木通　枳殼　山梔　黃芩　麻仁　赤茯苓

瞿麦　甘草　車前子

姙婦小便短泄小腹急痛難忍名曰子淋

木通　滲瀉　當歸　川芎各八分　滑石末　車前子末

初服一二貼不可用山梔八分童便炒　陳皮六分　麥冬八分　水煎空心服

姙婦二三個月後四肢酸軟筋骨拘攣面目虛浮足指微腫行步艱難名曰子氣

陳皮　赤茯苓　牛膝　天麻　香附醋炒　白朮土炒

蒼朮　桑白皮蜜炒　蘇葉各八分　甘草二分　砂仁七粒　木香一分磨

水煎空心服

姙婦三五個月或六七個月胎氣不安

陳皮　茯苓　枳殼麩炒　白术土炒　大腹皮　桔梗各八分
香附〤醋炒　阿膠〤蛤粉炒　砂仁五粒研研微炒　水煎食遠服
姙婦一二個月惡心吐痰水全不思飲食頭暈嬾食名曰惡阻
陳皮　茯苓　半夏　厚朴姜汁炒　川連姜炒　旋覆花
白术土炒各八分　甘草三分　山查〤　桔梗〤
姜五片水煎食遠服如腹痛加砂仁五粒服此藥數貼不
效吐不止加人參一錢服藥不能進而吐者點內関穴即
此穴將手中指點于手心加手扳四指又二指方是穴灸之
姙婦三五個月腰酸痛或見紅来小水頻数

歸身　川芎　白芍酒炒　茯苓　白朮　黄芩酒炒

知母鹽水炒　杜仲　阿膠蛤粉炒　滑石各八分　茅根子　砂仁五粒炒

水煎空心服

安胎飲

姙婦受孕後覺胎氣不安或心腹微痛不思飲食坐卧不寧恍惚難睡此脾虛血少之故也

白朮　黄芩　川芎　當歸　白芍　砂仁　蘓梗各八分

人參五分　陳皮六分　甘草三分　水煎食遠服　後服安胎丸

姙婦七八個月忽然悶亂不省人事少刻復醒名曰子癇

胆南星錢　防風　當歸　川芎　天麻錢八分　木香磨一分
羚羊角一分磨　甘艸三分　茯神錢　棗仁　五茄皮錢八分　石菖蒲七分
山梔八分　童便炒　水煎不拘時服

姙婦二三個月時常心腹作痛

當歸　川芎　白芍酒炒　香附醋炒　山梔童便炒　陳皮錢八分
甘艸三分　木香磨一分　大腹皮八分　砂仁七粒　水煎食遠服

姙婦心腹作痛嘔吐不已水食難進如惡阻之狀服前惡阻之藥并人參多不見效者服此方

茯苓　陳皮　半夏　烏藥　藿梗　草荳蔻錢八分炒冲服

腹皮　甘艸　砂仁七粒炒研末冲服　姜三片水煎食遠服

五問胎前咳嗽服何藥

答曰五臟六腑皆受氣于肺咳嗽者感于寒也秋則肺受之冬則腎受之春夏肝心受之諸臟咳嗽不已則傷胎宜服後藥

桑白皮　白芍　知母　桔梗　茯苓　黃芩

連翹　山梔　前胡　貝母　結紅　甘艸

妊婦傷風咳嗽不愈者名曰子嗽

桔梗　杏仁　川貝母去心　紫菀　黃芩酒炒　前胡

旋覆花　桑白皮蜜炒八分　陳皮六分　甘艸三分　水煎臨臥服

妊婦火嗽不止或有痰或無痰胎氣升上胸膈吊痛

陳皮 茯苓 桔梗 紫菀 黃芩酒炒 桑白皮蜜炒

貝母 枳殼麸炒 麦冬去心 知母蜜炒 阿膠炒成珠 款冬花

蘓子研細八分 水煎臨卧服

六問胎前鼻衄者服何藥

答曰由傷動血氣所致以血氣調和則病奚有勞傷生動因而热氣上升于鼻則衄多致墮胎產衄者不治宜服後藥

犀角 生地 當歸 黃芪 阿膠 茯苓

白芍 桔梗

妊婦咳嗽痰中忽然見紅

桑皮蜜炙 杏仁 黄芩酒炒 阿膠炒成珠 貝母去心 茅根各八分

生地錢 犀角磨一分 水煎臨卧服

妊婦吐血咯血等症切不可以平常血症治只宜安胎氣其血

自止

陳皮八分 茯苓八分 甘草三分 生地 白芍酒炒 大腹皮

貝母 黄芩 桔梗 阿膠蛤粉炒 玄參各八分 空心服

妊婦忽然胎動下血成塊欲墮胎者

當歸 川芎 白芍 阿膠蛤粉炒 黄芩 續斷

荊芥　知母　益母艸各八分　砂仁七粒

水煎空心服如火多者砂仁不用

七問胎前瘧疾者服何藥

答曰以草菓飲治之

草菓　甘艸　蒼术　厚朴　陳皮　枳实　烏梅

姙婦瘧疾初起宜以安胎清痰疎風治之

半夏　茯苓　陳皮　乾葛　厚朴姜汁炒　川芎

黄芩酒炒　藿葉　白术　柴胡各八分　甘艸三分

姜三片葱頭二個砂仁五粒搗碎微炒冲入藥内食遠服

眷服方

半夏　陳皮各六分　茯苓　白术　柴胡　當歸
黄芩酒炒　川芎　白芍各八分　甘草三分　水煎食遠服

姙婦午後寒熱或半夜或天明纔凉有如弱症不可以弱症治

孕婦咎弱症

歸身　川芎　白芍各八分　生地下　柴胡　乾葛
白术　黄芩　地骨皮　烏藥　桔梗各八分
水煎食遠服倘嗽初起加桑白皮杏仁各八分服此嗽不愈去
桑白皮杏仁加紫菀麥冬倘喉内血腥氣加玄參薄荷寒

熱退後服安胎丸大凡孕婦寒熱切忌用銀柴胡黃連

安胎丸

白术二兩土炒　黃芩一兩酒炒　歸身兩半　川芎兩半　白芍兩半酒炒　生地一兩半

人參一兩　益母艸兩　枳殼兩半麩炒　桔梗一兩半

右研末蜜丸空心滾湯送下八九十丸

八問胎前痢疾者服何藥

答曰脉沉細者生洪大者死經云胎前痢疾產後而亡宜服

香連護胎飲可保無虞矣

人參　荳蔻　木香　黃連　歸身　白芍

陳皮　白术　甘草　茯苓　厚朴　澤瀉

姙婦痢疾腹痛不可忍者初起不可用峻利藥以傷胎氣

川黃連姜製　白芍酒炒　砂仁　澤瀉　白术土炒　陳皮各六分

車前子　桔梗　赤茯　柴胡各八分　木香磨八分　甘草三分

水煎熱服如胃腸脹滿惡心不思飲食少加厚朴半夏生姜身熱去黃連加柴胡黃芩大便後重加檳榔少許再不愈加升麻苧蔴根小便不通加車前子小腹急痛加吳茱萸本方切不可改如痢疾稍愈服健脾藥調理

安胎健脾丸

白术土炒 茯苓 白芍酒炒 蓮肉各二两 甘草蜜炙 黄芩酒炒
蒼术米泔浸炒 陳皮 山藥各八分
右末米糊為丸每服八十丸空心白湯下如腹痛砂仁湯亦可

九問胎前眩暈者服何藥

答曰有痰者乃虛火生痰也宜服補中益氣湯加川貝母竹瀝若虛宜服十全大補湯

補中益氣湯

人參 黄芪 甘草 白术 當歸 柴胡
升麻 陳皮

十全大補湯

人参　肉桂　川芎　地黃　白朮　茯苓
黃芪　当帰　白芍　甘艸

姙婦时常頭眩煩悶不能舉動心振不安名曰子眩

人参　帰身　川芎　黃芩　天麻　防風
桔梗　陳皮　茯苓各八分　甘艸三分　水煎食遠服

姙婦忽然暈倒不省人事乃痰迷之故也

胆南星八分　竹茹钱　石羔钱　半夏　陳皮　甘艸三分
川黃連八分姜汁炒　天麻　枳实各八分　姜三片水煎食遠服

妊婦閉悶腰酸痛下紅胎欲墮者

白朮土炒 黃芩酒炒 當歸 川芎 杜仲米蘸炒 砂仁米炒 空心煎服

十問胎前四肢浮腫及腹大者服何藥

答曰因產太虛血水散入四肢以致腹脹手足面目浮腫大便閉結醫者以利小便為主宜服後藥

紫蘇 陳皮 茯苓 桑皮 腹皮 枳殼

木通 桔梗 車前

妊婦遍身浮腫或手足腫甚名曰子腫

赤茯苓 木通各半 陳皮 蒼朮 澤瀉 滑石

腹皮　桑皮蜜炒　藕梗各八分　水煎空心服

姙婦夜卧不寧心振不安嘈雜惡心名曰子煩

當歸　川芎　白芍各八分　生地一錢　甘草三分　黄連八分

茯神一錢　貝母八分　棗仁一錢　麦冬一錢

黑棗一枚　灯心廿寸　水煎臨卧服湊上心腹飽満難過者名曰子懸

姙婦夜卧不寧乃心血不足之故常人有此症亦可用

川黄連姜炒　歸身　遠志　棗仁　茯神各八分　甘草三分

右為細末蜜丸辰砂為衣臨卧灯心湯送下八十丸

十一問胎前内傷凝血作痛既不可以活血之劑何以治之

答曰此是安胎為主宜服後藥

當歸　川芎　白芍　生地　艾葉　茯苓

陳皮　烏藥　香附　甘草

姙婦胎氣不能足月常常小產服此藥即保全矣

黄芩酒炒一兩　白朮土炒二兩　甘草七分　當歸酒洗一兩　荊芥穗一兩　川芎兩半

阿膠炒一兩　砂仁一兩　益母草一兩去梗

右末蜜丸桐子大每服八十丸空心滚湯下倘腹痛砂仁湯下

姙婦受胎月月下血名曰漏胎

當歸　川芎　白芍酒炒　生地　地榆　黄芩酒炒

白朮土炒各八分益母艸

水煎空心服倘腹痛加砂仁五粒微炒研末入藥服

十二問胎前手足麻痺者服何藥

答曰此血少之故也宜服補血安胎之劑

人參　茯苓　白朮　生地　當歸　白芍

川芎　黃芩　香附　甘艸

十三問胎前忽耳聾目盲者服何藥

答曰此忽暴所致宜服安胎飲

當歸　川芎　白芍　熟地　黃芩　白朮

陳皮　砂仁　甘艸

十四問胎前咳嗽吐血吉凶何如

答曰诸血俱可治面赤声哑者不治安胎清金飲治咳嗽吐血

知母　五味　茯苓　甘艸　前胡　桔梗

冬花　麦冬　人参　阿膠　黄芪

十五問胎前下血者服何藥

答曰因劳役觸動胎氣故下血耳宜服固胎保安湯

帰身頭　川芎　阿膠　白术　生地　黄芩

細香附　蒲黄　艾葉

婦人陰戶大痛鮮血淋漓此心胞絡移熱于小腸經非作經水論

小薊錢多用　甘草三分　山梔錢　木通八分　滑石錢　黄柏八分

茯苓錢　澤瀉錢　水煎空心臨服时入鹽少許

十六問有胎無胎何驗

答曰六脉洪大而身不熱者是也反則無胎左手脉大是男右手脉大是女六脉洪大者准胎也

十七問腹胎多有鬼胎何驗

答曰視其脉乍大乍小乍短乍長或鳥啄之狀或綿綿而來不知度数浮沉不一者是也宜灸鬼哭穴

十八問婦人欲産未産何治

答曰此氣逆也當順其氣自然安妥宜服後藥

當歸　川芎　藿梗　腹皮　陳皮　甘草

茯苓　香附　烏藥．　白芍　砂仁

十九問婦人未産乳汁先生者何故

答曰此名鬼哭泣不必服藥

姙婦时常小便淋瀝見紅不住者用益母草去梗研爲細末空

心白滚湯調服或煎服亦妙

二十問胎死腹中者何治

答曰小腹作痛發寒熱面黑舌青者子死也因胎母患熱薰炙其胎是以致死用

官桂子　射香五分　研末溫酒調服

二十一問姙娠難產累日不下者何治

答曰宜服催生如醒散或順氣滑胎散

順氣滑胎散

當歸　川芎　茯苓　白芍　枳殼　蘓梗

腹皮　烏藥　香附　陳皮　甘草　花粉

車前　滑石　葱頭三个　楊樹頭七个

催生如醒散

車前子兩　當歸兩　牛膝錢　白芷錢　枳殼錢　腹皮錢
秋葵子錢　川芎錢　白芍錢

催生如聖散

黃葵子　炒百餘粒研爛酒調服濟君之急若難産臨危時免得

全家俱哭泣

二十二問胎上逼心者何治

答曰因妊娠血氣不和勞役過度以致胎動攻上逼心時則悶
絶宜服安胎理氣飲

烏藥　香附　茯苓　白芍　川芎　歸身
人參　腹皮　陳皮　桔梗　甘草
二十三問姙娠心腹痛者服何藥
答曰宜服分氣和中湯
烏藥　香附　木香　青皮　白芍　陳皮
當歸　桔梗　枳實
姙婦臍腹無分晝夜頻然作痛者
砂仁一兩　研為細末每服一錢五分空心白滾湯調下
二十四問胞未下而胞水先放盡者服何藥

答曰宜服無憂散

當歸　川芎　白芍　木香　甘艸　血餘灰各錢

枳殼　乳香各錢　每貼加猪心血一小鍾水二碗煎服

難產立效方

柚樹葉十餘張水一鍾煎七分服下神效柚樹葉即今寺院取敲鐘者嘉

佛手散　臨產时服之生育快順

當歸七錢　川芎錢　水煎空心服

二十五問橫生產者服何藥

答曰小兒生下先露手忽露臂自未嘗用力產母逼致遂身

橫而不能下故令有此疾當令仰卧使妝生者將手輕推兒身漸漸直以中指抵其背推上去候其身轉陰門戶口與催生散服一鍾方可用力

車前子　當歸各兩　牛膝一錢　白芷一錢　腹皮一錢　枳殼一錢
秋葵子一錢　川芎一錢　白芍一錢　水煎臨服加陳酒一小盃

二十六問倒產者何治

答曰因胎不足用力太早致令兒不順生故直下先露其足令產母仰卧使妝生者推入分毫產母不須用力亦不可驚候兒自順妝生者輕手納之入陰戶推其足上漸漸順之待其自轉門

户即服催生散方可用力

二十七問偏生者何治

答曰因兒回轉其身未順生下之門却被產母用力一送致令兒頭偏下雖近門路而不能下令產母仰卧使收生者輕推兒上以手抵其頭產母方可用力而生下

二十八問凍產者何治

答曰三冬时血凝不散以致難產須以盛火將綿衣褁煖產母血和則易產矣

二十九問盤腸生者何治

答曰臨產則腸生出然後生子〻後其腸不收以醋半盞新汲水七分三噀產婦面上腸即收上　又一法華麻子十四粒研膏貼產母頭頂上腸即上收而速去華蔴子

三十問臨產胎死腹中者何治

答曰因母多患潮熱經旬臟腑熱極薰其胎兼吃熱毒〻物或交勾傷胎致死于腹宜服後藥

當歸　車前子　牛膝　腹皮　白芷　枳殼

川芎　秋葵子　甘艸　白芍　乳香　木香

束胎丸

娠婦七八個月服之則收斂其胎使之易産

茯苓七分　陳皮二分不見火　白术二分土炒　黄芩酒炒春秋七錢夏一分冬五錢

右為末粥丸桐子大每服三四十丸空心白滚湯送下

三十一問小産者服何藥

答曰娠婦血氣不足或怒氣傷肝血不能養胎之故也大抵正産之理順小産之理逆凡遇有娠之後多服安胎之劑為妙不然恐血室滑多致小産耳

三十二問胎衣不下者服何藥

答曰積血攻入衣中粘滞不下故墮落也宜服後藥

帰尾　紅花　赤芍　朴硝　甘艸　灵仙
枳壳　花粉　蓬术　官桂
三十三問胎前傷寒服何藥
答曰安胎為主
紫蘇　黄芩　枳壳　陳皮　甘艸　川芎
当帰　茯苓　香附
三十四問胎前小便不通腹中作痛者服何藥
答曰宜服后方
木通　山梔　赤茯苓　蘇梗　枳壳　白芍

陳皮　甘草　灯心煎服

妊婦兩腿至膝忽然作痛腫有類於湿痰之狀切不可以湿痰治大抵因産育過多致傷血脉故此作腫痛近来不拘娠婦平常人亦有此症宜以滋陰養血為主孕婦兼之以安胎

白术土炒　黄芩酒炒　當帰　川芎　防己　苡仁炒

木瓜　茄根　羌活各　姜蚕去頭足炒各八分

水煎空心服或浸酒服亦可

妊婦兩乳作痛欲成膿者名曰内吹

貝母　桔梗　羌活各　防風各　黄連炒姜汁　帰身

紅花倘覺有塊小者名曰兒枕去三稜蓬术加山查沒藥

不可用行血之藥服黑仁散亦妙

產後瘀血去少氣攻冲心腹痛及血迷或胎衣不下並皆治之

黑荳炒五合 熟地二兩 歸尾二兩 肉桂五錢 乾姜黑末炒 炙甘草兩

蒲黃炒兩 俱研細末每服三錢陳酒調空心服

一問產後陰脫者何治

答曰因氣血俱虛不能升斂也宜服后藥

人參 當歸 茯苓 門冬 甘草 川芎

陳皮 生地 香附

產後飲食不進遍身發熱非外感乃血虛之故切不可用發表之藥以傷元氣

人參八分 陳皮六分 藕梗一錢 大腹皮去粗毛八分 查肉二錢 白朮土炒八分

麥芽八分 當歸一錢 川芎一錢 厚朴姜汁炒八分 砂仁八分 水煎服

清魂散

產後去血過多而暈者 產後十八問內又有一方

人參一兩 澤蘭一兩 荊芥葉二兩 當歸二兩 川芎二兩

右為末每服二錢白滾湯送下

二問玉門不閉者服何藥

答曰　人參　當歸　川芎　陳皮　茯苓
杜仲　川斷　熟地　牛膝　甘艸

三問產後不語者何治

答曰心有七竅因產後敗血閉于七竅心氣閉塞故不語

石菖蒲　荊芥　茯苓　香附　當歸　丹皮
陳皮　甘艸

產後發熱閉目不語不省人事虛汗省其人迎脈細數者必是心血不足之故

人參条　川芎　白芍酒炒　陳皮　白茯苓　[illegible]　乾姜炒黑

紅花　石菖蒲去毛各分　甘草三分

水二鍾灯心十根食遠服倘或有痰微嗽去人參白芍紅花
加半夏胆星枳殼或唇乾口燥本方去紅花加麥冬花粉
貝母倍加人參乾姜若無二症只依本方服之自愈

四問狂言乱語者何治

答曰因產後元氣虛弱神不守舍故狂言如見鬼宜服后藥

茯神　遠志　棗仁　荊芥炒　甘草　丹皮
石菖蒲　當歸　川芎　香附　陳皮

產後心虛怔忡言語錯乱不定者

人参八分 甘艸三分 山藥八分 当帰下 遠志下 茯神下
官桂三分 麦冬八分 棗仁研下 水煎食遠服
五問產後咳嗽者何治
答曰服清肺飲
桑皮 花粉 玄参 桔梗 前胡 山查
陳皮 丹皮 甘艸 枳実 馬兜鈴
產後咳嗽雖為易症宜速治之否則倒有大患產後縁血入心者死敗血散于脾者死倘瘀血未盡日嗽而提升其上引血上行至于人事不清心腹脹滿多致不救往往有之今後三朝至

十日之後若嗽而小腹不脹痛無事恐悪血不盡謹防此患

蘓子炒　桑皮蜜炒　杏仁　陳皮　茯苓　桔梗

款冬花　半夏　澤蘭　貝母　花粉各八分

水煎服若有痰加半夏胆星倘覺氣急看其人迎脉浮緊否如浮必須疎風加蘓葉白芷川芎然後理脉氣如心腹脹满或小腹作脹指爪青黑運起急用活血行氣之藥不可遲緩之則難治

六問產後發熱口乾作渴唇裂生瘡者服何藥

答曰　連翹　桔梗　玄參　花粉　前胡

丹皮　芎帰　陳皮　甘艸

産後一二日至六七日氣急痰喘名曰孤陽不治　暫用此方

芎帰　桑皮蜜炙　杏仁　蘓子　茯苓　陳皮

桔梗　貝母去心　天門冬　各八分

水煎食後服之此方不減氣急去桑皮杏仁加人參紫菀

再不愈竟而覆難治

七問産後寒熱如瘧者服何藥

答曰　芎帰　川芎　茯苓　丹皮　香附

陳皮　枳実　山査　前胡　半夏　青皮

甘草

產後未滿月夜熱或寒或不寒服此方

當歸　川芎　白芍酒炒　熟地錢　人參分　柴胡

知母　貝母去心八分　麥冬一錢

水二鍾棗二枚煎食遠服之此方半月以後或胸膈飽悶去熟地加黃芩地骨皮若嗽去人參加桑皮杏仁嗽再不愈加冬花天花粉服後延至滿月者以骨蒸癆嗽方服再不愈延久轉成蓐勞症矣此方不宜用之後方

產後夜熱骨蒸盜汗筋骨疼痛咳嗽無痰骨瘦如柴臥榻于

床而不起者名曰蓐勞

當歸　川芎　白芍各八分　生地　秦艽　鱉甲醋炙各錢

青蒿用童便炒　黄芩酒炒　貝母去心　麦冬　花粉　地骨皮各八分

水煎食遠服。數貼後夜熱不退，去秦艽、鱉甲，加人參五分

銀柴胡八分　姜製黄連八分

八問產後遍身浮腫者服何藥

答曰宜服加減五皮散

木通　丹皮　青皮　陳皮　香附　赤茯苓

車前子　海金沙

產後浮腫因敗血未盡化水散于週身名曰水分

當歸一錢 細辛五分 香附一錢 白芍一錢酒炒 桂心五分 琥珀一錢 沒藥去油一錢 共為細末每服五分空心姜湯調服酒亦可

產後浮腫亦有停食于中脘故使陰陽不和又不能升降而腫者審其氣口脉緊則胃口脹痛是也

半夏 陳皮 甘草 山查一錢 麥芽 厚朴姜汁炒

枳實麩炒 車前子 蒼朮米泔水浸炒 木通 澤瀉 砂仁炒研各八分

赤茯一錢 水二鍾姜三片食遠煎服

九問產後小便短泄者服何藥

答曰血熱積于小腹也宜服加減八正散

木通　車前子　猪苓　澤瀉　茯苓　赤芍

陳皮　海金沙　甘草　瞿麦　水煎加灯心廿寸

十問產後中風不語者服何藥

答曰因產後元氣虛弱或赤脚下床踏冷地月內或房事或遇風取凉洗浴風邪觸傷所致宜服后藥

當歸　川芎　枳实　茯苓　姜蚕　半夏

陳皮　甘草　防風　赤芍　丹皮

十一問產後而取重物膀胱墮落出不收者

答曰產後元氣虗弱又勞役太過致傷臟腑故隂中挺出一小物宜服后藥

当帰　熟地　升麻　川芎　茯苓　萸肉

人參　陳皮　甘艸

十二問產後忽心痛不可忍者何治

答曰　枳实　延胡　陳皮　甘艸　没藥

木香　烏藥　文朮　青皮　山查　厚朴

小茴香

十三問產後瘧疾者何治

答曰　川芎　陳皮　青皮　半夏　枳实
茯苓　厚朴　山查
十四問產後痢疾者何治
答曰服胃風湯
人參　白茯去皮　芎藭　官桂　當歸去苗　白芍
白朮等分　每服二錢入粟米百粒同煎空心服
產後瀉而不愈轉成痢疾臍尖作痛或紅或白小便不利可說
多凶少吉不可擅許無妨大抵產後痢疾難治者多
當歸　白芍酒炒　陳皮　赤茯苓　朮　甘草三分　木香磨分

厚朴薑汁炒　車前子　山查炒黑各　猪苓　澤瀉　蒼术米泔浸炒
檳榔各八分

水煎空心服服此藥不減或發熱者加炒黑乾薑柴胡少加
肉果一分十日以外加薑製黃連一二分再不愈加白术若瘀
血去多小腹不痛少加升麻亦可大抵痢疾之症多凶少吉
切宜斟酌

產後泄瀉或胎前起而不愈者只宜健脾止瀉為主如遲恐轉
痢疾卒難治矣
白术　赤茯苓　木　炙甘草三分　川連薑炒八分　白芍酒炒　猪苓

澤瀉 山藥炒各八分 水煎空心服

十五問產後吞酸者何治

答曰 枳實 山查 香附 陳皮 厚朴

半夏 丹皮 甘艸

十六問產後眩暈者何治

答曰 當歸 茯苓 天麻 荊芥炒 前胡

花粉 陳皮 丹皮 益母艸

產後去血過多而暈并惡寒發热骨節酸疼頭目眩暈俱血虛

之故

人參五分　當歸　川芎　柴胡　荊芥　茯苓各八分
甘草三分　陳皮六分　炭薑少許　水煎臨卧服每次加童便半盃

十七問產後麻木者何治

答曰　當歸　茯苓　天麻　丹皮　陳皮
生地　杜仲　川斷　牛膝　秦艽　甘草

十八問產後血暈者何治

答曰宜服清魂湯
當歸　川芎　荊芥炒　澤蘭　甘草　赤芍
陳皮　丹皮　茯苓　菖蒲　益母草

十九問產後小腹痛者何治

答曰瘀血未盡宜服芎歸湯

歸尾　川芎　紅花　赤芍　丹皮　文术

延胡　烏藥　香附

二十問乳汁不通者何治

答曰宜服芎歸湧泉湯

芎歸　川芎　木通　白芷　花粉　漏芦

丹皮　甘艸　桔梗　陳皮　赤芍

二十一問產後兒枕痛者何治

答曰小腹中有塊疼痛者是也宜服芎歸湯

歸尾　川芎　烏藥　香附　文术　延胡

陳皮　丹皮　赤芍　红花　花粉　厚朴

二十二問產後譫語者何治

答曰心主于血產後去血過多精神失守之故也脉大擊盛者

難治宜服鎮心寧神湯

遠志　棗仁　茯神　石菖蒲　麦冬　甘艸

當歸　陳皮　薄荷　川黄連

產後譫語不省人事如有所見之狀面红目直視肴脉洪緊必

須作外感治之不可信産後無傷寒之理

当帰　川芎　蘓葉　半夏　陳皮　川連姜汁炒

防風　柴胡　天麻　蔓荊子各八分　白芷六分　甘艸三分

水二鍾姜三片葱頭二個煎服

二十三問産後瘀血不止腰痛者何治

答曰宜服益榮湯

当帰　川芎　白芍　茯苓　甘艸　陳皮

香附　杜仲　川断　故支　知母　牛膝

二十四問産後汗出不止者何治

答曰　蔴黄根　酸棗仁　茯神　陳皮　麦冬
炭姜　炙甘草　益母草　赤芍　当归
產後血虛發熱盜汗頻出閉目懶語
当归　川芎　白芍酒炒　麦冬　知母　柴胡
棗仁研八分　甘草三分　五味子七粒　石羔不
水二鍾炒熟浮麦一撮淡竹葉廿片加童便半盃煎服
二十五問產後頻数去而不多者何治
答曰此湿熱也宜服滲湿抑火和平之劑
通草　車前　花粉　茯苓　白芍　玄參

陳皮　甘草

二十六問斷產者服何藥

答曰宜服無憂散

白芍　赤芍　當歸　川芎　丹皮　白朮

陳皮　甘草　延胡　花粉

二十七問產後乳癰何治

答曰宜服橘麴湯

當歸　川芎　連翹　花粉　桔梗　丹皮

玄參　陳皮　枳殼　防風　青皮　赤芍

甘艸　橘葉

乳痛丹方

防風七分　荊芥六分　白芷五分　貝母五分　青皮六分　歸尾六分　赤芍五分

二十八問產後大小便不通者何治

答曰服通迷散

尨仁　郁李仁　麻仁　当帰　木通　陳皮

丹皮　天花粉　文术　猪苓　前胡　枳实

二十九問產後泄瀉者何治

答曰加味徤脾湯

木通　猪苓　澤瀉　厚朴　茯苓　蒼术　枳实　半夏
草蔻　赤芍　陳皮　查肉　甘艸　木香　川連
三十問産後咳嗽發热泄瀉者何治
答曰此脾肺二経受症宜服清热寧肺健脾湯
川連　前胡　花粉　桑皮　桔梗　玄参　木通　猪苓
澤瀉　茯苓　山查　赤芍　陳皮　甘艸
三十一問産後大小便七八日不通發热腹脹者何治
答曰服潤燥寬中湯
枳实　朴硝　大黄　麻仁　瓜仁　前胡　丹皮　花粉

文术　陳皮　當帰　郁李仁

三十二問產後腿足疼痛不能行步者何治

答曰服芎帰獨生湯

當帰　川芎　獨活　蓁艽　牛膝　木瓜　杜仲　桑寄生

甘艸　丹皮　萆薢　防巳　紅花　苡仁

產後腰臍間忽然作痛兩腿或腫或不腫名曰敗血流于經絡急宜早治否則結成腫毒膿出卒難調治當以活血定痛為主

澤蘭為君不帰鬚　川芎　牛膝　木瓜　杜仲　炭姜　紅花

乳香去油　没藥去油　苡仁炒各八分　水酒各一碗煎空心热服

三十三問產後傷寒何治

答曰產後去血過多元氣虛弱乍寒乍熱狀如傷寒之症輕者漸々惡寒時々發熱微嗽鼻塞重者頭疼体痛寒熱交作飲食不進雖則發汗麻黃不可用必欲用之勿令過多意以斟酌

花粉　丹皮　枳实　陳皮　前胡　山查

甘草　乾葛　羌活　川芎

產後筋骨疼痛轉身不能或指爪黑運起舌筋青名曰惡血循經不治

當歸　川芎　乳香（去油）　沒藥（去油）　紅花（酒炒）　玄胡（炒）

桃仁　香附　烏藥各八分　生甘艸三分

水酒各一碗煎七分服一二劑後畧減一二分倍加炭姜人参

倘不見效卒難治矣

三十四問產後胸膈不寬小便疼痛時發寒热者何治

答曰產後元氣虛弱瘀血未盡血與氣相搏隨其上下故為胸膈不寬小腹疼痛時發寒热若以血虛而用參芪地黄之藥則瘀血補住而不行若以積聚而用姜桂蓬术之藥則元氣益耗而愈虛但當服生血去瘀調理之藥方為兩全

當歸　川芎　香附　山查　丹皮　益母艸

紅花　甘艸　茯苓　陳皮　木香少許

隨症問答

治婦人四五十时常頭暈頭疼惡心有類頭風之狀此非頭風乃少生產過多以致血虛之故名曰血風攻腦切不可作頭風治恐傷元氣愈虛而愈痛也

天麻　桔梗　歸身　川芎　半夏　陳皮

前胡　黃芩　人參　黃芪蜜炙各八分　甘艸三分　藁本五分

穀雨前茶葉引　水煎臨卧服

婦人中風左邊半身不遂者何治

答曰左屬氣此傷氣也須服行氣之藥

烏藥　香附　白芷　青皮　陳皮　茯苓

白朮　枳殼　人參

一用八味順氣散　加枳殼　香附

腰痛加　紅花　柴胡　凡中風人先以順氣方服之

婦人中風右邊半身不遂者何治

答曰右屬血此傷血也須服活血之藥

當歸　甘艸　青皮　枳壳　赤芍　木香
香附　紅花　官桂　烏藥
婦人中風口眼歪斜言語不清頭痛難眠者何治
答曰血少着風醫風先醫血〻行風自滅須服大補血氣之劑兼
服治痰用二陳湯
生地　歸身　川芎　白芍　結紅　半夏
赤茯　甘艸　黄芪　山藥
婦人中風有肥瘦不同如何分法治之
答曰肥人以痰治之　瘦人氣虛用補中益氣湯

人參　黄芪　陳皮　當歸　白朮　茯苓
柴胡　升麻　白芍　香附　甘艸　加貝母川連

婦人中風有出汗不出汗與大小便不通何如治

答曰大補血生血兼痰治之以四物湯為主不用熟地

人參　黄芪　生地　歸身　川芎　白芍
丹皮　茯苓　橘紅　半夏　甘艸

婦人咳嗽傷風有痰身熱頭痛多汗者何治

答曰服覆花湯　加人參

旋覆花　麻黄　前胡　半夏　赤芍　甘艸

荆芥穗　加姜三片黑棗二枚

婦人頭痛身熱鼻塞咳嗽者何治

答曰服人參敗毒散

人參不　羌活不下　柴胡不下　獨活　前胡　葛根各不

甘草不下　川芎不　蒼术不　桔梗　茯苓　枳壳各八分

半夏不　桑皮不下　姜三片棗一枚

婦人咳嗽有發于夕者何治

答曰　此陰火也倍加生地之類可治

婦人咳嗽有發于旦者何治

答曰 此陽火也倍加黃芩之類可治

婦人連年咳嗽不止者何治

答曰此脾胃虛寒也用人參潤肺湯

人參 阿膠 地骨皮 桑白皮 杏仁 知母

橘紅 茯苓 炙甘草 罌粟殼 烏梅

婦人胸中嘈雜食過即飢者何治

答曰此虛火盛也

川黃連 黑山梔 半夏 廣橘紅

肥人宜服二陳湯

橘紅　半夏　赤茯苓　甘艸　川芎　蒼术
白术　山梔
婦人胸中常飽不能進飲食何治
答曰此濁氣在上則生填脹服木香順氣散
木香　香附　檳榔　青皮　陳皮　厚朴
蒼术　枳殼　砂仁　甘艸
婦人夏月四肢倦怠氣不得舒者何治
答曰調理脾胃為主服清暑益氣散
人參　黃芪　蒼术　神曲　澤瀉　升麻　麦冬　橘紅

白朮　當歸　黄柏　青皮　粉葛　生甘艸　五味子

婦人遍身骨節疼痛有風有痰有勞者何治

答曰遍身痛心嘈者此痰也宜服二陳湯

廣橘紅　半夏　赤茯苓　甘艸　山梔　枳殼

遍身痛手足腫此濕也服健脾湯

木通　猪苓　澤瀉　厚朴　茯苓　蒼朮　枳实　半夏

赤芍　草蔻　陳皮　山查　甘艸　木香　黄連

遍身内熱口乾面黄此勞也以血斷之用逍遥散

當歸　茯苓　甘艸　白芍　白朮　柴胡

薄荷　地骨皮　加姜三片黑棗二枚

婦人身熱咳嗽此風也服金沸草散

麻黃　旋覆花　前胡　荊芥穗　甘草　半夏

赤芍　姜三片黑棗二枚

婦人皮膚折裂口乾煩渴或大小便閉結者何治

答曰此症要犯血淋令所患者乃血枯也當以生血補氣為主

加生地　川連　知母

婦人小便利而大便結或大便利而小便結者何治

答曰　宜服生血之劑

婦人喉中痰塞如塊猶如梅核吐不出嚥不下者何治
答曰此鬱氣也用二陳湯去半夏加川貝母
橘紅　赤茯　甘草　川連　枳實　川貝母
或四七氣湯治之尤妙
半夏　肉桂　厚朴　紫蘇　芍藥　廣橘紅
茯苓　人參　加姜三片棗三枚水煎臨卧服
婦人飲食即吐而不納甚至藥亦不納者何治
答曰此傷胃也用　廣藿香　半夏　烏梅　忌甜物
婦人老瘧而腹中有癖者何治

答曰宜服清脾飲

青皮　陳皮　半夏　甘艸　枳实　梹榔

柴胡　黄芩

婦人瀉而見血有散有塊或鮮或紫如何辨其傷爲痢爲臟毒

答曰瀉而見血有散有塊以手按于腹上作痛者此傷也服

胃風湯

婦人腹中作响即欲去後者此痢也

答曰服平胃散加减

蒼术　陳皮　厚朴　甘艸

婦人腹不痛时〻去血何治

答曰此臟毒也服槐角丸治之

婦人痢疾去純紅而不止者何治

答曰此乃中暑毒甚是症難治

婦人禁口痢者何治

答曰熱毒冲心嘔而不食也用　川黄連　吳茱萸

或倉廩湯

人參　茯苓　甘艸　前胡　川芎　羌活

獨活　桔梗　柴胡　枳殼各八分　陳倉米一撮

婦人胃中作痛嘔吐清水得食即止飢則甚者何治

答曰此火病也服養胃湯

廣皮一錢　半夏一錢　厚朴一錢　蒼朮一錢　砂仁一錢　廣藿香一錢

甘艸五分　茯苓五分　香附炒薑汁　川連　分為十貼姜三片枣一枚

婦人嘔吐清水黃水食物淡痰飲冬夏用何藥

答曰夏用前養胃湯多加半夏　冬用炮姜

婦人腹如鼓脹者何治

答曰此症多氣服木香流氣飲

廣木香　大腹皮　赤茯　青皮　前胡　甘艸

倘氣下陷加升麻　有痰加半夏

婦人胸中痞滿壅塞者何治

答曰服七氣湯多加木香

木香　青皮　香附　草荳蔻　益智仁　陳皮

厚朴　枳实　炙甘艸

婦人腹中有塊聚散升降發寒熱作痛者何治

答曰有形者以行血藥治之

三稜　丈朮　甘艸　益智仁　香附　半夏

廣藿香　加姜三片棗一枚

婦人常時腰痛者何治

答曰服補中益氣湯　加杜仲

人參　黃芪　當歸　白朮　陳皮　柴胡

茯苓　甘艸　升麻　白芍　香附　杜仲

婦人腰膝走注作痛如虎咬之狀不可忍者何治

答曰此傷也服活血之藥

芎歸　紅花　白术　牛膝　加童便

婦人跌撲損傷凝血胸肋作痛者何治

答曰服活血之藥加丹皮此乃祛宿血而生新血之妙藥煎好加童便

婦人心胸嘈雜者何治

答曰婦人多患此症多痰之故也皆由液汗变成痰涎不知者以血嘈治之謬矣服

旋覆湯　加川貝母　姜汁　方見前

婦人遍身麻木者何治

答曰麻者氣虛也木者無血并胃中有痰而麻木亦有血虛而

麻木凡婦人肥白而心嘈者以痰治之黄瘦而無力者以血氣兩虛治之

婦人遺尿遺糞者何治

答曰此氣虛也服補中益氣湯数劑而愈　方見前

婦人経水過期小腹頻痛血色或淡或黑一服即效成孕屡驗

蘄艾焙干　桃樹白皮去内外取中白皮　蘓木搗碎各三分

右三味陳酒七碗于経来时第二日連藥煎成三碗空心服第三日渣再將酒五碗煎一碗半服之如三四後血流不止用烏鷄捕出鷄蛋内白皮七个棕草鬚七个包在一

處燒灰存性米湯調下即止後雲雨一會即成孕矣此方

不可輕易傳人

調經保孕丸

婦人經事不調血虚身熱消瘦

當歸六两酒洗 白芍四两酒炒 條芩六两酒炒 川芎五两 懷熟地六两酒煮

人參三两浸一宿晒干 白茯三两 結紅三两 黃芪六两 懷生地六两

沉香一两末 甘草一两 白术四两土炒 香附一斤分為四分酒醋鹽童便製

共研細末醋為丸每服百丸空心大酒送下

二氣丸

婦人月水不調斷絕不產面黃肌瘦憔悴美食不進有燥熱

大黃四兩為末醋一升慢火熬成膏　當歸　白芍各二兩

研末以大黃膏為丸每服二十丸滚湯送下食前日進三次

倘月水不通加　干漆二錢炒出大烟　没藥一錢　硇砂一錢　官桂一錢

班毛二錢去翅足炒熟用

婦人月事失常經水過多及帶下淋瀝無問新久胎動不安并

大人小兒痢疾洩瀉並宜治之服當歸新古丸

當歸　白芍　黃連　染槐子　艾各一錢　龍骨

黃栢各一兩　茯苓　粟　木香一兩

研末滴水為丸米飲湯送下三四十丸食前日服三次

治婦人經水不調胎前産後虛黃四肢無力一切等症其效不可盡述倘病勢𢧐加後十一味共三十三味亦無不效

當歸　川芎　生地　鬱金　山查　茯苓　陳皮　香附

甘草　麦芽　杜仲　熟地　蒼朮　青皮　厚朴　玄胡

烏藥　故子　白朮　黄芩　枳壳　砂仁各等　皂凡蝦一两

已上俱研細末黑枣去皮為丸如桐子大每服一錢早晚二次陳酒送下倘咳嗽發熱加　麦冬　花粉　結紅

蘇子　川貝　地骨皮　前胡　桑皮　丹皮　百合

木通

婦人産後血痢不止服三聖散

烏魚骨　燒綿子灰　血餘灰　等分每服一錢石榴皮煎湯調下

婦人肚痛神效

玄胡索炒末　五灵子醋炒末　水煎將米醋一酒鍾冲入服之立止

婦人小腹痛

艾葉七片　胡椒七粒　葱三根　黑荳炒四十九粒　水煎服

婦人陰腫

將葱白　乳香　二味搗爛敷患處立消

婦人陰痒為風蟲　即下痳

杏仁去皮尖　頭髮灰　輕粉少許　研末為丸如彈子大以絹包納陰戶内以藥擦之葱湯洗

易生散

五月五日收益母草陰乾向陽開紅花者佳研末蜜丸桐子大每服五十丸有九個月常服米湯送下臨産生姜湯下四五十丸即生

婦人臨産覺痛服

真乳香一不　水二小鍾溶化熱服易産立效

婦人無乳

川山甲煆　當歸稍　王不留行各錢　炒研末酒下如泉出

吹乳

百齒霜即木梳垢　為丸無根水送下七八丸

婦人脚上瘡

猪油二兩　陳醋二鍾　黄蠟錢　三味入醋内煎濃敷瘡上以冬青

葉貼之每日一換

救婦難産

烏龍尾即高脚塵烟　射香二分　蛇退錢　共炒為末酒送下立生

胞衣不下

半夏不 白歛不 共研末加姜三片煎湯調服一錢酒過口
婦女血瘕
生卷栢 姜黄 莞花各錄 共炒研末每服一錢酒送下
男婦腹脹如斗
初生小猪用母猪糞晒乾燒灰不拘多少空心陳酒下三服即愈
婦人黄瘦嘴唤將死之症
蝦蟆七个猪肚一个 將蝦蟆裝入煮爛取出食肚立消又能治蠱
婦人熱崩
陳粽 油髮 哦口蟹 荷葉 松皮 等分俱燒灰服水下

婦人熱淋痛不可忍

白菓七枚去殼　研如泥加蜜二兩調和井花水送下

閉經方

射香八分　蜀葵子一錢　巴豆肉二小粒　千金子肉一錢

紅娘子五分　猪牙皂炒一錢　白芷梢八分　亭力子炒一錢

共研細末葱汁搗成一塊丸如鷄子大當中空一洞洞內入射香絲綿一扣裹藥在內下作一柄洞朝上入于陰戶中經期即通也

種子奇方　屢試屢驗

童子鷄一隻　約一斤半重　肚雜洗净同燒將血用醬一滴待凝六燒肚内用胡椒三錢研末先入肚内後將蘄艾塞滿入醬油一茶盃陳大酒一斤四兩以小鉢頭兩个盛之對合放鍋内不用水乾燒只用稻柴四斤慢火燒一炷香為度　食遠大酒食之三隻即有孕

打傷神效方

灵仙二錢 独活二錢 桃仁二錢 茄皮錢 当归尾 羌活二錢

木通二錢 骨碎補二錢 蘇木錢 延胡二錢 牛膝二錢 枳殼二錢

紅花二錢

如傷重去蘇木加自然銅錢 山茶花三四朵 陈酒煎服

野蔴皮根一两 安胎用治蔴根桂元

打傷敷藥方

當门子一分 白芥子一钱 山支仁一钱 留行子一钱 杏仁一钱

桃仁卅粒 川烏一钱 草烏一钱 牙皂一钱

不見火為末，鷄子白、飛麵火酒調敷，過时為度

骨骱打損敷藥方

葱白砂糖共研爛敷之

煎方第一服

香附一钱 红花一钱 艾子一钱 黄柏一钱 良姜二钱 姜黄二钱

乾姜一钱 檳榔二钱 玄胡一钱 陈皮一钱 甘草一钱 蘇木一钱

煎至將好加入大黃（三四五錢，視人虛實酌用）朴硝一錢再煎一二滾服

第二方

陳皮八分 甘草八分 蘇木一錢 香附一錢 紅花一錢 黃柏一錢 炮姜一錢

檳榔一錢 玄胡一錢 生地一錢 當歸一錢 麥冬五分 茯苓八分

煎好加皂礬二分將飛麵調貪鍋內燒枯研細末玄查再煎

一二滾服。

第三方

陳皮五分 甘草五分 香附一錢 白朮八分 熟地一錢 地于一錢 白芷一錢

黃芪一錢 當歸一錢 川芎（土炒）一錢 草芎（土炒）一錢 連翹八分 木香一錢 不加引

第四帖即將第三方加鹿茸一錢地骨皮二錢第五帖更加山萸肉二錢乾者只用第一第二不必用後三方

末藥

古錢一个醋煅 乳香一錢去油 末藥一錢去油 血竭一錢 巴霜五分去油 歸稍一錢

地鱉虫五分 白硼砂五分

共為細末每服一分熱酒冲下出汗為效

又方

金櫻子去毛淨殼煅存性示下 射香一分

共研細陳酒冲服以醉為度一服可愈重則二服

行瘀血方 兼止吃米湯

大黃五錢 肉桂五錢 歸尾五錢 桃仁二錢去皮 延胡三錢 上中下部 酒炒 生用 鹽水炒

地鱉虫三錢去頭足 瓦上炙

共為末 藕木煎湯調服 強壯者三錢 弱者二錢 酒服亦可

奪命丹 有氣未斷下喉即活

歸尾 大黃 紅花 桃仁去皮 各錢 蘇皮灰三錢 兒茶錢

地鱉虫二錢焙 去頭足 骨碎補二錢去毛 血竭 乳香去油 沒藥去油

雄黃 硃砂 自然銅 古銅錢各錢 射香少許

每服一分三厘 酒醬服

護心散 跌打傷時先吃此藥不致惡血冲心

接骨丹方 甘草末 苿苣粉兩 生用 為一服陳酒調下被蓋暖卧

鐵布散 治打傷外青腫內瘀血不行者

紅花 桃仁 歸尾 蒼木 乳香 沒藥 柴胡

羌活 獨活 陳皮 枳實 木通 白芷 澤蘭 生地

川斷 蝎子 劉寄奴 骨碎補 五加皮 各一

河水陳酒各一碗煎傷在上身飽後服下身空心服服後被蓋

取微汗

雞鳴散 治跌打傷瘀血迷悶

歸尾 桒 大黃朱酒製 枳實 厚朴 紅花 蘇木
桃仁去皮各米 水酒各半並好童便沖服
跌撲傷損
露天糞內年久黑磚洗淨醋煅七次一錢 乳香米 沒藥米 陳酒下
又
地鱉蟲廿个 甘草一錢 威靈仙 白芷 當歸 川芎
防風 續斷 桃仁 紅花 蘇木 五加皮
青皮 陳皮 雄鼠糞尖者 自然銅各一錢 童便煅七次
為末陳酒送下視人強弱服一錢至五錢如傷及筋骨加紅銅

末木蔴皮灰下　蠏灰華　乳香二下

治打傷筋骨

接骨木年　场尾　川芎　赤芍五两　自然銅醋煅年　乳香二下

沒藥二下　用黃蠟罗鎔化和藥稍冷不沾手即速丸如龍眼大

每服一丸

治跌打傷行血止痛去傷

紅花　白芷　當歸　生地五下　桃仁十三粒去皮　大黃二下

巴豆一粒去油　吉梗八分　為末陳酒調服

治打傷瘀血迷心命在旦夕者

虎胆个化開大酒 白茯苓末一錢 換陳酒調下即出声

劉公接骨方

自然銅 好墨 當歸 川芎 花椒去子 川烏去臍皮各一兩

乳香 沒藥各等

用黃蠟三兩化開為丸分作十二丸每服一丸大酒下

接骨七厘散

無名異一錢 五銖錢一个醋煅 土鱉虫十个 自然銅煅一錢 制楊花一錢

乳香一錢 沒藥一錢 為末每服七厘滾水下其骨自接不可多食

接骨神方

骨碎補去毛焙乾錢　川續斷酒炒錢　自然銅煅錢　官桂去皮三分　無名異二錢半

沒藥三分

為末每服三錢　蘇木浸酒下　傷在上身先將元米粥吃飽後吃

藥　傷在中部半飽服　下部空心服後吃粥

內傷鹿茸散

鹿茸　黃芪　當歸　川芎　白芷　續斷

白芍各二兩　細辛一錢　乾薑　黃芩各二兩　製香附一錢

為末每服一錢　先吃酒後吃藥　一日二服

寄奴散 治新旧内傷

劉寄奴草 當歸(二錢) 紅花(二錢) 骨碎補(二錢) 五加皮(二錢) 沉香(八分)

地鱉虫(七個 去頭足) 牛膝(二錢) 杜仲(二錢) 為末每服二錢 陳酒砂糖調下

治内傷瘀血凝滞

桃仁(七粒去皮研) 歸尾(二錢) 大黄(二錢 酒炒)

為末酒調雞鳴時服行出惡血即愈 向有下血症及有孕婦忌

青鵞丸 治腰痛

生姜(二兩炒) 杜仲(一兩 鹽水炒) 補骨脂(一兩) 胡桃肉(卌九枚)

煉蜜為丸每服四錢陳酒送下

刀傷藥方

大黄　陈石灰　炒研細摻

又方

新生小鼠同陈石灰搗和陰乾研細摻上即合

刀傷神效方

五倍　炒脆　松香　乳香　沒藥　共研細末遇金瘡摻上以水噴之即凝堅軍中用之立可攻擊加狗腦蓋骨　煅存性　蟬退鷄内金雞指斷可續連如旧

拔疔散 治疔瘡

蟾酥五分 雄黄五分 研细磁器収貯臨时用灶上蟑螂一个同搗塗患處傳好待其自脱不要洗去

跌打損傷神妙方 夏天植傳

红花二錢 杏仁二錢 姜黄一錢 骨碎補五錢 當歸二錢 烏药一錢 川山甲炙一錢 乳香炙五分 沒药炙一錢 地鱉虫三錢 赤芍一錢 桃仁二錢 杜仲二錢 蘇木二錢

加胡桃三枚河水煎陳酒送下

表慢驚風仙方

生薑七片　葱頭七個　~~椒~~椒七粒　艾葉七個　飛麵量加　將各味打和敷於腳~~上~~半日去之，雖死能生

脱力勞傷藥酒方

懷牛膝一兩　川芎一兩

熟地四兩　兔餅一兩

杏仁四兩　靈仙一兩

薑黃一兩　蒼朮五錢

枸杞子一兩　生地一兩

澤蘭五錢　丹皮一兩　川斷四兩　赤芍一兩　申薑四兩

故帋一兩　桂枝一兩　青蒿一兩　當歸一兩　牛七一兩　杜仲四兩

乳香一兩　沒藥一兩　虎骨一兩　烏藥一兩　紅花一兩　燒酒十斤

杜仲錢
寄奴錢
茄皮半
云令錢
桃仁半
丹皮錢
甘草三分

紅花半
砂仁錢
只實分
川斷半
黃芩七分
只殼七分
胡柴錢

花粉錢
川貝半
當歸錢
蒼术錢
吉更七分
加陳小一斤煎

吉紅半
川芎錢
蒲黃錢
熟地半
赤芍半